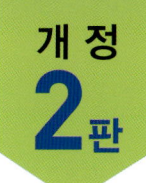

Mayo Clinic Guide to Better Vision

안과의사도 같이 보는
눈 건강 가이드

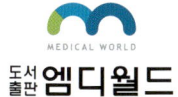

Mayo Clinic Guide to Better Vision, 2nd edition by Sophie J. Bakri, M.D.
Copyright © 2014 Mayo Foundation for Medical Education and Research (MFMER)
All rights reserved.
The Korean translation of this book has been prepared by MD World under license from Mayo Foundation for Medical Education and Research. MD World is solely responsible for the accuracy of such translation.
이 책은 (주)한국저작권센터(KCC)를 통한 저작권자와의 독점계약으로 엠디월드 에서 출간되었습니다. 저작권법에 의해 한국 내에서 보호를 받는 저작물이므로 무단전재와 복제를 금합니다.

역자 약력
- 안과전문의
- 대한안과학회 정회원
- 아주대학교 의과대학 의학과 및 동 대학원 졸업
- 아주대학교 병원 안과 전공의 수료
- 한국백내장굴절수술학회(KSCRS) 정회원
- 한국콘택트렌즈연구회(KCLS) 정회원
- 강남연세안과 라식·백내장수술 전문원장 역임
- 아주대학교 의과대학 안과학교실 외래교수
- 한림대학교 의과대학 안과학교실 외래교수
- 건국대학교 의과대학 외래교수
- 현 오산밝은안과 대표원장

안과의사도 같이보는
눈 건강 가이드

초판 1쇄 발행 2016년 6월 27일

역 자	정재욱
펴 낸 이	김승환
펴 낸 곳	도서출판 엠디월드(MDworld medical book co., Ltd)
디 자 인	이수진, 한미옥
출판등록	제22-2575호
주 소	서울시 동대문구 용두2동 237-24
전 화	02-3291-3291
팩 스	02-3291-3455
이 메 일	gomdbook@hanmail.net
홈페이지	www.mdworld.co.kr
I S B N	978-89-91294-75-2
정 가	25,000원

※잘못된 책은 바꾸어 드립니다.

Mayo Clinic Guide to Better Vision

안과의사도 같이 보는
눈 건강 가이드

Preface

입을 옷을 고르고, 식사를준비하고, 차를 운전하거나 인터넷을 검색하는등 많은 일상생활은 시력이 좋아야 정상적으로 수행이 가능하다. 이러한 일상생활은 당신의 참된 삶과 삶의 질을 유지하는데 도움이 된다. 그래서 당신의 시력을 유지하고 건강한 눈을 지키는 것은 일생의 가장 중요한 투자라고 할 수 있다.

시력은 나이관련 황반변성, 녹내장, 당뇨병성 망막병증 그리고 백내장같은 다양한 질환에 의해서 위협받고 있다. 해마다 많은 눈 손상이 발생하고 있고, 어떤 경우에는 영구적인 시력의 손상을 유발하기도 한다. 1억5000만이상의 미국인들이 그들의 눈이 잘 보이도록 하기 위해서 안경을 착용하거나 콘택트렌즈를 사용한다. 이는 대략 150억달러(환율을 1123.3원으로 했을 때 16조 5천억 원 정도)를 해마다 눈 관련된 구매를 위해 사용하고 있는 것이다. 이러한 노력에도 불구하고 40세 이상에서 360만명 이상이 시각장애를 갖고 있다.

당신이 이 책을 읽어야 하는 이유가 바로 이때문이다. "Mayo Clinic Guide to Better Vision"의 2판은 최신지견과 가장 흔한 눈 질환의 심도있게 다루었다. 당신이 조기에 증상을발견하고, 진단의 과정을 이해하고, 당신의 의사가 치료에관하여 당신과 결정을 할 때 당신이 보다 많은 정보를 갖는데 도움이 될 것이다. 이 책은 좋은 눈 관리를 위한 기본적인 전략을 제시해 줄 것이다.

"Mayo Clinic Guide to BetterVision" 은 명확하고, 평이한방식으로 쓰여져 있고, 그림, 사진, 표로 보완을 하였다.

이 책은 당신의 시력을 이루기위한 중요한 자원이다. : 당신의눈을 건강하게 지키고 당신의 어떤 나이에서건 명확한 시력을 가질 수 있도록 하기 위해서.

Sophie J. Bakri, M.D.
Medical Editor

안내글

이 책은 기본적으로 일반인들을 위한 안과 안내서를 목적으로 번역된 것입니다.

하지만, 1차 진료를 하는 의사나 안과 공부를 시작하는 초급전공의 그리고 의과대학 학생들에게도 안과를 쉽게 접할 수 있게 하는 안내서라고 말하고 싶습니다.

흔히 접할 수 질환들에 대한 심도있는 접근과 치료의 방향, 그리고 복잡한 안과검사들을 쉽게 이해할 수 있도록 구성되어 있습니다. 그림과 표 그리고 명료한 설명이 도움이 될 것입니다.

아무쪼록 이 책이 다양한 분들에게 안과영역의 길잡이가 되는 좋은 서적으로 자리 잡길 바랍니다.

마지막으로 이 책의 번역을 권유해 준 친구 김갑성 원장 과 좋은 책이 나올수 있도록 힘써주신 엠디출판사의 김승환 대표님과 직원분들께 감사를 드립니다.

역자 정재욱

서문

사람의 눈은 정말 오묘하다. 눈은 우리 몸의 매우 작은 기관이면서도 이 세상을 모두 담아내는 넓은 아량을 지닌 기관이다. 그만큼 나는 눈을 사랑한다. 안과 전공의가 되기 위한 면접에서도 지원 이유를 묻는 병원장님의 질문에 '눈이 좋아서입니다.'라고 냉큼 답했던 기억이 있다. 좀 어리숙한 답변일 수도 있었지만 나는 정말 그랬다.

그 외에도 내가 안과 의사가 된 데에는 몇 가지 이유가 있다. 그 중 하나가 의학이라는 것이 일반인들이 잘 알지 못하는 특수 분야라는 점이었다. 그리고 그 중에서 안과는 특히나 적은 수의 의학도가 도전하는 분야라는 점이었다. 이처럼 다른 영역에 비해 안과적 지식은 멀고도 접근하기 어려운 영역에 속한다. 이에 비해 타과 질환은 일반인들을 위한 좋은 안내서가 꽤 출판되어 있다. 종종 의사인 나도 미처 알지 못하는 의학 지식을 일반인들이 언급해 난처할 때가 있을 정도이니 말이다.

현대는 자신의 건강과 행복을 위해 투자할 여유가 충분히 형성되어 있는 시대이다. 그런데 그러한 투자는 정확한 근거를 바탕으로 하는 것이 바람직하다. 즉, 인터넷 등의 출처가 불분명한 자료보다는 전문가의 쉽고 좋은 저서를 통한 습득을 습관화하는 것이 바른 방향일 것이다. 일반인들이 몸에 대한 올바른 상식과 지식을 가지고 있다면 환자들은 의사들의 진료와 처방에 보다 잘 따라줄 것이고, 그것이 그 자체로 의사들의 공부에도 좋은 자극이 될 것이기 때문이다. 그래서 대중적으로 잘 알려지지 않은 분야인 '안과' 그러면서도 정통한 지식을 공급할 수 있는 '쉽고 좋은 책'을 번역하기에 이르렀다.

의과대학에 들어와 의학을 공부하기 시작한지 머지않아 30년이 되고, 안과를 공부한지도 20년이 되어간다. 이러한 나의 의학 지식과 임상 경험이 독자들에게 도움을 줄 수 있는 편안한 번역서를 만들어 냈을 것이라고 본다.

마지막으로, 내 삶의 의미인 사랑하는 아내와 딸 소현, 인생의 기준을 형성해 주신 아버지, 병환 중인 아버지께 헌신하시는 어머니, 고맙게도 번역 작업에 조언을 준 동생 은아에게 감사의 마음을 전하며 이 책을 헌정한다.

2016년 6월
역자 정재욱

추천의 글

대학병원의 안과 의사로서 진료 현장에서 만나는 환자분들 중에는 개원가나 건강검진을 통해 발견되었거나 혹은 의심되는 어떤 질환에 대해 미리 알아보고 오는 분들이 많습니다.

인터넷 상의 정보를 어디서나 빠르게 얻을 수 있는 스마트 기기들의 발달로 쉽게 건강관련 정보를 찾을 수 있게 되었기 때문이지요. 하지만 검색을 통해 얻는 정보들은 어느 정도의 배경 지식이 없을 경우 부정확하거나 전체의 일부분만 보여주는 정보, 그래서 때로는 이해가 아닌 오해를 불러일으키기도 하는 지식이 될 소지가 있습니다.

더욱이 어디선가 들었던 질환에 대한 정보 이외에 자신에게 발병할 가능성이 있는 다른 질환들에 대해서는 검색 조차 할 수 없기에 흔히 발생하는 안과 질환들이나 실명을 유발할 수 있는 예방 가능한 안과질환에 대한 안내서가 필요하다고 생각해 왔습니다.

이 책은 "Mayo Clinic Guide to Better Vision"(2판)의 번역서입니다. 실명을 유발하는 대표적인 안과 질환들이 비교적 쉽게 설명되어 있을 뿐만 아니라 각 질환의 치료와 예방에 대한 안내 등 환자들이 궁금해 하는 내용들이 잘 정리되어 있습니다. 아울러 이 책에는 흔한 안과질환들이 증상 중심으로 설명되어 있고 시력 보호와 시력 교정술 등 사람들이 안과의사에게 흔히 질문하는 내용들이 담겨 있습니다. 미국 사회를 대상으로 한 저술이라 약간은 우리 현실과 다른 점들이 보이긴 하지만 역자는 이러한 점들도 염두에 두고 한국의 독자들도 잘 이해할 수 있도록 노력한 흔적들이 곳곳에 보입니다.

모쪼록 이 책을 읽는 독자들이 안과 질환들을 잘 이해하고 자신의 눈을 오래도록 건강하게 잘 관리할 수 있게 되기를 바랍니다.

아주대학교 의과대학
안과학교실 교수 안재홍

Contents

Chapter 1 내부 들여다보기 A look inside_13

눈의 구조 Parts of the eye 13
연령에 따른 변화 Age-related changes 21
연령에 따른 눈질환 Age-related eye disorders 21
At a glance 25

Chapter 2 황반변성 Macular degeneration_33

망막 자세히 보기 Close-up look at the retina 34
소견과 증상 Signs and symptoms 34
원인 Causes 36
위험인자 Risk factors 38
검진과 진단 Screening and diagnosis 39
건성과 습성 Dry vs. wet 41
치료 Treatment 44
예방 Prevention 51
At a glance 55

Chapter 3 당뇨병성망막병증 Diabetic retinopathy_61

당뇨병과 눈 Diabetes and your eyes 61
망막병증의 유형 Types of retinopathy 62
소견과 증상 Signs and symptoms 66
위험인자 Risk factors 67
검진과 진단 Screening and diagnosis 68
치료 Treatment 68
자가치료 Self-care 74

Chapter 4 망막박리와 그밖의 망막질환
Retinal detachment and other retinal disorders_77

비문증과 광시증 Floaters and flashes ··· 77
황반주름 Macular pucker ·· 78
망막열공과 황반원공 Retinal tear and macular hole ························· 79
망막박리 Retinal detachment ··· 80
망막혈관폐쇄 Retinal blood vessel blockage ···································· 87
시신경의 질환 Disorders of the optic nerve ······································ 89

Chapter 5 녹내장 Glaucoma_93

세포손상 Cell damage ··· 94
종류 Types ·· 95
소견과 증상 Signs and symptoms ·· 98
위험인자 Risk factors ·· 99
검진과 진단 Screeing and diagnosis ·· 101
치료 Treatment ··· 103
예방 Prevention ··· 109

Chapter 6 백내장 Cataracts_113

백내장의 종류 Types of cataracts ·· 114
소견과 증상 Signs and symptoms ·· 116
원인 Causes ·· 117
위험인자 Risk factors ·· 118
검진과 진단 Screening and diagnosis ·· 119
치료 Treatment ··· 119
예방 Prevention ··· 127
At a glance ··· 129

Chapter 7 시력보호 Protecting your vision_147

정기적으로 눈검사를 해라 Get regular eye exams ····························· 148
눈 보호장치를 사용한다 Use protective eyewear ······························ 151
선글라스를 착용한다 Wear your sunglasses ···································· 154

눈의 과로를 방지한다 Avoid eyestrain 156
효과적인 안약 사용 Use eyedrops effectively 158
담배를 끊는다 Quit smoking 160
눈건강을 위한 식이 Eat for eye health 160
길게 보도록 하자 Take the long view 163

Chapter 8 시력교정 Correcting vision_167

일반적인 시력 문제 Common vision problems 168
교정렌즈 Corrective lenses 171
굴절수술 Refractive surgery 181

Chapter 9 저시력으로 살기 Living with low vision_191

시력 재활 Vision rehabilitation 192
독립생활기술 Independent living skills 194
방향과 이동 훈련 Orientation and mobility training 198
기술과 도구 Technology and devices 201
실행하자 Taking action 204

Chapter 1

내부 들여다보기
A look inside

눈은 인체에서 아주 작은 부분을 차지하지만, 삶에 있어서 매우 중요한 역할을 한다. 직경이 2.5cm 정도인, 탁구공보다도 작은 크기의 눈은 주변에 있는 모양과 색깔, 움직임 등을 경험할 수 있도록 시력을 제공해 준다. 또한 독창성과 아름다움에 대한 감탄을 자극하며, 위험과 예상치 못한 일들을 일깨워 준다. 사람들은 탐구하고, 발전하며, 배우는 등의 수많은 일들을 시력에 의존한다.

사람이 가지고 있는 5개의 감각은 사람에게 모두 중요하지만, 그 중에서도 시력은 일상생활을 수행하는 데 있어서 가장 믿을 수 있는 감각이다. 눈의 도움으로 음식을 준비하고, 입을 옷을 고르고, 책을 읽고, 글을 쓰고, 은행 잔고를 맞추고, 운전을 하고, 심부름을 하고, 직장에서 일하고, 인터넷 검색을 하고, 텔레비전을 보고, 영화를 즐긴다. 정서적인 단계에서 시력은 사람들의 자아상을 확실하게 하고, 어떻게 다른 사람들과 교류할지에 도움을 준다. 작가 헨리 데이비드 소로우(Henry David Thoreau)는 시력의 가치를 간결하게 표현했다. "우리는 우리가 보는 만큼이다(We are as much as we see)." 인간이 얼마나 시력에 의존하는가를 생각해보면, 사람들이 가능한 한 건강한 눈을 지키고자 원하는 것은 당연한 일이라 하겠다.

눈의 구조
Parts of the eye

종종 눈을 카메라와 비교하기도 하는데, 이 둘은 확실히 유사하다 할 수 있다. 눈은 카메라처럼 앞면의 조절 가능한 입구를 통해 안쪽으로 빛이 들어올 수 있도록 하고, 안쪽의 렌즈는 안구의 뒷면에 있는 필름과 유사한 역할을 하는 광감각(photosensitive)층에 빛을 모아 초점을 만든다.

그러나 이러한 비교는 눈을 정확히 정의하지는 못한다. 눈은 카메라보다 훨씬 더 복잡하고, 정밀하다. 하나가 아닌, 완전히 조화를 이루는 짝인, 한 쌍의 눈에 대해 논의하려고 한다. 눈을 구성하는 물질들은 매우 유연하고 탄력성이 있으며 기능적이고 가볍다.

각각의 안구는 밝기, 초점 그리고 내부의 압력 등에 빠르게 반응하는 많은 적응기능을 자동조절한다. 빛이 안구의 뒷면에 도달하면 전기를 유발시키는 광감각세포(photosensitive cells)들이 화학물질을 분비하며, 이러한 자극은 눈과 뇌의 시각중추간에 소통을 유발시켜준다.

이러한 소통의 결과로, 눈은 선명한 양안시(兩眼視, binocular vision)를 제공하고 빠른 움직임을 따라갈 수 있다. 이러한 모든 특징은 눈이 깜빡하는 순간보다 빠른 시간에 이루어져 생생하고 형형색색인 3차원의 입체운동 영상을 제공하게 된다.

다음에 나오는 간단한 서술은 눈의 일차적인 구조와 각각의 부분들이 어떻게 작용하는지에 대한 내용이다. 각각의 구조는 눈이 건강한 기능을 하는데 있어서 필수적인 역할을 한다.

공막과 결막
Sclera and Conjunctiva

겉에서 보이는 눈의 흰자위를 공막(sclera)이라고 한다. 이것은 하얀 가죽같은 것으로, 안구를 단단하게 둘러싸 동그란 눈 모양을 형성하며 내부의 섬세한 구조를 보호한다. 공막의 앞쪽, 즉, 눈의 앞쪽은 열려 있고 이곳을 통하여 빛이 안구로 들어오게 된다.

결막(conjunctiva)이라고 부르는 얇고, 촉촉하고, 투명한 막이 공막을 덮고 있으며, 공기 중에 노출되어 있다. 결막은 눈 가장자리에서 앞쪽으로 접혀져 눈꺼풀의 안쪽을 덮는다. 결막은 눈을 보호하고 매끈하게 해준다.

각막
Cornea

각막(cornea)은 안구의 앞쪽에 위치하여 공막의 열린 부분을 덮고 있으며, 작고 둥글게 돌출되어 있다. 기능이나 모양에서 손목시계의 앞쪽 유리 부분에 비견할 수 있다.

볼록하게 튀어나온 각막의 표면은 빛을 굴절시켜 눈의 안쪽으로 들어오게 하여 사람들이 보는 물체의 초점을 맞출 수 있도록 해준다. 각막 안쪽에 위치한 렌즈는 이러한 상을 세밀하고 선명하게 만든다.

각막은 몇 개의 조직층으로 이루어져 있으며, 눈을 보호한다. 이 구조는 민감한 신경말단으로 채워져 있어서, 먼지 같은 작은 알갱이라도 각막을 건드린다면 인체의 뇌는 곧바로 그 신호를 받게 된다. 만약 눈물이 이물질을 제거하지 못한다면 눈은 계속해서 자극을 받게 될 것이므로, 그 위치를 찾아 제거해야 한다.

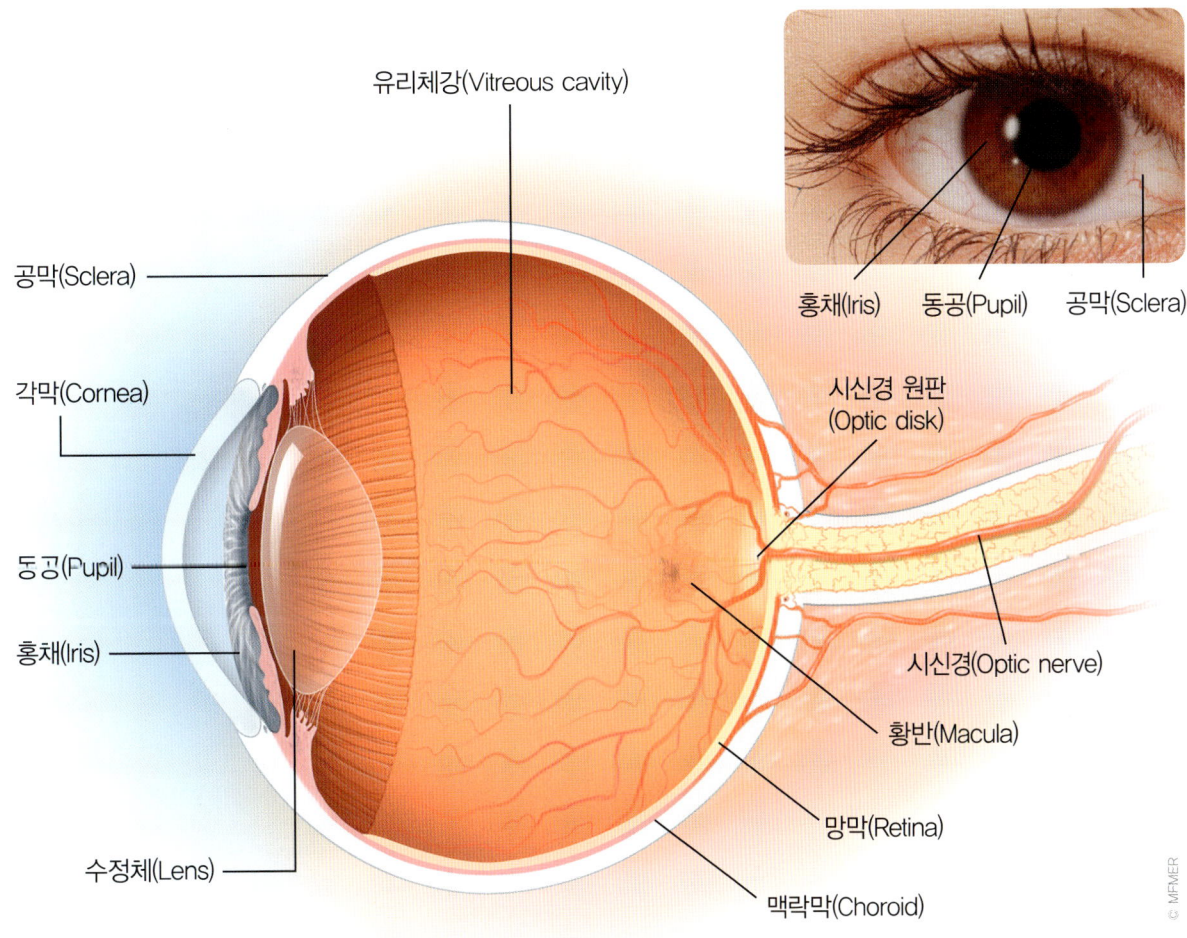

눈의 해부학(Anatomy of the eye) 복합적인 눈의 구조는 매우 작고 직경이 2.5cm 정도밖에 되지 않는다. 눈은 순식간에 바깥 세상에서 연관이 없는 수백만개의 조각들을 받아들일 수 있고, 머리 속에 있는 시각중추에 이것들을 전달한다.

동공
Pupil

눈의 중심에서 마치 동굴의 어두운 입구처럼, 어둡고 동그란 점이 있는데, 이것은 실제로는 공막에 있는 구멍이다. 이 구멍을 동공(pupil)이라고 하며, 이것은 각막에 의해서 보호되고 있다. 카메라의 입구처럼, 이 동공을 통하여 빛이 눈 안으로 들어온다.

홍채
Iris

동공을 둘러싸고 있는 부분은 홍채(iris)이며 눈에서 색깔이 있는 부분이다. 이 색깔은 멜라닌(melanin)이라는 색소에 의해서 나타나는데, 홍채 조직에 멜라닌색소가 많을수록 색깔은 짙어진다. 갈색 눈은 색소가 많고 초록이나 파란색의 눈은 색소가 적은 것이다. 나이가 들수록 눈에

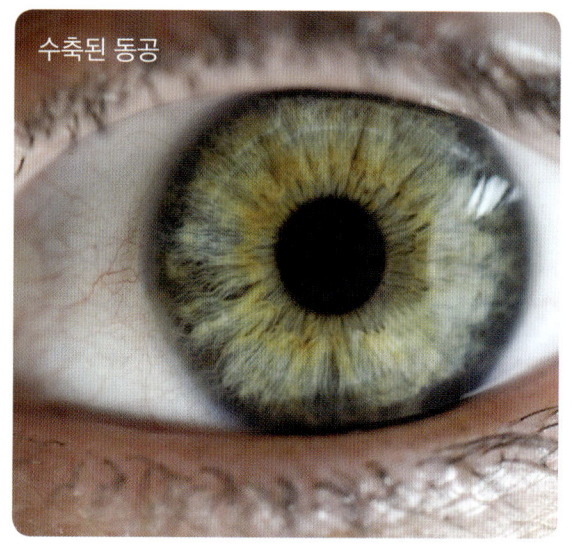

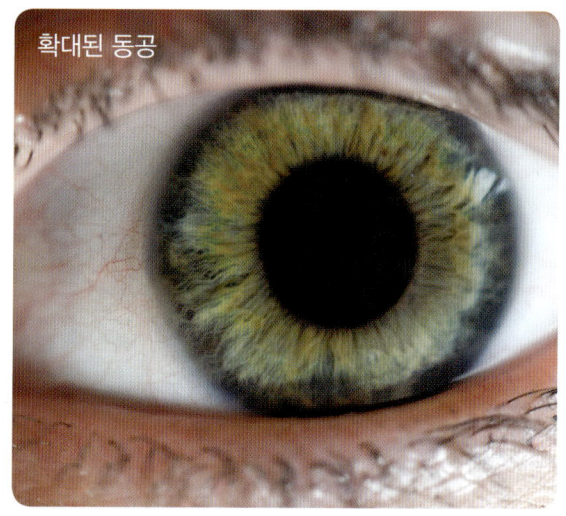

홍채의 조절(Adjustments of the iris) 홍채는 빛의 양에 따라 동공의 크기를 조절한다. 예를 들면, 밝은 빛에서는 홍채가 수축해서 너무 많은 빛이 망막을 자극하지 않도록 막는다. 그러나 어두워지거나 컴컴한 실내에서는 동공이 커져서(산동되어서) 가능한 한 많은 빛이 눈에 들어오도록 한다. 정상적인 빛에서 동공의 크기는 대개 2.5mm보다 약간 큰 정도이다.

서 색소가 줄어들 수 있으며, 이로 인해 홍채 색깔이 변할 수 있다.

홍채는 눈에서 색을 나타내는 것 이상의 의미가 있다. 이 구조는 동공의 크기를 조절하는 근육섬유(muscle fibers)의 고리(ring)를 형성하고 있으며, 이로 인해 눈 안으로 들어오는 빛의 양을 조절한다. 이것은 창문을 통해서 들어오는 빛을 블라인드를 이용하여 조절하는 것과 같다. 밝은 빛에서는 홍채가 수축하여 동공의 크기를 줄여주어 적은 빛이 들어오도록 한다. 어두운 빛에서는 홍채가 열려서 동공을 통해서 눈 안쪽으로 보다 많은 빛이 들어오도록 한다.

홍채에 있는 근육은 빛 이외의 것에도 반응하는데, 감정도 동공의 크기에 영향을 줄 수 있다. 분노는 동공을 작게 하고, 흥분이나 즐거움은 동공을 크게 한다. 의사들은 안과검사 중에 좀더 자세하게 안구의 안쪽을 검사하기 위하여 약물로 동공을 커지게 한다.

각막과 홍채 사이에 있는 공간을 전방(anterior chamber)이라고 한다. 이곳은 방수(aqueous humor)라고 하는 깨끗한 물로 채워져 있으며, 이 방수는 각막과 수정체에 영양을 공급하고, 노폐물을 제거하며, 눈의 정상적인 안압을 유지한다. 방수는 눈의 안쪽에서 만들어지며 과도한 물은 쉴렘관(schlemm's canal)이라는 작은 출구를 통해서 배출된다. 이 쉴렘관은 각막과 홍채가 만나는 좁은 귀퉁이에 위치하고 있다.

수정체
Lens

동공의 바로 뒤에 위치하는 수정체(lens)는 눈 안쪽으로 들어오는 빛을 굴절시켜서 초점을 잘 맞출 수 있도록 하는 타원형의 투명한 구조이다. 이 구조는 "M&M" 회사의 초콜릿 캔디와 비슷한 크기이다.

수정체는 모양체근(ciliary muscles)으로 둘러싸여 있으며, 이 근육이 수축하거나 이완되면 수정체의 곡률(curvature)이 변하게 된다. 가까운 물체에 초점을 맞출 때는 근육이 수축해서 탄성이 있는 수정체의 중심부가 두꺼워지고, 먼거리에 있는 물체에 초점을 맞출 때는 근육이 이완해서 수정체가 얇고 편평해진다.

이러한 조절은 물체가 어떤 거리에 있든 간에 초점력(focusing power)을 변화시켜서 선명한 상을 볼 수 있도록 해준다. 즉 각막의 굴절력은 고정되어 있는 반면, 수정체는 세밀한 조절로 다양하게 굴절력을 변화시킬 수 있다. 사람이 나이가 들어감에 따라 수정체는 탄성을 잃게 되는데, 이로 인해서 가까이 있는 물체에 초점을 맞추는 데 어려움을 겪게 된다.

유리체강
Vitreous cavity

유리체강(vitreous cavity)은 수정체와 망막을 분리하는 안구의 안쪽 공간이다. 이 공간은 유리체액(vitreous humor), 또는 간단히 유리체(vitreous)라고 부르는 액체로 채워져 있다.

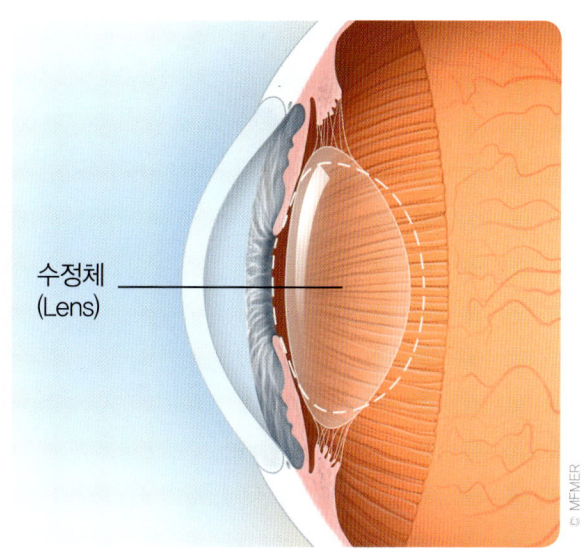

수정체의 조절(Accommodation of the lens) 원거리를 볼 때(실선)와 근거리를 볼 때(점선)에는 수정체가 조절을 하면서 변한다. 수정체가 두꺼워질수록 빛이 많이 굴절 되어 가까운 것을 더 잘 볼 수 있게 된다.

이는 화학물질이 혼합된 99%의 물이고 젤리처럼 되어 있다. 유리체는 전방의 방수(aqueous humor)와 함께 안구의 모양을 유지해주고 내부 구조를 보호한다.

유리체는 투명하기 때문에 이 부분을 거쳐 망막으로 빛이 통과할 수 있다. 사람들은 종종 가느다란 실 조각이나 보푸라기 같은 것을 볼 수도 있는데, 이것들이 시야를 가로질러 재빠르게 움직이는 것을 느낄 수도 있다. 이러한 조각은 부유물(floaters : 비문증 또는 날파리증)이라고 하며, 이는 유리체가 응축된 것이거나 색소이다. 이러한 날파리증이 번쩍거림이나 시력이 흐려짐을 동반하여 갑작스럽게 발생할 경우 매우 심각한 눈의 문제를 의미할 수 있다.

20/20 시력 Vision

안과 의사가 "당신의 시력이 20/20(1.0)이다"라고 말하는 것은 아주 좋은 일이다. 그러나 이것이 완벽한 시력을 갖고 있다는 것을 의미하지는 않는다. 이것은 단순히 6미터 정도의 거리에서 물체를 선명하게 볼 수 있다는 것을 의미한다. 이 정도 거리에서 선명하게 볼 수 있어야 정상적인 시력이라 할 수 있다. "시력 20/20(1.0)"이라는 말은 검사자의 시력을 의미한다. 이것은 일정한 거리에서 얼마나 선명하고 깨끗하게 볼 수 있는가를 측정하는 것이다.

근시(nearsightedness)이고 20/50(0.4)의 시력이라면 멀리 있는 물체가 흐리거나 불명확하게 보인다. 이 상태는 정상 시력의 사람들이 15미터 거리에서도 잘 볼 수 있는 것을 잘 보지 못해서 6미터 거리에서 보아야 잘 볼 수 있다는 것을 의미한다. 어떤 사람들은 20/20(1.0)보다 좋은 시력을 갖고 있기도 하고, 어떤 사람은 20/15(1.33) 또는 심지어 20/10(2.0)의 시력을 갖고 있기도 한다.

완벽한 시력이라는 것은 없다. 눈으로 잘 본다는 것은 단순히 시력 외에도 다른 많은 요소들이 연관되기 때문이다. 6미터 거리에서 보아야 하는 것을 보았다고 해도 의사는 시력에 영향을 끼칠 수 있는 다른 것들을 검사할 것이다. 이러한 것에는 초점심도(depth perception), 색각(color vision), 대비감도(contrast sensitivity), 주변시야(peripheral vision) 그리고 근거리 물체에 대한 조절능력 등이다.

망막
Retina

안구 뒤쪽 벽에서 안구 안쪽을 감싸고 있는 망막(retina)이라고 하는 얇은 층의 조직이 있다. 망막이라는 말은 "그물(網, net)"이라는 뜻에서 유래되었다. 이것은 망막이 인체의 각막과 수정체를 통해서 들어온, 초점이 맞춰진 빛을 받아들이고, 그 빛을 시각적인 영상으로 바꿔주는 수백만의 빛감각세포(photosensitive cells)들로 이루어져 있기 때문에 적절한 표현이라고 할 수 있다.

이 세포들(간혹 광수용체 ; photoreceptors라고 부름)은 간상세포(rod cell) 또는 원추세포(cone cell)인데, 이 두 종류의 세포들은 빛의 다른 파장들에 반응한다.

간상세포는 매우 어두운 상태에서 물체를 알아보거나 정면을 보고 있을 때 주변부를 볼 수 있도록 하지만, 색깔을 구분할 수는 없다. 원추세포는 색깔을 정교하게 구분하지만 기능을 하기 위해서는 보다 많은 빛을 필요로 한다. 때문에 저녁이나 어둠침침한 곳에서는 색깔을 구분하기 어려운 것이다.

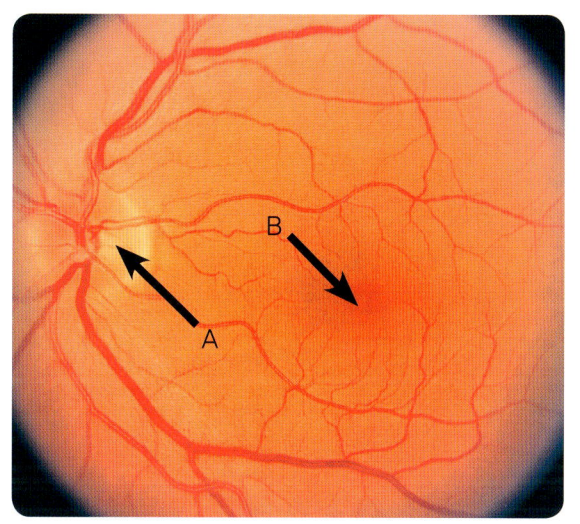

망막(Retina) 건강한 망막은 평편하고 붉은 색조를 띤다. 시신경원판(optic disk)은 방사형으로 혈관이 뻗어나가는 노란-오렌지색의 원형 모습을 갖는다(화살표 A). 황반은 망막 중심부 근처의 진한 붉은색의 점이다(화살표 B).

망막에는 1개의 원추세포당 20개 정도의 간상세포가 존재한다. 원추세포는 망막의 중심에 밀집해 있어서 좋은 조명 상태에서 물체를 정면으로 볼 때 선명하고, 섬세한 상을 볼 수 있도록 해준다.

빛은 간상세포와 원추세포를 자극해서 화학반응을 유발한다. 이러한 반응은 전기적 신호를 만들고, 이것은 시신경(optic nerve)을 지나 뇌에서 시력을 담당하는 시각중추(visual cortex)에 전달되고 여기에서 처리된다.

빛에서 시작되어 망막에 처음 맺히는 영상은 위아래가 바뀌어 있다. 이것은 마치 거울 속의 자신을 보았을 때 좌우가 뒤집힌 것과 유사하다. 볼록한 형태의 각막과 수정체가 이러한 효과를 나타낸다. 인체의 뇌는 이러한 정보를 새롭게 분석하고 정확한 방향으로 영상을 볼 수 있도록 해준다.

맥락막(choroid)은 작은 동맥과 정맥들의 층으로 망막과 공막 사이에 끼어 있으며, 망막의 바깥쪽에 영양을 공급한다. 한편 망막의 안쪽은 시신경에서 나온 복잡하게 얽힌 망막혈관(retinal blood vessels)의 망에 의해서 영양을 공급받는다.

황반과 망막중심오목
Macula and Fovea

황반(macula)은 망막의 중심에 있는, 진한 붉은 반점을 닮은 부위이다. 황반에는 원추세포들로 빽빽히 채워져 있고, 간상세포는 적다. 황반은 매우 예민하여, 중심시력을 제공하고 책을 읽거나 그밖의 근거리 작업을 할 때 세밀하게 볼 수 있도록 해준다.

황반의 안쪽에 위치하는 작은 함몰부위를 망막중심오목(fovea)이라고 한다. 이 부위는 원추세포만 존재하며, 예리한 시력을 제공한다.

시신경
Optic nerve

시력 정보가 망막에 있는 광수용체세포(photoreceptor cells)들에 의해서 전기신호로 전환되고 나면 이 신호는 시신경을 통해서 머리로 전달된다. 시신경은 1백만 개 이상의 밀집된 신경섬유(nerve fibers)의 다발로 되어 있어서 뇌와 눈의

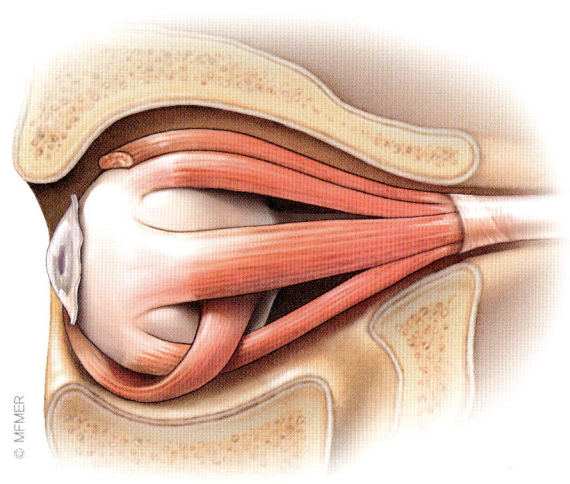

안와(Eye socket) 안와는 원뿔모양의 공간으로 단단한 뼈로 형성된 보호공간이다. 안와는 눈을 쉽게 움직일 수 있도록 하는 지방조직에 의해서 받쳐져 있다. 6개의 근육은 위, 아래, 오른쪽, 왼쪽으로 눈을 움직이거나 고개를 갸우뚱 할 때 눈을 비트는 움직임을 만들어 준다.

연결과 소통 역할을 한다.

시력 정보가 뇌에 도달하면 시각중추는 이 신호를 해독하고 양쪽 눈과 협조하여 사람이 이해할 수 있는 선명하고 3차원적인 영상을 만들어 낸다.

망막에서 관찰되는 노란색 또는 오렌지색의 원은 눈의 뒤쪽에서 시신경이 형성된 모습이다 (19p 참고). 이것을 흔히 시신경원판(optic disk)이라고 부른다.

눈의 근육들
Muscles of the eyeball

각각의 안구에는 6개의 근육이 공막에 붙어 있다. 이 근육들은 두 눈을 위, 아래, 오른쪽, 왼쪽으로 움직일 수 있도록 해준다. 안구의 근육들은 독립적으로 움직이거나 같이 움직여서 물체를 따라서 볼 때 머리를 움직이지 않고도 볼 수 있도록 해준다. 뇌는 이러한 움직임을 조화롭게 해서 두 눈이 함께 움직일 수 있도록 해준다.

안와
Orbit

각각의 안구는 안와(orbit)라는 구멍 속에 들어 있으며, 단단한 뼈의 구조로 보호되어 있다. 이 구조는 광대뼈(cheekbone), 이마뼈(forehead bone), 관자놀이뼈(temple bone) 그리고 코뼈(nasal bone) 등으로 이루어 진다.

다른 모든 뼈들과 달리, 눈을 보호하는 이러한 뼈들은 나이가 들어도 약해지거나 얇아지지 않는다. 안와는 단단한 구조를 계속 유지하며, 지방과 근육 그리고 다른 종류의 조직들이 안와 안에서 안구의 완충 역할을 한다.

위눈꺼풀(upper eyelid)과 아래눈꺼풀(lower eyelid)은 안구의 앞쪽을 보호하는 역할을 한다. 안와의 앞쪽 입구를 좁히거나 닫음으로써 눈꺼풀은 눈에 손상을 줄 수 있는 먼지와 이물질 그리고 밝은 빛을 막을 수 있다. 눈꺼풀(eyelid)은 또한 매번 깜박일 때마다 눈에 윤활 작용을 해 준다. 깜빡임(blinking)은 먼지나 가루, 이물질 등을 씻어낸다. 윤활제 역할을 하는 눈물은 각각의 눈 위쪽에 있는 눈물샘(tear gland)에서 나온다.

양파를 깔 때 나오는 화학증기 같은 물질이 눈

을 자극하면 눈물샘이 열린다. 눈물의 양이 많지 않다면 각각의 눈꺼풀에 있는 작은 눈물관을 통해서 자극물질과 함께 코로 빠져 나갈 것이다. 그러나 이 배출 체계는 완전히 열려버린 눈물샘으로부터 나오는 눈물이 모두 통과할 수는 없어서, 울 때는 뺨을 타고 눈물이 흘러내리게 된다.

연령에 따른 변화
Age-related changes

나이가 들어감에 따라 시력은 저하된다. 많은 성인들은 40대 초중반경에 책이나 신문을 읽을 때 처음 이러한 변화를 느낀다. 대부분의 변화들은 장애라기 보다는 불편함으로 느껴지며, 서서히 적응을 하게 된다. 여기에서는 나이에 따른 눈의 변화에 어떤 것이 있고, 어떻게 시력에 영향을 미치는지 살펴보기로 하자.

- 눈에 있는 수정체는 흐려지기 시작하고 시력을 저하시킨다. 이것이 바로 백내장(cataracts)이라는 것이다. 색이 흐려지기 시작하고, 빛이 직접 눈에 비추어질 때는 눈부심이 느껴지며, 이로 인해 야간운전을 피하게 된다.
- 수정체는 점차 탄성과 유연성을 잃어간다. 이로 인해 가까이 있는 물체에 초점을 맞추게 하는 능력이 떨어지는데, 이것을 노안(presbyopia)이라고 한다. 또한 야간시력 역시 저하되어 간다. 수정체가 탄성을 잃게 되면 독서를 하거나 아주 작은 글씨를 읽기 위해 계속해서 안경이나 돋보기를 바꿔껴야 한다.

- 유리체에서는 수축되고 파편이 떨어져 나오는 변화가 발생한다. 이러한 변화에 의해서 만들어진 잔해들은 시야를 방해하는 비문증(floaters, 날파리증)을 유발한다. 점차 이 비문증을 무시하는 것을 배우게 되지만, 그 수가 갑자기 늘어난다면, 이것은 응급질환에 대한 신호이므로 즉시 안과 의사를 찾아가야 한다.
- 눈물샘(tear gland)에서 눈물이 만들어지는 속도가 줄어든다. 결막이 더 이상 윤활작용을 하지 못하고, 표면을 깨끗하게 유지해주지 못한다. 각막은 점차 말라가고 불편함을 유발하며, 눈에 이물감을 유발한다. 인공눈물은 이러한 불편을 해소하는 데 도움이 될 수 있다.

연령에 따른 눈질환
Age-related eye disorders

앞에서 언급한 바와 같이 시력 변화는 정상적인 노화에 따른 것이다. 그러나 어떤 변화는 치료하지 않고 방치될 경우에 시력손상을 유발할 수 있는 심각한 눈질환의 신호일 수 있으므로 이러한 변화를 절대로 대수롭지 않게 생각해서는 안 된다.

저시력(low vision)이나 실명(blindness) 같은 용어가 시력손상과 연관되어 흔히 사용된다. 이 용어들은 밀접한 연관성이 있으나 서로 다른 상태를 의미한다. 저시력은 일상생활에서의 기능적인 활동을 방해하는 것으로, 단순히 필요한 일을 하는데 충분한 시력을 갖지 못한 것이다. 일반적인 안경이나 콘택트렌즈는 도움이 되지 않는다.

실명과 저시력 Blindness and low vision

미국에서는 최고로 시력을 교정했을 때 시력이 20/200(0.1)이거나 그보다 나쁠 경우 법적으로 실명(blindness)이라고 간주한다. 정상적인 사람의 시력은 20/20(1.0)이다. 실명이 반드시 완전한 시력손상을 의미하지는 않는다(즉, 약간의 제한된 시력이 있을 수 있다).

저시력(low vision)은 실명과는 다르다. 저시력의 경우에는 교정렌즈를 이용한 최대 교정시력이 20/70(0.28)이거나 그 이하이다. (저시력인 경우에는) 여전히 약간의 기능적 시력이 있을수 있으나 일상생활을 하는 데 불편함이 있고, 의존적인 생활을 하게 된다. 보조기구나 그것을 사용할 수 있게 해줄 사람의 도움이 필요할 수 있다.

또 다른 흔한 용어는 "시각장애(visual impairment)"이다. 이는 다음과 같은 3가지 독립 요소에 기준하여 계산된다. 교정렌즈를 이용한 시력, 주변시야의 결손 그리고 복시(double vision). 시각장애의 정도를 0~100%로 표시할 수 있다.

실명은 비록 약간의 시력을 가지고 있기는 하지만 저시력보다 심한 장애이다.

시력 손실은 일차적으로 황반변성(macular degeneration), 녹내장(glaucoma) 그리고 백내장(cataracts) 같은 질환에서 유래한다. 2010년 미국의 조사에 의하면 40세 이상의 성인 중 100만 명이 실명이고, 300만 명이 저시력이다. 2050년까지 400만 명 이상의 미국인이 실명에 해당될 것으로 예상된다.

이러한 눈질환을 피하기 위해서 할 수 있는 일은 거의 없어 보이지만 예방할 수도 있다. 심지어 유전질환도 조기에 발견하고 치료한다면 진행을 늦출 수 있다. 이것이 왜 정기적인 검사를 해야 하는가에 대한 이유이다.

나이와 관련된 눈의 질환은 다음과 같다.

노안
Presbyopia

나이와 관련된 가장 흔한 문제인 노안(Presbyopia)은 수정체가 탄성과 모양을 바꾸는 능력을 서서히 잃어 가는 것이다. 결과적으로 교정렌즈의 도움 없이는 가까운 물체에 초점을 맞추기 힘들게 된다.

황반변성
Macular degeneration

연령이 증가하면서 황반(중심시력을 담당하는 망막의 부분)이 악화될 수 있다. 연령관련 황반변성(age-related macular degeneration)은 미국에서 65세 이상의 실명 원인 중 가장 많은 빈도를 차지한다. 최근의 연구에 의하면 9백만 명 이상이 초기 연령관련 황반변성 상태이며, 치료 기술의 발달로 달라질 수 있으나, 2050년까지 그 수가 180만 명에 이를 것으로 예상된다.

여러가지 자료들을 보면 황반변성의 진행을 늦출 수 있음을 알 수 있다. 항산화(antioxidant) 비타민 복합제는 중등도 이상의 황반변성이 더욱 진행된 단계로 넘어가는 것을 늦출 수 있음을 보여주고 있다. 또한 눈에 직접적으로 주입하는 약물들은 '습성 형태'의 변성을 가지고 있는 사람에서 중심시력을 보전할 수 있는 효과가 있다. 황반변성에 대한 더 자세한 내용은 Chapter 2에서 다룬다.

녹내장
Glaucoma

녹내장(glaucoma)은 눈 안쪽의 압력 증가와 연관되어 있다. 녹내장은 치료하지 않으면 환자의 시력을 빼앗아 가는데, 주변 시력부터 시작하여 결국에는 실명에 이르게 된다. 270만 명의 미국인이 원발성개방각녹내장(primary open angle glaucoma)을 가지고 있는 것으로 추정되고 있으며, 미국 인구의 노령화에 의해서 2050년까지 약 700만 명 이상으로 증가될 것으로 예상된다.

녹내장은 초기에 발견된다면 안압을 내리고 조절할 수 있는 안약을 사용함으로써 진행을 막거나 늦출 수 있다. 레이저 치료와 수술은 질병이 매우 심한 경우에 선택적으로 시행할 수 있다. 녹내장에 대한 더 자세한 내용은 Chapter 5에서 다룬다.

백내장
Cataracts

백내장(cataracts)은 정상적으로 투명한 수정체가 점차 흐려지는 것이다. 백내장은 미국에서 가장 흔한 시력저하의 원인이다. 나이가 들어감에 따라서 대부분의 사람들은 어느 정도의 백내장을 경험하게 된다. 40대 이상 미국인 중 2,400만 명 정도가 한쪽 눈에 백내장을 가지고 있으며, 그 숫자는 증가할 것으로 예상된다. 백내장을 제거하고 인공수정체를 대체하는 등의 일반적인 시술로 훌륭한 결과를 얻는다. 백내장에 대한 더 자세한 설명은 Chapter 6에서 다룬다.

눈꺼풀 문제
Eyelid problems

눈꺼풀(Eyelid)조직이나 근육의 연령에 따른 변화는 눈꺼풀과 관련된 문제를 유발한다. 종종 이 문제는 눈을 자극하거나 시력을 방해하는 문제로 진행되는데, 이를 해결하기 위해서는 수술이 필요하다. 눈꺼풀에 대한 자세한 내용은 "눈꺼풀 관련 문제(136~142p)"에서 다룬다.

건성안
Dry eyes

눈물은 눈에서 윤활작용을 하는 데 필수적이다. 불행하게도 눈물 생산과 눈물의 질은 나이가 들어감에 따라 저하되며, 따가움, 화끈거림 그리고 눈이 긁히는 증상 등을 유발할 수 있다. 이러한 증상들을 최소화시킬 수 있는 간단한 단계들이 있다.

At a glance

눈검사
The eye exam

눈검사(eye exam)는 시력의 여러가지 요소들을 시험하기 위한 다양한 검사들로 구성된다. 여기에는 시력(acuity), 중심부와 주변부 시야(visual field), 초점심도(depth perception), 색각(color perception) 그리고 세밀한 부분을 볼 수 있는지 여부 등이 해당되는데, 이는 모든 세상을 보고 인식하는 데 필수적인 요소들이다.

벽에 있는 글씨를 읽는 아주 단순한 검사에서부터 자동시야계(automated perimetry machine)를 이용하여 시야를 분석하는 복잡한 것까지 다양한 검사들이 있다.

눈의 검사들은 당장 얼마나 잘 볼 수 있느냐 하는 시력의 질을 검사함은 물론, 시력변화를 찾아내고 눈의 질환 여부를 알아낸다. 그리고 어떻게 시력 문제를 교정할 것인가를 결정한다.

밝은 빛이 환자의 눈에 비추어질 수도 있고, 환자는 렌즈들의 끝없는 집합체를 들여다 보도록 요구받을 수도 있다. 동공은 산동되고 이검사 후에 수 시간 동안 빛에 민감해질 수도 있으며, 사용되는 기술의 목적을 이해하지 못할 수도 있다. 하지만 눈검사는 빠르고 통증이 없으며, 의사가 시행하는 각각의 검사들이 필요한 것이라는 점을 이해할 필요가 있다.

만약 눈의 문제가 발견되면 검사들을 통하여 질환이 얼마나 심한지를 결정할 수 있다. 눈질환을 조기에 발견해야 영구적인 손상이 생기기 전에 치료할 수 있다. 많은 질환들은 증상이 나타나지 않기 때문에 정기적으로 눈검사를 받는 것이 좋은 방법이다. 이 챕터에서는 일반적인 눈검사에 대해서 서술한다. 자세한 내용은 148~151p를 참조한다.

외안부 검사 External eye exam

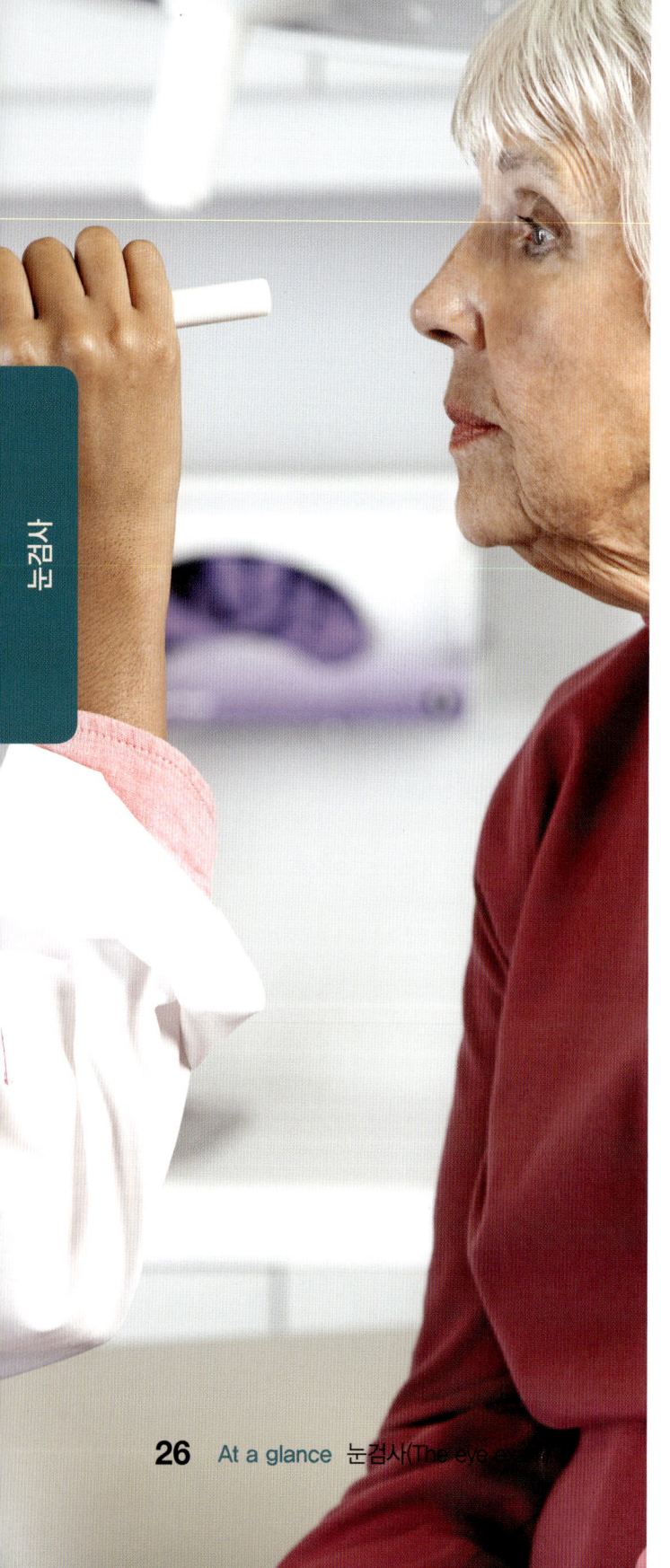

안과 의사는 몇 가지 간단한 질문으로 눈검사를 시작할 것이다. 시력 변화가 있었는지, 가려움증(itching), 건조증(dryness), 눈물흘림(tearing) 또는 눈꼽 같은 분비물 등의 증상이 있었는지 물어볼 수 있다. 그리고 의사는 이러한 변화가 삶의 질에 어떠한 영향을 미쳤는지 물을 것이다.

안과 의사는 불빛 외에 특별한 기구의 도움이 없어도 눈을 빠르게 검사할 수 있다. 의사는 다음과 같은 것을 확인할 것이다.

- 불빛의 변화에 대한 동공의 정상적인 반응 여부
- 안구와 눈꺼풀, 눈썹 등의 위치와 움직임
- 각막 및 홍채 모양의 선명함과 빛남 여부

안과 의사는 안구운동을 조절하는 근육을 평가하기 위한 간단한 검사를 진행할 수도 있다. 의사는 눈동자의 움직임이 약하거나 잘 움직이지 못하는지 보게 되는데, 환자에게 특정 방향(위, 아래, 왼쪽, 오른쪽)으로 보게 한 뒤 눈의 반응을 확인한다. 의사는 연필 같은 물체를 한 쪽에서 반대쪽으로 움직여서 잘 따라 볼 수 있는지 물을 것이다.

시야검사 : 시야검사계 Visual field test : perimetry

시야는 눈을 움직이지 않고 한 곳을 보고 있는 상태에서 볼 수 있는 모든 것을 포함하는 것이다. 시야검사는 시야의 경계를 측정하고, 주변부 시력에 문제가 있는지를 확인한다. 시야검사에는 몇 가지의 종류가 있다.

정면 마주보기검사(Confrontation exam) : 환자는 한쪽 눈을 가린 상태에서 정면을 주시하며, 환자의 시야 안쪽과 바깥쪽으로 움직이는 의사의 손을 보고 가리키면 된다.

암슬러격자(Amsler grid) : 격자의 중심에 있는 검은 점에 초점을 맞추고 격자의 어느 부분이 번져 보이거나 굽어 보이거나 찌그러져 보이는지 설명한다.

평면시야계(Tangent screen exam) : 화면과 근접한 거리에서 정면의 표적을 응시한 상태에서 막대기나 펜 같은 물체가 주변시야로 들어왔을 때 신호를 한다.

자동시야계(Automated perimetry) : 정면을 응시한 상태에서, 검사 화면의 각각 다른 위치에 있는 불빛이 깜박이면 반응을 한다.

불빛의 반짝임에 대한 환자의 반응에 따라 자동으로 지도가 만들어지며, 주변시야에서의 문제가 있는 부분을 찾아내게 된다. 시야검사 결과지에서의 전형적인 시야감소 모양으로 녹내장(glaucoma) 같은 눈의 이상을 찾아낼 수 있다.

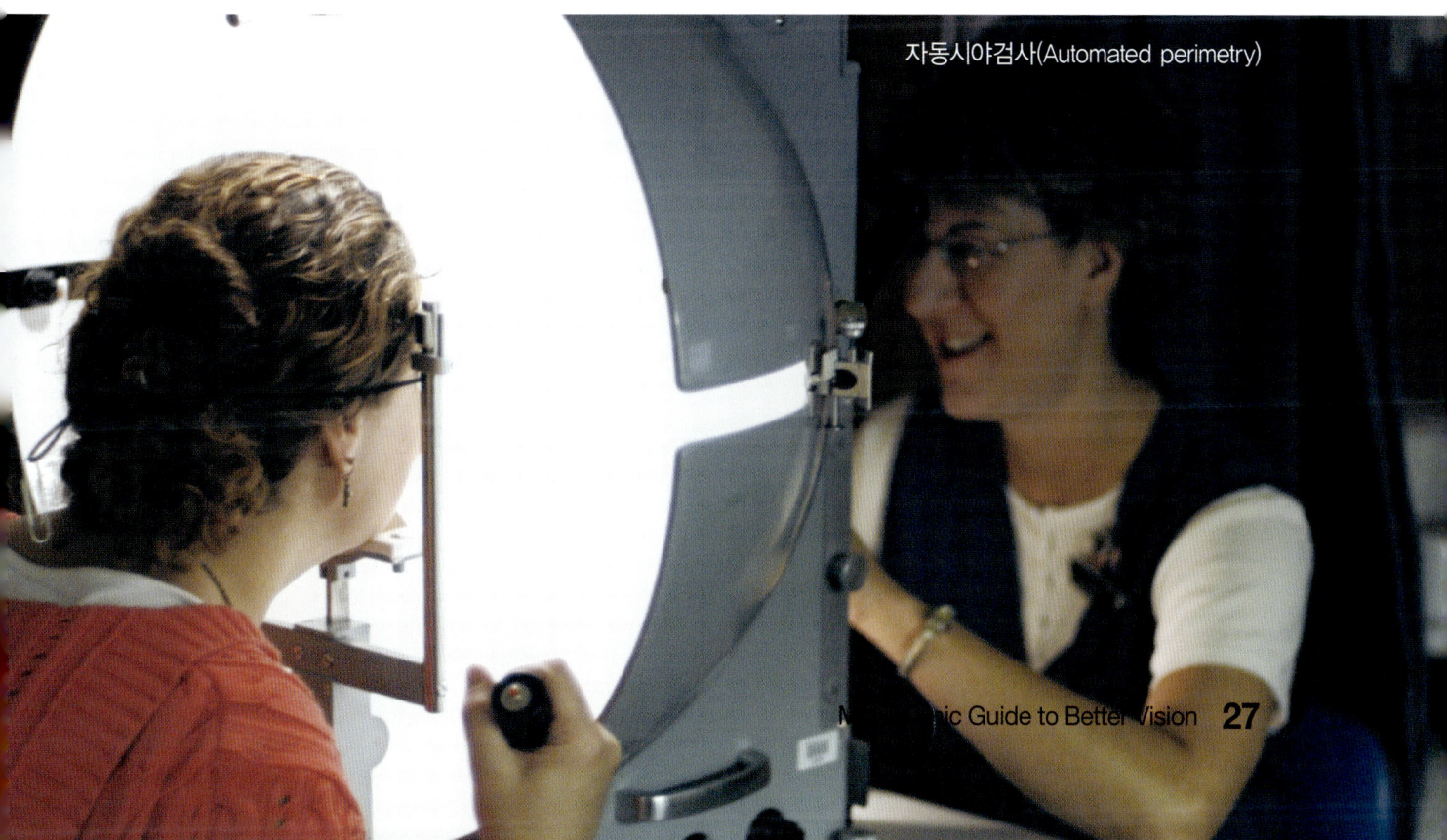

자동시야검사(Automated perimetry)

시력검사 Visual acuity test

시력은 시각의 선명함이나 물체에 얼마나 잘 초점을 맞추는가를 설명하는 것이다. 의사는 기본적인 스넬렌 시력표(Snellen chart, 한국에서는 주로 한천석 시력표나 진용한 시력표가 이용되고 있다)에서 일정한 거리(6m)를 두고 철자를 얼마나 잘 읽는가를 확인한다(한천석 시력표의 경우 3m와 5m 거리 시력표가 있다). 시력표를 아래로 읽어갈수록 철자들은 좀더 작아진다. 한쪽 눈을 가리고 각각의 눈을 따로 검사하게 된다.

안과 의사는 가깝게 있는 물체에 얼마나 잘 초점을 맞추는지 검사하기 위해 눈에서 35~40cm 떨어진 거리에서 카드에 있는 가장 작은 글씨를 읽는지 볼 수 있다.

가림검사를 할 때는 한쪽 눈을 가리고 반대쪽 눈으로 물체를 보아야 한다. 이때 의사는 가리지 않은 눈의 움직임을 관찰하고, 눈이 초점을 맞추는 데 시간이 얼마나 걸리는지를 관찰한다.

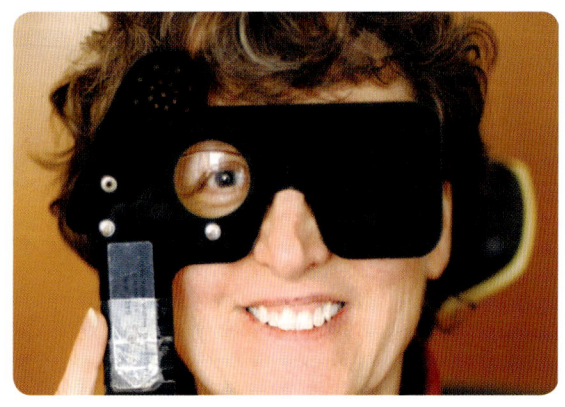

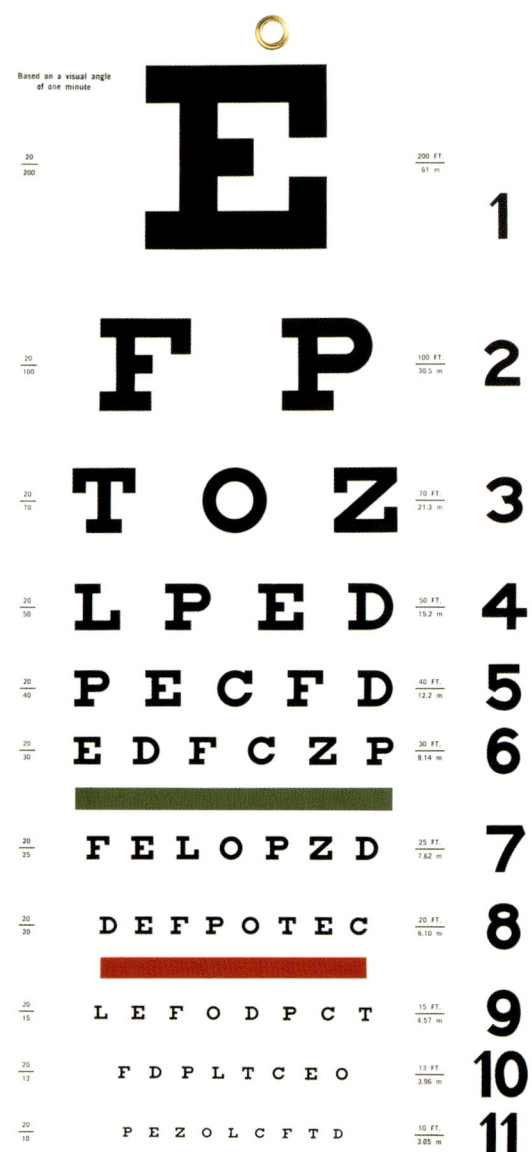

스넬렌 시력판(Snellen chart) 스넬렌 시력표는 건너편에 있는 글씨를 얼마나 잘 읽는지 결정하는 데 사용된다. 시력측정의 일반적인 검사이다.

굴절평가(굴절검사) Refraction assessment

굴절(refraction)이란 빛이 눈앞에서 각막과 수정체를 통과하여 어떻게 꺾이는지 말하는 것이다. 빛의 파장은 공기보다 밀도가 높은 매체를 지나면서 꺾이기 때문이다.

각막과 수정체의 곡률(curvatures)은 망막에 정확하게 상이 맺히도록 해야 한다. 둘 중 하나라도 곡률의 경사가 너무 급(steep)하거나 편평(flat)하면, 상의 초점이 망막에 앞에 생기거나(근시, nearsightedness) 망막 뒤에서 맺힐 수도 있다(원시, farsightedness).

굴절검사(refraction assessment)는 의사가 이러한 굴절 이상을 해결하기 위한 안경처방을 하는 데 도움을 준다.

만약 교정용 안경이 필요하지 않다면 이러한 굴절검사를 받지 않을 수도 있다.

필요한 경우에는 전산화된 굴절검사기를 사용하기도 하고, 망막의 빛반사에 근거한 근사치를 이용하여 처방하기도 한다(검영굴절검사, retinoscopy).

안과 의사는 마스크처럼 생긴 여러가지 렌즈가 들어 있는, 바퀴가 있는 종합굴절검사기(phoropter, 아래 사진)를 이용해 미세조정검사(fine-tune test)를 하기도 한다. 환자가 종합굴절검사기를 통해서 글자를 읽는 동안, 의사는 이 기구를 조정하여 명확한 시력을 얻을 수 있는 안경렌즈를 찾는다.

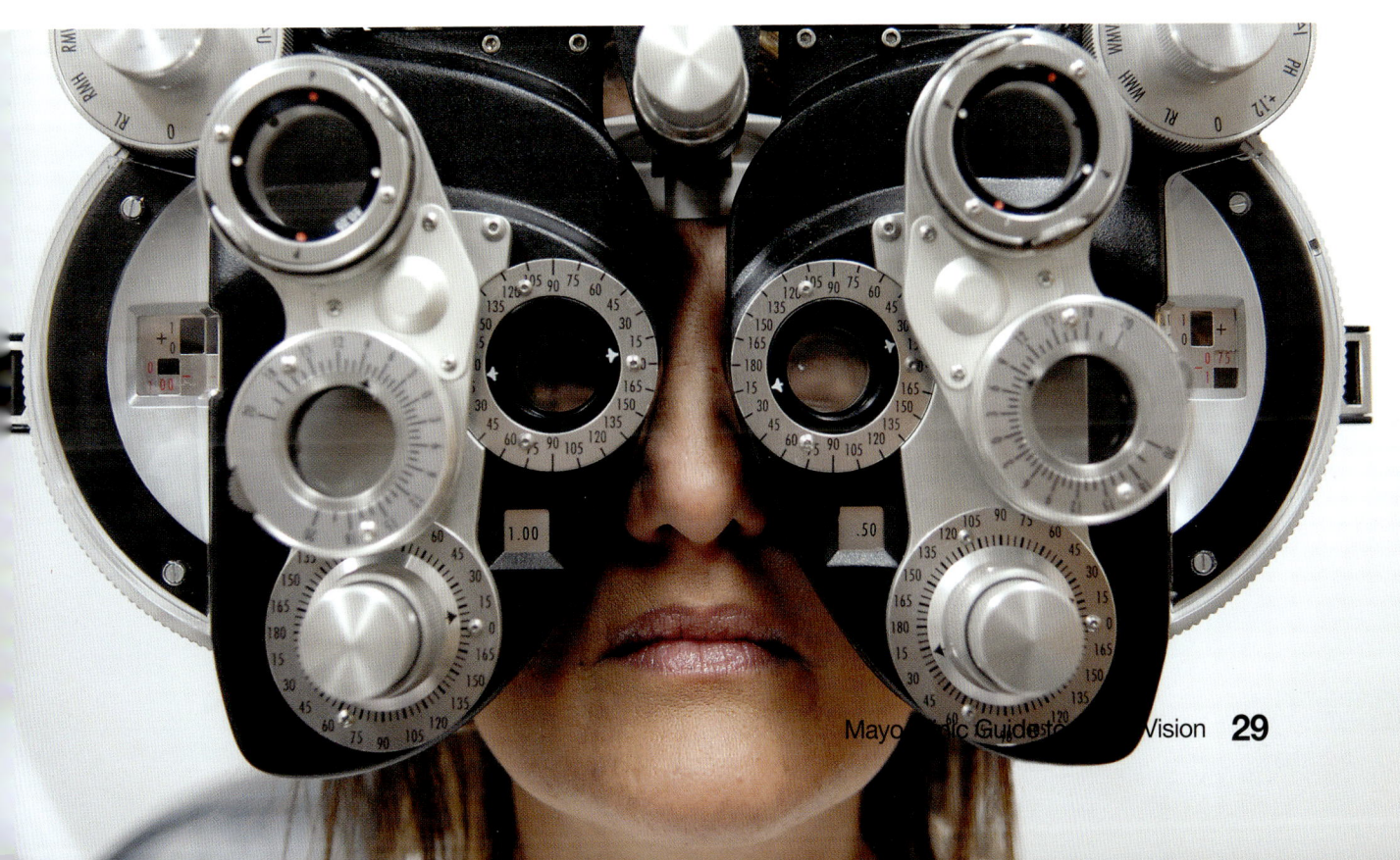

세극등검사 Slit-lamp examination

세극등(slit lamp)은 안과 의사가 환자 앞에서 눈을 확대하여 그 구조를 관찰할 수 있도록 해준다. 이 특화된 장비는 강력한 빛의 선(세극)으로 정면과 옆면(경사측면) 모두를 보는 데 사용된다. 이 장비로 안과 의사는 모든 구조들을 3차원으로 볼 수 있으며, 작은 이상들을 진단해 낼 수 있다.

검사를 하기 전에 동공산동 또는 표면마취를 위해 안약을 사용하거나 경우에 따라서는 세극등에 부착된 사진기로 촬영을 하기도 한다. 망막을 보기 위해서 특수한 렌즈를 사용하기도 한다.

각막 이상을 관찰할 때 안과 의사는 염색약(fluorescein dye)을 사용하기도 한다. 이 염색약은 눈을 가로질러 퍼지고, 파란빛을 비추었을 때 밝은 노란색으로 빛나게 된다. 이 파란빛은 각막에 작은 절단면이나 긁힘, 찢어짐, 이물질 또는 감염 등이 있는지 보게 해준다.

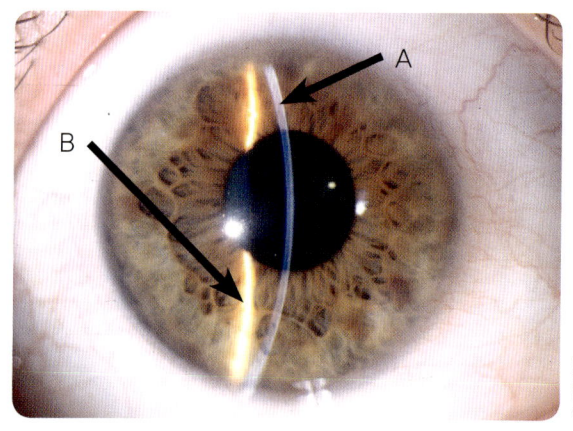

세극등검사(Slit-lamp examination) 세극등은 초점을 맞추게 해서 각막의 경사진 면을 볼 수 있게 해준다(화살표 A). 왼쪽에 있는 초승달 모양의 초점이 흐려진 빛은 홍채의 표면을 나타낸다(화살표 B). 안과 의사는 이러한 경사진 측면을 수정체에 초점을 맞추어 보기도 한다.

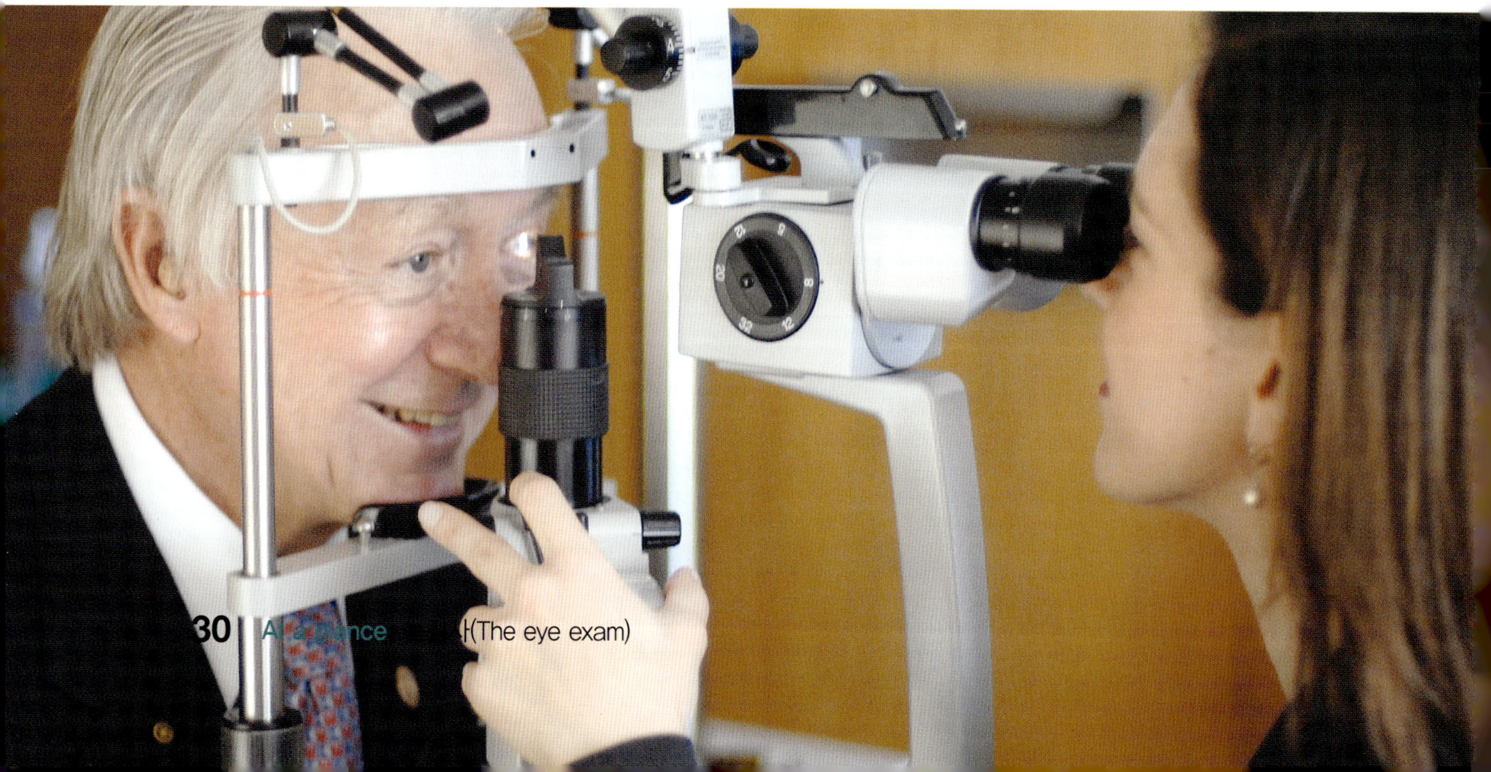

안저검사(검안경검사) Retinal examination ophthalmoscopy

검안경검사(ophthalmoscopy)는 망막(retina), 시신경원판(optic disk) 그리고 맥락막(choroid) 같은 눈의 뒷부분을 검사하기 위한 술기이다. 안과의사는 안약을 미리 사용하여 동공을 산동시킨 후 다음과 같은 방법으로 검사를 한다.

직상검안경검사(Direct exam) : 의사는 동공을 통해 빛을 비추고, 검안경을 통해 눈의 뒷부분을 검사한다. 다른 깊이에 초점을 맞추기 위해 다른 배율의 렌즈를 사용하여 검사를 한다.

도상검안경검사(Indirect exam) : 눕히거나 뒤로 비스듬히 기대게 한 후 이마에 불빛이 달린 검안경(광부의 헤드램프처럼 생긴)을 이용하여 눈 뒷부분을 검사한다. 이 검사는 입체시와 좀더 자세한 영상을 볼 수 있게 해준다. 이 밝은 빛 때문에 잔상이 남을 수도 있지만 곧바로 없어질 것이다.

세극등검사(Slit-lamp exam) : 환자가 세극등 앞에 앉아 있는 상태에서 세극등의 렌즈와 눈앞에 작은 렌즈를 덧대어 망막을 검사한다. 이 검사를 통해 매우 확대된 영상을 얻을 수 있다.

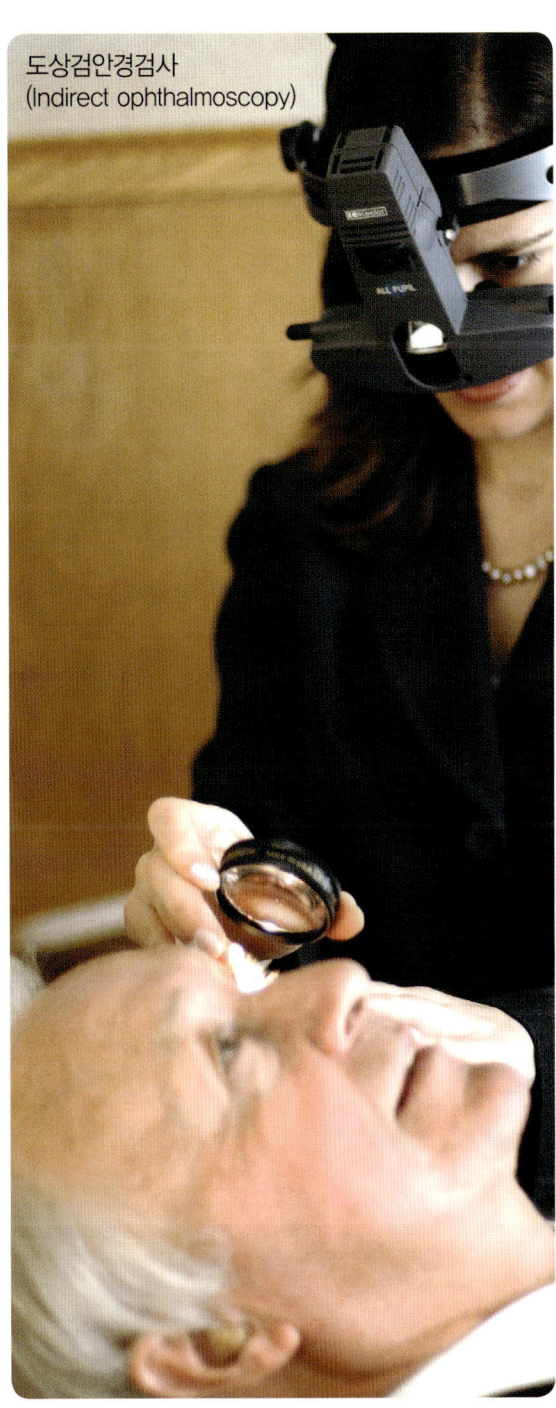

도상검안경검사 (Indirect ophthalmoscopy)

녹내장검사(안압계) Glaucoma test tonometry

안압계(tonometry)는 안내압 즉, 안구의 안쪽 압력을 측정한다. 안과 의사는 이 검사를 통해 높은 안내 압력으로 인해서 시신경원판(optic disk)을 손상시키고 결국에는 실명에 이를 수도 있는 녹내장(glaucoma)을 진단할 수 있다. 녹내장은 조기 발견이 이루어진다면 치료될 수 있는 질환이다. 안압은 다양한 방법으로 측정할 수 있다.

압평안압계(Applanation tonometry) : 이 검사방법은 각막 중 일정한 작은 부분을 눌러서 평편하게 만드는 데 소요되는 힘을 측정하는 것이다. 환자의 눈에 염색약이 포함된 표면마취안약을 점안하는데, 이렇게 하면 파란빛을 비추었을 때 각막을 좀더 쉽게 검사할 수 있다. 안과 의사는 세극등 앞에 있는 장치에 환자의 머리를 안전하게 고정시킨 후, 작고 끝이 평편한 뿔모양의 팁을 눈에 조심스럽게 대고 세극등의 렌즈를 통해서 관찰한다. 이 시술은 전혀 아프지 않으며, 눈의 마취는 약 20분 정도 지속된다.

비접촉성 안압계(Noncontact tonometry) : 이 장비는 압평안압계에서 팁 대신 순간적으로 뿜어져 나오는 바람이 각막을 평편하게 만들어 안내압을 측정하게 된다. 눈에 닿는 것이 없기 때문에 따로 점안마취를 시행하지는 않는다. 눈에 살짝 압박감이 있어 불편할 수 있지만 단지 수초 간이다.

각막두께측정(Pachymetry) : 이 검사는 각막 두께를 측정하는 것이다. 이는 안내압을 평가하는 데 중요한 요소이다. 안과 의사는 점안마취제를 넣은 후 초음파 장치를 이용하여 각막 두께를 측정한다.

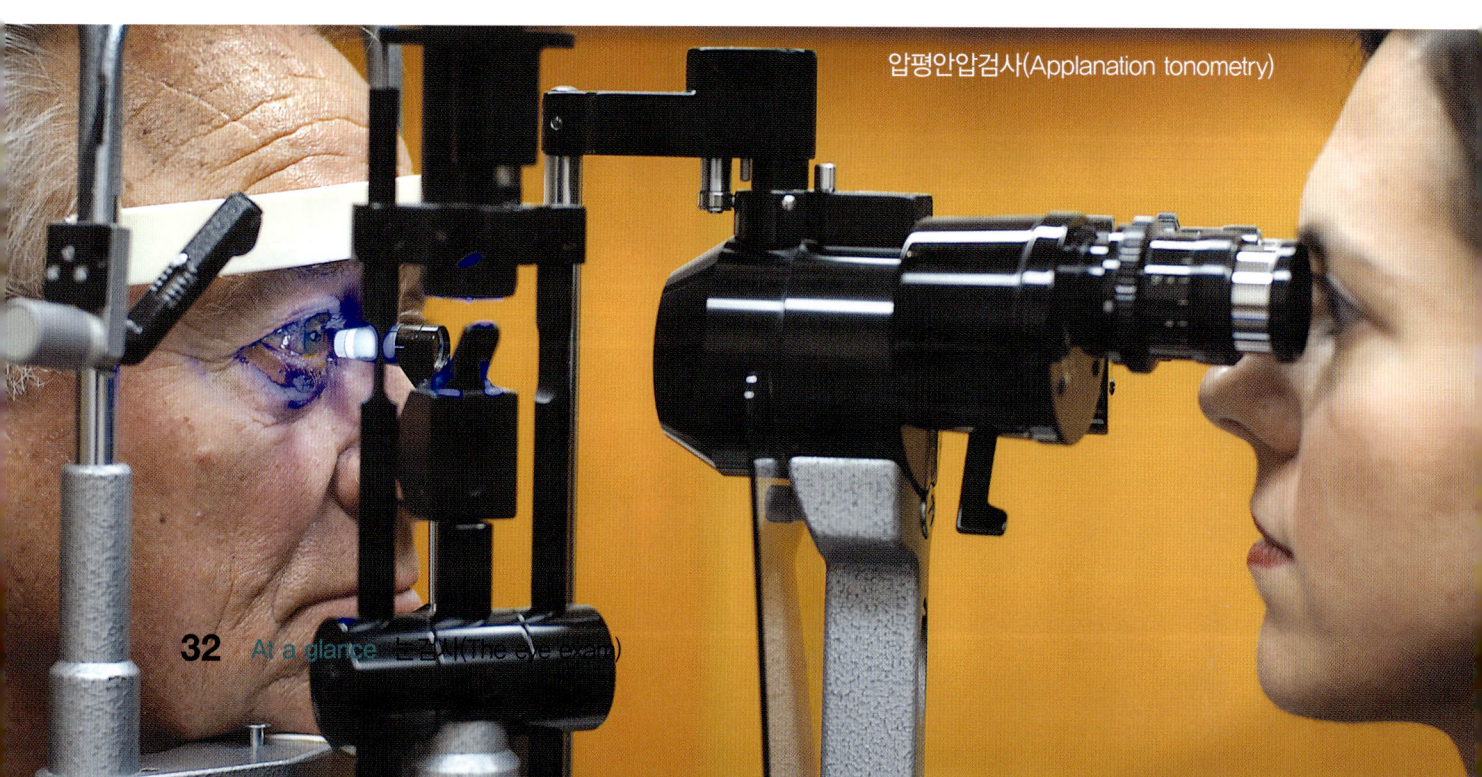

압평안압검사(Applanation tonometry)

Chapter 2

황반변성
Macular degeneration

연령관련 황반변성(age-related macular degeneration, AMD)은 황반(망막에서 중심시력을 담당하는 부분)의 조직이 악화되면서 발생하는 만성질환이다. 그 결과 상이 흐려지거나 시야에 검은 부분이 보이게 된다. AMD는 나이가 들어 가면서 진행을 하기 때문에 진단명에 '연령관련'이라는 말이 들어간다.

선진국에서 황반변성은 60세 이상 인구에서 중증 실명을 일으키는 가장 흔한 원인으로, 미국에서는 약 1,100만 명이 이 질환을 가지고 있으며, 이 중 200만 명은 매우 심한 상태이다.

황반변성은 중심시력(central vision)에 영향을 주지만 주변부시력(peripheral vision)은 침범하지 않는다. 즉, 완전한 실명을 유발하지는 않는다. 그럼에도 불구하고 독서, 운전, 음식 만들기 등 일반적인 생활과 그 밖의 모든 세밀한 작업들에 반드시 필요한 중심시력을 잃게되면 독립적인 생활에 어려움을 겪게 되고 삶의 질 또한 매우 떨어진다. 시력 손실은 다른 사람과의 소통기능을 제한할 뿐만 아니라 사회적 기능도 제한한다.

현재 황반변성의 완치 방법은 알려지지 않았고, 돌파구가 될 만한 연구도 없는 상태이며, 미래를 기약하고 있다. 단, 몇몇 치료만이 심각한 시력저하를 일으키는 단계에서 질병의 진행을 효과적으로 늦출 수는 있다.

최근에는 망막의 비정상 혈관(abnormal blood vessels)의 누출을 중단시키는 주사 약물에 의해 습성황반변성(wet macular degeneration)이 치료된 경우가 있었다. 이것은 이 질병을 앓고 있는 많은 환자들 중에 있어서 출혈로 인한 시력 손상을 어느 정도 막을 수 있는 가능성을 보여 주는 것이다.

망막 자세히 보기
Close-up look at the retina

망막(retina)은 눈의 뒷벽을 감싸고 있는 얇은 층으로, 안구의 전면부에 있는 각막(cornea)과 수정체(lens)를 통해 들어온 빛이 초점을 맺게 되는 곳이다. 망막에는 이렇게 맺힌 빛을 감지하는 수백만 개의 광감수성세포(photosensitive cells)와 신경들이 위치하는데, 이 세포들은 빛을 전기적 신호로 바꾸어 시신경을 통해 뇌로 전달하고, 이것은 시각신호로 전환된다.

광감수성세포들은 간상세포(rod cell)와 원추세포(cone cell)로 구성된다. 좋은 시력을 위해서는 이 두 가지 세포가 모두 필요하다. 간상세포는 주변부 시력에 중요하며, 어두운 곳에서 빛을 감지할 수 있도록 해준다. 원추세포는 선명하고 미세한 부분을 볼 수 있게 하고, 색깔을 구분할 수 있게 해주지만, 이 세포가 기능을 하기 위해서는 밝은 빛이 필요하다. 빛은 두 세포들이 화학적 물질을 생산할 수 있도록 자극을 주며, 이로 인해 전기적 신호가 형성된다.

황반(macula)은 망막에서 "고해상도 지역(high resolution zone)"에 해당한다. 이 지역은 주로 원추세포들로 이루어져 있고, 깨끗한 시력에 필수적이며, 선명한 색과 미세한 부분을 볼 수 있게 해준다. 황반부 중앙에 작은 함몰 부위가 있는데, 이곳을 중심와(fovea)라고 한다. 이곳은 원추세포들이 빽빽하게 차 있으며, 가장 예리한 시력을 제공한다.

망막의 바깥쪽에는 맥락막(choroid)이라고 하는 혈관층이 있으며, 이 혈관들은 망막에 영양을 공급한다. 망막의 가장 바깥쪽을 망막색소상피(retinal pigment epithelium : RPE)라고 하며, 맥락막과 인접해 있다. RPE는 망막의 구조를 유지시켜 줄 뿐만 아니라 맥락막과 망막 사이에서 영양분과 노폐물을 옮겨 주는 통로 역할을 하게 된다

소견과 증상
Signs and symptoms

망막변성(macular degeneration)은 대개 천천히 통증 없이 진행하지만, 간혹 빠르게 진행하기도 한다. 이러한 변화는 치료하지 않을 경우, 한쪽 또는 양쪽 눈 모두에 심각한 중심시력(central vision)의 손상을 초래한다. 황반변성의 종류에 따라 징후와 증상은 다양하게 나타난다.

- 인쇄된 글씨(특히 작은 글씨)가 점점 흐리게 보인다.
- 색깔의 강도와 밝기가 점점 약해진다.
- 얼굴을 알아보기 힘들어진다.
- 전체적으로 보는 시각이 전반적으로 흐려진다.
- 시야에 어둡거나 빈켜 보이는 점(암점, scotoma)들이 보인다.
- 전반적인 시력(얼마나 세밀하게 보는가)이 감소한다.
- 사물을 온전히 보기 위해서는 전체를 훑어 보아야 한다.
- 출입구나 길이 구부러져 보이거나 망가진 것

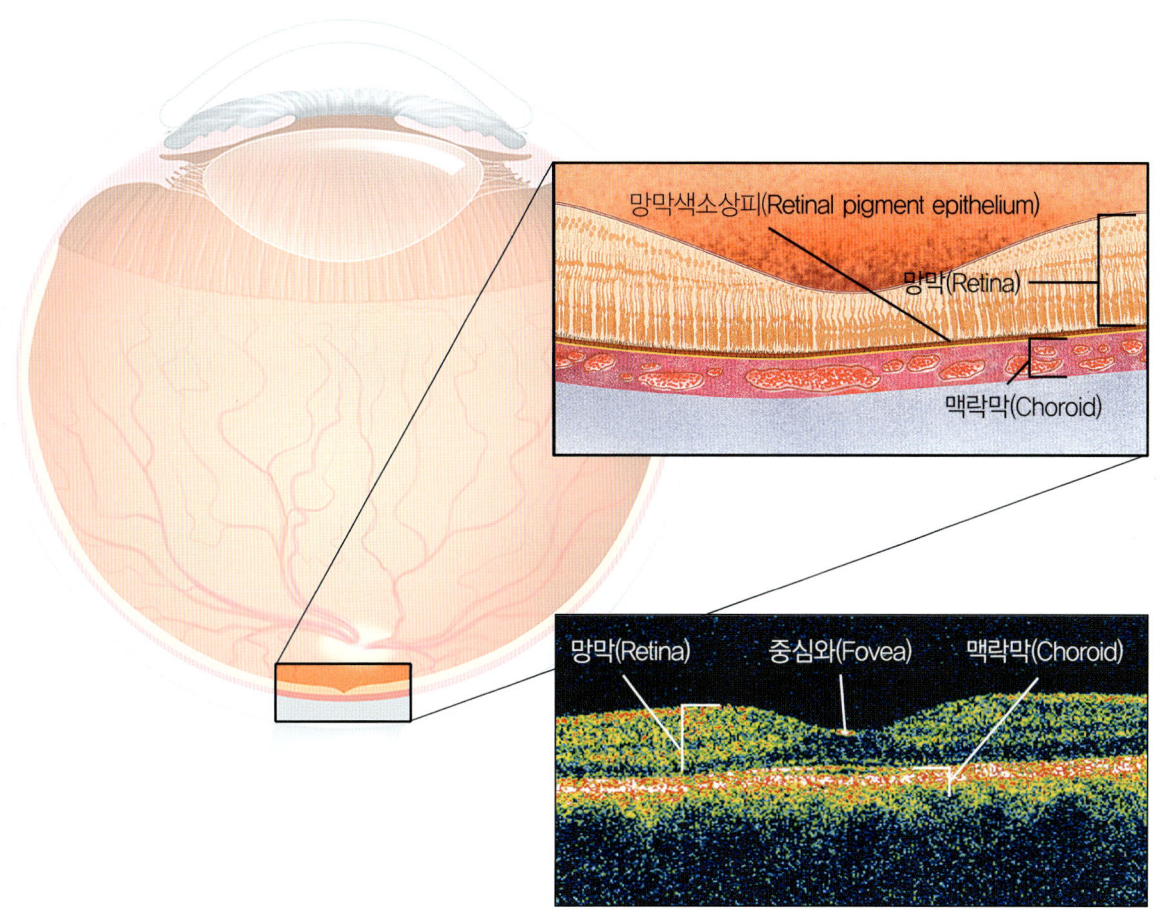

안구의 단면(Cross section of the eyeball) 안구의 가장 안쪽 면은 망막(retina)이고, 이는 안구 앞쪽의 동공(pupil)을 통해서 들어오는 빛을 포착하는 광감수성세포(photosensitive cells)들로 주로 이루어져 있다. 맥락막(choroid)은 망막의 기저에 있으면서 망막에 영양을 공급하는 혈관층이다. 망막과 맥락막 사이에 끼어 있는 얇은 보호층을 망막색소상피(retinal pigment epithelium : RPE)라고 한다. 이 세 개의 층이 위 그림에 나타나 있다. 아래 그림은 광간섭단층촬영(optical coherence tomography)으로 알려져 있는 의학검사 영상이며 질병의 진단을 위해 많이 사용되고 있다. 이 영상은 망막의 단면을 보여 주며, 맥락막을 포함해서 그 기저에 위치하는 층을 관찰할 수 있다. 중심와(fovea)는 망막에서 움푹 들어간 부분으로 중심시력(central vision)의 대부분을 담당하는 곳이다. 맥락막은 망막 밑에서 밝은 붉은색으로 보이고 있다.

처럼 보이는 일그러짐 현상(변시증, metamorphopsia)이 나타나거나 원래 위치보다 멀어져 보이기도 한다.
- 밝은 곳에서 어두운 식당으로 들어갈 때처럼, 어두운 곳에서 적응하기가 점점 힘들어 진다.

황반변성이 있는 경우, 한쪽 눈이 불안정하더라도 다른 쪽 눈은 수년 동안 정상으로 보이기도 한다. 이 경우 한쪽 눈이 보이지 않는 눈 대신 보상작용을 해서 불편 없이 잘 지내기 때문에 아무런 눈의 변화를 모르고 지나갈 수도 있다. 시력(그리고 일상생활)은 양쪽 눈 모두에 발병하면 갑작스럽게 영향을 받을 수 있다.

어떤 사람들은 연령관련 황반변성(AMD)으로 인해 낯선 문양이나 지도, 동물 모양 같은 환상(hallucinations)이 보이기도 하고, 심한 경우에는 괴물 얼굴 같은 것을 보기도 한다. 환상이 보이면 깜짝 놀라기는 하지만 정신이상 증세를 보이지는 않는다.

사실 이러한 환상은 매우 흔하며, 찰스보넷증후군(Charles Bonnet syndrome)이라고 부르기도 한다. 이러한 경험은 환자가 의사에게 가서 상담을 받도록 하는 계기가 될 수도 있다.

원인
Causes

황반변성(macular degeneration)은 종종 망막색소상피(retinal pigment epithelium : RPE)라는 망막하층의 손상에 이어서 발생한다. 망막색소상피는 일반적으로 나이가 들면서 약해지고, 이렇게 약해진 망막색소상피는 망막과 맥락막(choroid) 사이에서 이루어지는 영양공급과 노폐물 제거의 순환 과정에 손상을 유발한다.

이러한 체계의 기능이 중단되는 이유가 확실히 밝혀지지는 않았으나, 어쨌든 이러한 문제는 여러 인자들의 조합에 의해 유발될 수 있다.

황반부의 간상세포와 원추세포는 사용 후 노폐물이된 외절부를 지속적으로 제거한다. 이러한 노폐물은 망막색소상피(RPE)에서 처리되고 폐기를 위해 맥락막으로 이동된다. 동시에 간상세포와 원추세포는 새로운 외층을 만들어 폐기한 부분을 대체하게 된다.

노화가 되면서 이러한 노폐물 제거 체계가 느려지고, 폐기된 외층들이 망막색소상피에 축적된다. 이러한 침착은 정상적인 광각세포(lightsensitive cell)들이 황반부에서 기능하는 것을 방해하고, 퇴행을 유발한다. 손상된 세포들은 더 이상 시신경(optic nerve)을 통하여 뇌에 정상적인 신호를 보내지 못하며 시력은 떨어지게 된다.

반점이 생기고, 얼룩덜룩해진 망막조직과 노폐물이 침착된 무리를 망막의 드루젠(결정체,

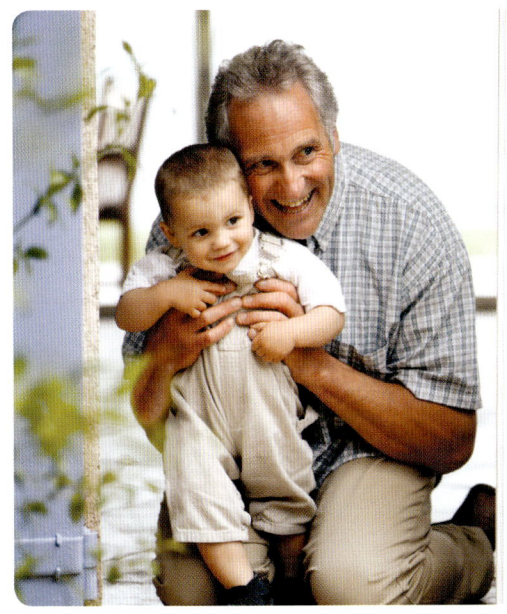 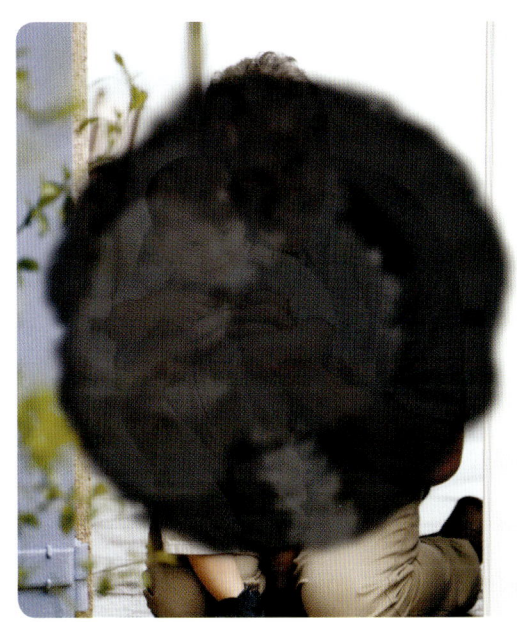

황반변성(macular degeneration)이 발생한 경우의 시각 상태 가족과 친구들이 함께 하는 매일매일의 생활에서(왼쪽은 정상 사진), 황반변성으로 인한 전반적인 시력의 저하는 일상생활의 불편함을 야기할 것이다. 시간이 지날수록 시야 중앙에 전형적인 검은 암점(blind spots)이 형성된다(오른쪽 사진).

drusen)이라고 하며, 이는 노폐물 제거 체계가 붕괴되었다는 것을 의미한다.

정상적인 붉은 오렌지색의 망막은 망막색소상피가 손상된 부위에 울퉁불퉁한 흠집 있는 모양을 보이고, 종종 경계가 명확한 형태(지도 모양)를 보이기도 한다. 이렇게 손상된 부위는 아래층인 맥락막층이 노출된다.

망막에 있는 작은 덩어리의 드루젠은 나이가 들면서 흔하게 나타나지만, 대개 시력에는 영향을 미치지 않는다. 크기가 크고 경계가 불분명한 경우가 더욱 문제가 될 수 있는데, 이들은 합쳐지기도 하고 황반부를 포함하기도 하며 중심시력에 영향을 줄 수도 있다.

이 중 아주 위험한 경우도 있는데, 맥락막에서 비정상 혈관(abnormal blood vessels)이 자라 황반변성 부위에 형성될 수도 있다. 이를 맥락막신생혈관생성(choroidal neovascularization : CNV)이라고 한다. 정상 혈관과 달리 비상적으로 잘 손상되고, 찢어지거나 혈액이 새어나오는데, 이렇게 새어나온 혈액과 액체가 망막색소상피를 들어올리게 된다.

시각적으로 비유를 하자면 나무뿌리가 보도의 밑에서 자라서 판을 들어올려 불규칙한 면을 만드는 것과 같다. 누수에 의한 망막색소상피의 부종과 수포는 위쪽의 황반부에 있는 간상세포와 원추세포에도 손상을 준다.

맥락막신생혈관이 왜 발생하는지 알려지지는 않았지만, 이러한 비정상 혈관의 성장은 노폐물 폐기 체계 붕괴 같은 예에서 보이는 것처럼 망막색소상피의 문제를 보다 복잡하게 만든다. 비정상 혈관은 결국 흉터로 바뀌게 되고, 환자의 시야에서 영구적인 암점(blind spots)을 만든다.

과학자들은 혈류에서 새로운 혈관을 만들어 내는 어떤 분자들(혈관생성인자, angiogenic factors)을 발견하였는데, 그 중 하나는 혈관내피성장인자(vascular endothelial grwth factor : VEGF)라는 단백질이다. 혈류에는 혈관생성을 억제하는 다른 단백질 분자(항혈관생성인자, anti-angiogenic factors)도 있다.

정상적으로 사람의 몸은 혈관생성을 촉진시키는 분자와 혈관생성을 억제하는 분자가 균형을 유지하고 있다. 맥락막신생혈관생성은 이러한 균형이 깨지고, 혈관생성인자가 항혈관생성인자보다 과도하게 나와서 발생한다

위험인자
Risk factors

연구자들은 연령관련 황반변성이 발생하는 정확한 원인은 알지 못하지만 이 질환을 일으키는 여러가지 인자들을 확인하였다. 그 인자들은 다음과 같다.

- **나이(Age)** : 미국에서 연령관련 황반변성은 60세 이상의 인구에서 심각한 시력손상을 일으키는 가장 큰 원인이다.
- **가족력(Family history)** : 가족 중 황반변성이 있거나, 있었던 사람이 있다면 연령관련 황반

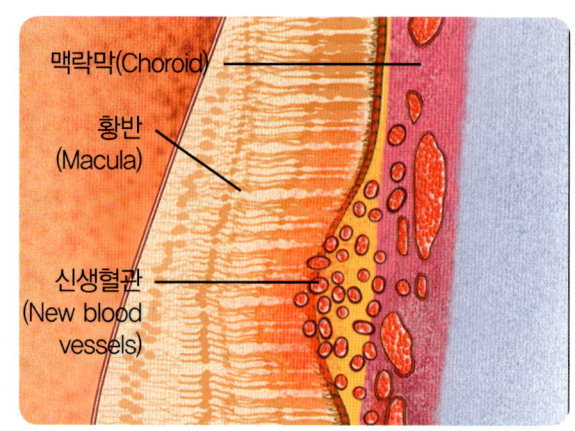

맥락막신생혈관생성(Choroidal neovascularization : CNV) 망막색소상피(retinal pigment epithelium : RPE) 아래에서 비정상 혈관이 자라나면서, 어떤 혈관은 얇은 층을 형성하고 황반부로 자라 들어간다. 그 부분에서 유출된 액체가 쌓이고 광각세포(photosensitive cell)들을 파괴한다.

변성의 고위험군이다. 최근 수년간 연구자들은 유전되는 몇 개의 유전자를 발견했다.
- **인종(Race)** : 연령관련 황반변성은 다른 인종보다 백인에게서 흔하게 발생한다. 특히 75세 이후에 더욱 심하다.
- **성별(Sex)** : 남성보다 여성에서 많이 발생하는데, 이는 여성의 평균 수명이 길기 때문으로 보여지며, 여성에서 더욱 심한 경우가 많다.
- **흡연(Cigarette smoking)** : 흡연자의 경우에는 황반변성의 위험성이 두 배로 증가한다. 금연이 가장 중요한 질병 예방인자이다.
- **비만(Obesity)** : 과다 체중은 초기나 초중기의 연령관련 황반변성을 중기 이상의 심한 형태로 진행 시킬 수 있다.
- **밝은색의 눈동자(Light-colored eyes)** : 푸른색이나 초록색의 눈을 가진 사람은 어두운색의 눈동자를 가진 사람보다 위험성이 높다.
- **햇빛노출(Exposure to sunlight)** : 햇빛에 장

시간 노출되는 것이 황반변성의 위험성을 증가시킬 수 있다는 보고도 있지만, 아직 이에 대해서는 논란이 많다.
- **심혈관계질환(Cardiovascular disease)** : 연령 관련 황반변성 환자들은 고혈압(high blood pressure), 뇌출혈(stroke), 심장마비(heart attack)와 관상동맥질환(coronary artery disease) 같은 질환을 동반하는 경우가 많다.

검진과 진단
Screening and diagnosis

정기적인 검진을 통해서 황반변성의 초기 소견을 찾는다면 심각한 시력손상을 막을 수 있다. 만약 중심시력에 변화가 있거나, 색깔이나 세밀한 것을 구분하는 것이 힘들어진다면 반드시 안과 의사에게 상담을 받아야 한다. 특히 50세 이상이라면 더욱 그렇다.

황반변성이 특히 심한 상태의 경우에는 매우 급속히 진행하므로 빨리 치료를 받을수록 보다 좋은 시력을 보존할 가능성이 높다.

황반변성의 여부를 결정하기 위해서는 완벽한 눈검사를 시행해야 한다. 가장 기본적인 검사 중 하나가 암슬러격자(Amsler grid)(40p 참고)이다. 황반변성 같은 질환이 있다면 격자를 볼 때 일부 직선들이 흐려지거나 깨지거나 삐뚤어져 보이게 된다. 이에 반해 만약 이 선들이 똑바르고 선명하게 보인다면 질병이 없는 것이다.

안과 의사는 세극등(slit lamp)이나 검안경(ophthalmoscope)을 사용하여 안구의 뒤쪽을 자세히 관찰할 것이다(30~31p 참고). 의사는 환자의 망막, 그 중에서도 특히 황반부위에 얼룩진 곳이나 드루젠(결정체, drusen)이 있는지 관찰하고, 황반부에 액체나 혈액의 누출이 있는지도 관찰할 것이다.

형광안저촬영(fluorescein angiography) 같은 영상검사도 종합검사에 포함될 수 있다(59p 참고). 이 검사로 색소침착이나 비정상 혈관의 존재 여부 등 세극등에서 볼 수 없는 것을 볼 수도 있다. 유사한 검사로 인도사이아닌그린혈관촬영(indocyanine green angiography)이라는 것이 있는데, 이는 형광안저촬영 소견의 확진이나 추가적인 정보를 제공할 수 있다.

빛간섭단층촬영(optical coherence tomography : OCT)은 진단에 유용한 또 하나의 검사이다(59p 참고). OCT는 망막과 맥락막의 절단면 영상을 매우 명확하게 보여주는데, OCT 영상은 망막이 두꺼워지거나 얇아진 곳을 확인함은 물론, 액체가 고인 주머니 부위도 보여준다.

황반변성을 가진 몇몇 환자에서 유전적인 이상이 발견되기는 하였지만, 현재 이 질환에 대하여 유전자검사가 시행되고 있지는 않다. 그러나 미래에는 초기 위험도 평가를 위해서 시행될 수도 있겠다.

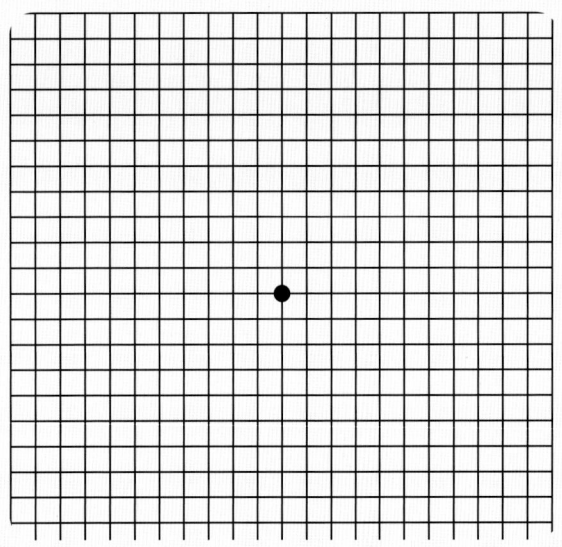 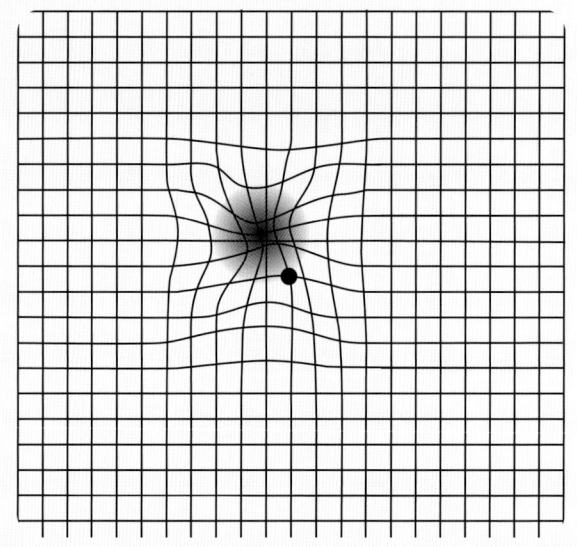

황반변성의 시각 증상(Visual symptoms of macular degeneration) 오른쪽 그림은 황반변성이 매우 진행된 상태의 암슬러격자(Amsler grid) 상을 보여준다. 이 경우 중심부위의 격자가 휘어지거나 검은 점이 보이게 된다.

암슬러격자 Amsler grid

암슬러격자(Amsler grid)를 이용하여 본인의 시력을 규칙적으로 점검할 수 있다. 이 간단한 검사는 본인이 발견하지 못할 수도 있는 시력변화를 측정할 수 있다. 냉장고나 화장실 거울같이 자주 볼 수 있는 곳에 붙여 놓고 점검을 할 수 있다.

검사방법은 다음과 같다.

- 밝은 곳에서 30cm 정도 앞에 암슬러격자를 둔다. 평소에 사용하는 교정안경이나 돋보기가 있다면 그것을 사용한다.
- 한쪽 눈을 가린다.
- 가리지 않은 눈으로 격자 중심에 있는 점을 바라본다.
- 중심에 있는 점을 바라본 상태에서 주변의 곧은 직선들이 일그러짐 없이 올바른지, 진한 정도와 대비가 비슷한지 확인한다.
- 지금까지 시행한 과정을 반대쪽 눈에도 시행한다.
- 격자 중 어느 곳이라도 소실되거나 굽어져 보이거나, 번져 보이거나 어둡게 보인다면 신속히 안과 의사를 찾아가야 한다.

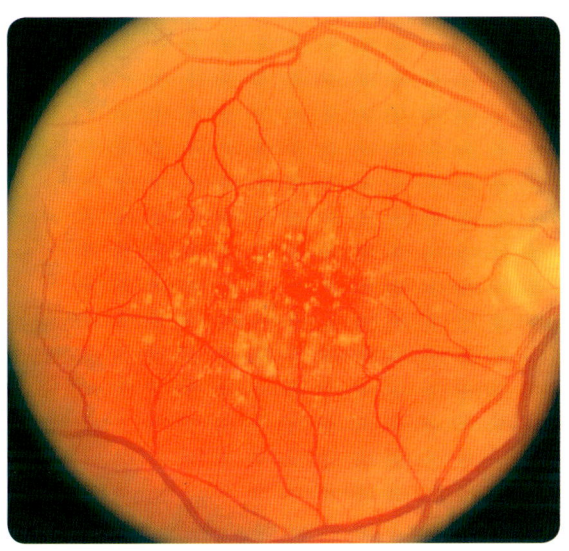 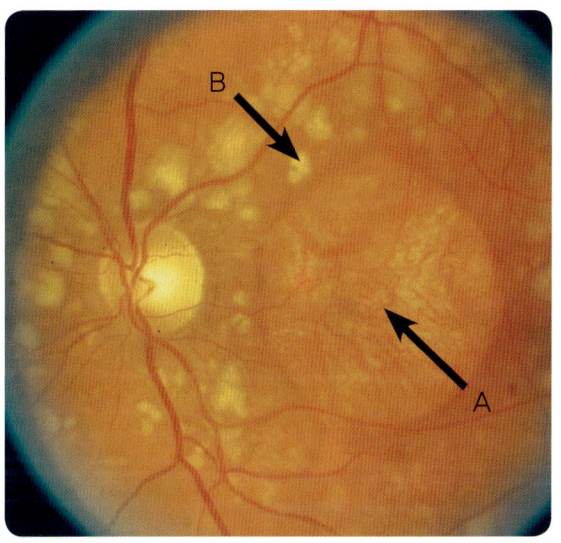

초기 건성황반변성(Early-stage dry macular degeneration) 초기 건성황반변성의 특징은 황반부(망막의 중심) 주변에 드루젠(결정체, drusen)이 생기는 것이다. 드루젠은 망막 컬러안저촬영에서 노란 점으로 보인다.

진행기의 건성황반변성(Advanced-stage dry macular degeneration) 망막의 중심(그밖에 몇몇 부분에서도)에서 망막색소상피(RPE)가 얇아지고 맥락막혈관(화살표 A)이 노출된다. 커다란 드루젠(화살표 B)이 황반부를 둘러싸고 있다.

건성과 습성
Dry vs. wet

황반변성에는 "건성(dry)"과 "습성(wet)"으로 알려진 두 가지 종류가 있다.

건성황반변성
Dry macular degeneration

건성황반변성은 망막색소상피(RPE : 망막과 맥락막을 분리하는 보호층)가 변성되고 얇아져(위축, atropy) 발생한다. 이 질환은 망막 표면의 색이 얼룩지고, 드루젠(결정체, drusen)이 발생하는 특징을 보이며, 드루젠은 망막 안저촬영에서 노란 점으로 나타난다.

황반변성이 있는 대부분의 사람들은 "건성" 형태이다. 사실상 연령관련 황반변성은 항상 "건성"의 형태로 시작한다. 건성연령관련 황반변성은 초기에 한쪽만 침범할 수 있지만 대개는 양쪽 모두에서 발생한다.

처음에는 시력변화가 조금 있거나 변화가 없을 수 있다. 종종 초기에 황반변성으로 진단받은 사람은 아주 고령까지 살지 않는 한 번져 보이는 것 같은 불편을 호소하지 않을 수도 있다.

그러나 드루젠의 얼룩이 망막에서 지속됨에 따라 시력은 점차 훼손될 것이다. 망막색소상피가 얇아지면서 보호층이 모두 사라지는 부위가 생길 수 있다. 이는 중심시력의 완전한 손상을 가져온다.

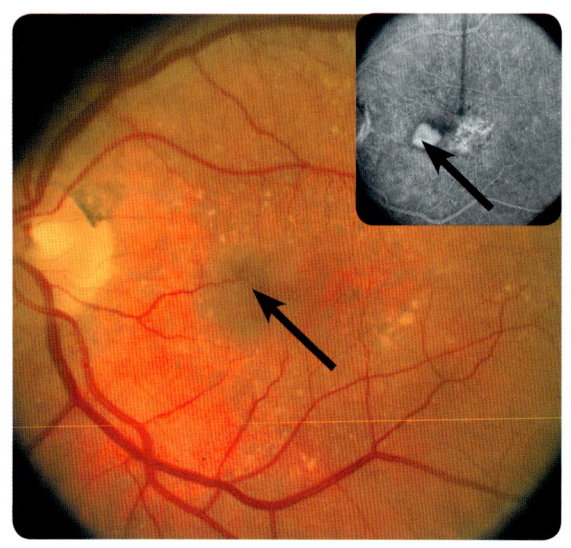

습성황반변성(Wet macular degeneration) 망막의 컬러안저사진에서 화살표는 황반 하측에서 비정상 혈관을 나타낸다. 같은 눈의 형광안저촬영(fluorescein angiography) 사진이 오른쪽 상단에 있으며, 의사는 이 사진에서 누출액의 정확한 범위를 확인할 수 있다(화살표).

이러한 진행에 근거하여 건성황반변성은 다음의 세 단계로 나뉘어 진다.

초기(Early stage) : 망막에 작은 드루젠이 여러 개 있거나 중간 크기의 드루젠 서너 개가 한쪽 또는 양쪽 눈에 있는 상태이다. 일반적으로 이 상태에서는 시력소실이 없다.

중기(Intermediate stage) : 많은 중간 크기의 드루젠 또는 하나 이상의 드루젠이 한쪽 또는 양쪽 눈에서 관찰되는 상태이다. 이 상태에서 는 중심시력이 흐려짐을 느낄 수 있으며, 책을 읽거나 세밀한 작업을 할 때 더 밝은 조명을 필요로 할 수 있다.

진행기(Advanced stage) : 드루젠의 발생 뿐 아니라, 황반부의 광각세포들(light-sensitive cells)(간상세포과 원추세포)의 심한 손상으로 중심시력에서 눈에 띄게 흐려지는 부분이 생긴 상태이다. 이 흐려진 부분은 크기가 점차 커져가며 질병이 진행됨에 따라서 진해지고 더 흐려진다.

드루젠의 크기와 수는 진행기 질환의 위험성과 습성연령관련 황반변성으로의 진행에 대한 척도가 된다.

습성황반변성
Wet macular degeneration

습성황반변성(wet macular degeneration)은 황반부 아래쪽에서의 비정상 혈관생성(맥락막신생혈관생성)이 발생한 형태이다. 이 형태는 연령관련 황반변성의 10% 정도를 차지하지만 심각한 시력손상의 대부분은 이 때문에 발생한다.

대부분의 습성연령관련 황반변성 환자는 건성 형태로 시작한다. 건성 형태는 언제든지 습성으로 변할 수 있으며, 초기에 생기거나 때로는 갑자기 변할 수도 있다.

동시에 건성은 습성이 되는 단계를 거치지 않고 곧바로 진행기로 발달하기도 한다. 만약 한쪽 눈에 습성황반변성이 발생했다면 반대쪽 눈에도 발생할 확률이 매우 높아진다.

습성이라는 단어는 손상되기 쉬운 신생혈관에서 액체 누출이 발생하기 때문에 붙여진 것이다. 이 누출액의 축적은 황반 아래에서 물집이나 둔덕을 형성한다. 습성연령관련 황반변성은 망막에 드루젠(결정체)과 얼룩 같은 건성 형태의 소견을 보이기도 한다.

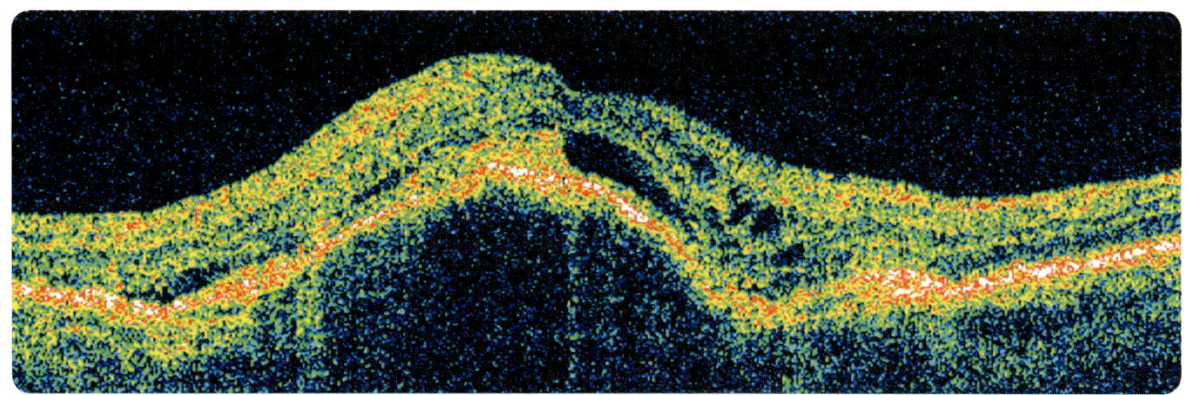

망막색소상피박리(Retinal pigment epithelial detachment) 빛간섭단층촬영(OCT)으로 나타낸 망막 사진으로 맥락막에 액체가 쌓여서 망막색소상피(붉은층)가 들려 있는 것이 관찰된다.

안과 의사는 다른 맥락막신생혈관의 문양을 확인하기 위해 형광안저혈관조영(fluorescein angiography)을 사용한다. 이 문양은 다른 형태의 습성연령관련 황반변성을 확인하는 데 사용된다.

잠복형(Occult). 이 형태는 비정상 혈관과 누출이 망막색소상피(RPE)층의 아래에 남아 있는 경우이다. 이 경우는 진행이 느리고 다른 요소들에 의해 위장되기도 한다. 맥락막신생혈관은 형광안저영상에서 점상으로 나타나기도 한다.

전형(Classic). 비정상 혈관이 망막색소상피를 통해 자라나기 시작하며, 황반에 손상이 증가한다. 전형적 맥락막신생혈관은 형광안저영상에서 밝게(과형광, hyperfluorescence) 보인다.

혼합형(Mixed). 종종 형광안저영상에서는 잠복형과 전형적 형태의 맥락막신생혈관이 망막에 같이 나타난다. 이러한 경우 "우세전형적(predominantly classic)" 또는 "소수전형적(minimally classic)" 형태로 인식될 수 있다.

맥락막에서 누출된 혈액과 액체가 황반부에서 망막색소상피를 들어올리면 습성황반변성의 뚜렷한 형태인 망막색소상피박리(pingment epithelial detachment : PED)가 발생한다. 이때 맥락막에서 비정상 혈관은 있기도 하고 없기도 하다.

비정상 혈관이 출현한 경우, 이 상태를 섬유혈관성 망막색소상피박리(fibrovascular PED)라고 한다. 망막색소상피박리가 있더라도 시력이 수개월 또는 1년까지 유지될 수도 있지만 서서히 손상이 시작된다.

가장 효과적인 치료의 선택
Choosing the most effective treatment

망막과 그 하층 구조들을 관찰함으로써 습성황반변성(wet macular degeneration)에서 최선의 치료를 결정하는 데 도움이 될 수 있다. 결정은 진단된 질병 단계에 따른다.

안과 의사가 확인해야 하는 요소 중 하나는 맥락막신생혈관(choroidal neovascularization : CNV)의 형태-새롭고 비정상적인 혈관이 잠복형(occult, 망막색소상피 아래쪽)으로 숨어있는 것인지, 전형적(classic, 망막색소상피 위쪽)으로 노출되어 있는 것인지-이다.

또 하나의 요소는 망막에서 맥락막신생혈관의 위치이다. 중심와에서 멀리 떨어져 있는지(중심와 바깥 : extrafoveal) 중심와 근처에 있는지(중심와 인접 : juxtafoveal), 또는 중심와 바로 아랫부위(중심와아래 : subfoveal)인지 여부이다. 중심와 아래 맥락막신생혈관(subfoveal CNV)은 중심와가 중심시력에 매우 중요하기 때문에 다른 경우보다 치료가 매우 복잡할 수 있다.

세 번째 요소는 맥락막신생혈관의 경계가 얼마나 명확한가이다. 즉, 경계가 잘 유지되어 있는지, 또는 경계가 불분명한지 여부인데, 중심와 바깥 맥락막신생혈관은 넓은 영역에 걸쳐 비정상 혈관 봉쇄를 시도하기 보다는 경계가 명확한 부위를 가지고 있어서 레이저를 이용해서 좀 더 쉽고 안전하게 치료할 수 있다.

치료
Treatment

과거에는 황변변성 치료의 목표를 시력 개선보다는 악화 방지와 현재 시력 유지에 두었었다. 이미 진행된 시력소실은 회복이 불가능하다고 생각하여 질병의 진행을 늦추기 위해 노력하였던 것이다.

하지만 새로운 연구들이 이러한 태도에 변화를 가져다 주었고, 황반변성의 결과인 영구적인 시력소실을 더 이상 당연하게 받아들이지 않게 되었다. 질병의 초기에 새로운 치료를 시행한다면, 손상을 바로 잡을 수 있고, 시력을 호전시킬 수도 있다. 따라서 황반변성에 대한 보다 빠른 진단과 치료 시작은 시각기능을 유지하는 데 매우 중요하다.

초, 중기에는 대부분의 황반변성 환자들이 건성의 형태를 가진다. 건성은 치료가 매우 힘들다고 알려져 있지만 심각한 시력손상은 습성만큼 높지 않다. 이 형태는 천천히 진행하기 때문에 건성황반변성을 가진 환자들, 특히 한쪽에만 있는 경우에는 비교적 정상적인 삶을 살아간다.

건성황반변성의 진행된 단계이거나 치료받지 않은 습성황반변성 환자들은 심각한 시력손상을 경험할 수 있지만 이것이 완전한 맹인이 된다는 것을 의미하는 것은 아니다. 중심시력을 잃어서 기능적 능력이 심각하게 제한을 받더라도 빛은 확인할 수 있고, 주변부 시력은 남는다.

황반변성이 가능한 한 빨리 발견되어 망막 안과 전문의의 특별한 치료를 받거나 복합치료를 통해서 최고의 결과를 얻을 수 있도록 해야 한다. 이러한 시술의 모든 위험성과 이득 그리고 가능한 합병증에 대해 안과 의사와 상의해야 한다.

건성황반변성의 치료
Treating dry macular degeneration

2001년에 질병의 진행을 늦출 수 있는 명확한 방법을 제공하는 연령관련 안질환연구(age-related eye disease study : AREDS)가 나오기 전까지 건성황반변성에 대한 효과적인 치료 방법은 없었다. 이 연구에서 고용량의 비타민 C, 비타민 E, 베타카로틴(beta carotene, 비타민 A), 아연(zinc) 그리고 구리(copper)를 매일 섭취함으로써 심한 상태로 황반변성이 진행할 확률을 25%까지 줄일 수 있다는 것을 밝혀냈다(164 p 참고).

또한 다른 치료법에 대한 연구들도 계속 진행중이다. 최근 완료된 연구인 AREDS2에 따라, 항산화제(antioxidants)인 루테인(lutein)과 제아잔틴(zeaxanthin) 그리고 오메가-3(omega-3) 지방산이 기존의 AREDS 구성에 추가되었다(164 p 참고). 연구자들은 새로운 처방이 황반변성의 진행을 늦추거나 멈추는 데 효과적인지를 연구하였다.

AREDS2의 연구 결과를 살펴보면 오메가-3 지방산이 이 질환을 늦추거나 예방하는 데 도움이 되지 않는다는 결과를 내놓았다. 그러나 원래의 처방에 루테인과 제아잔틴을 추가하고, 베타카로틴을 제외한 식이 보충이 긍정적인 결과를 보였다. 이렇게 항산화제를 추가하면, 황반변성이 보다 진행된 단계로 악화될 위험성을 줄일 수 있다는 것이다.

그러므로 대부분의 안과 의사들은 베타카로틴을 제외하고 루테인과 제아잔틴이 추가된 것으로 수정된 처방을 추천할 것이다. 이 조합은 흡연자와 비흡연자에게 모두 적합하다.

습성황반변성의 치료
Treating wet macular degeneration

만약 시야에서 검은 점(dark spots)이나 구불거리는 모양의 왜곡이 나타나기 시작했다면, 이는 심한 형태의 연령관련 황반변성인 습성황반변성의 초기 증상일 가능성이 있다. 이러한 증상은 비정상 혈관에서 누출된 액체와 혈액이 망막색소상피의 아래쪽에 쌓여, 물집이나 방울같은 조직이 작은 구획을 밀어올리면서 발생한다.

치료하지 않고 방치한다면 비정상 혈관은 자라

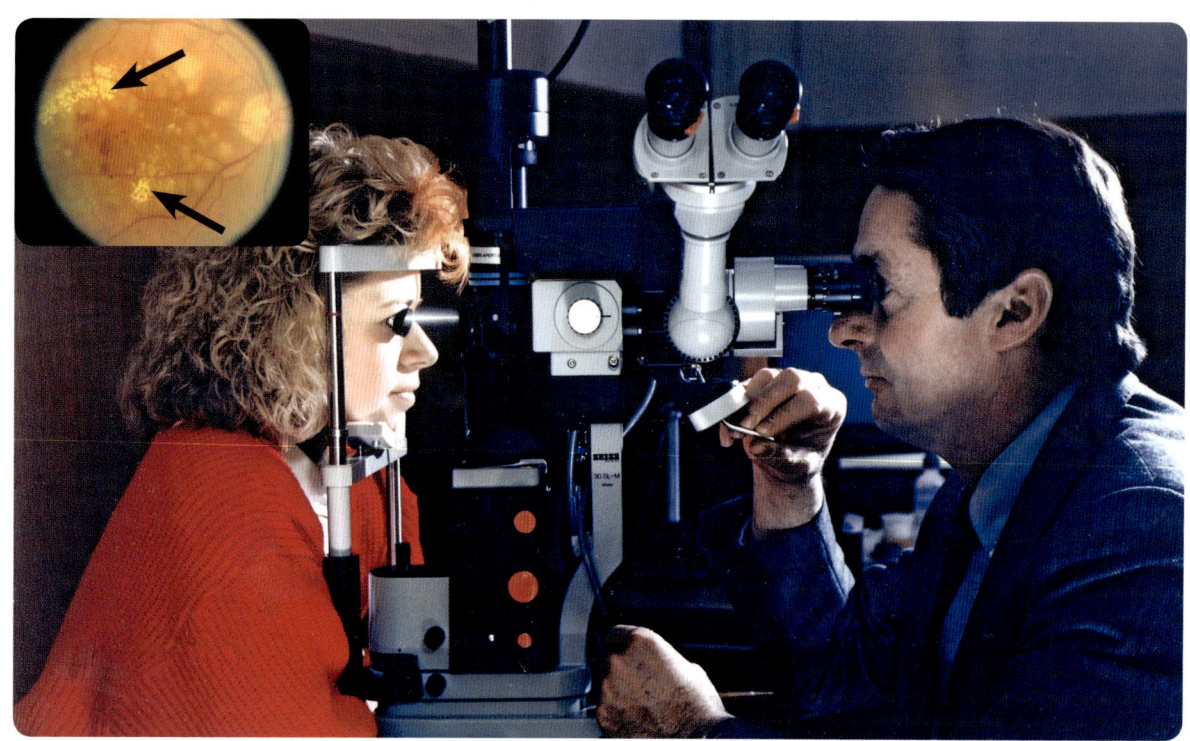

황반 광응고치료(Macular photocoagulation) 눈에 특수한 렌즈를 대고 망막 아래에 있는 비정상 혈관에 초점을 맞추어 망막 아래에 있는 비정상 혈관의 성장을 차단하고, 혈액과 액체의 누출을 막는다. 망막의 광응고 부위에는 반흔이 형성된다(왼쪽 상단 작은 사진의 화살표 부위).

나서 점차 커지고, 혈액과 액체가 계속 누출되며 보다 심각한 시력소실을 가져온다.

습성 형태의 연령관련 황반변성을 치료하거나 예방하는 것은 불가능하지만, 진행을 멈추거나 늦출 수 있기 때문에 환자의 시력에서 유용한 부분은 남아 있게 할 수 있다. 한편, 연령관련 황반변성에 의한 시력소실을 막을 가능성이 있는, 많은 실험적인 치료들이 현재 진행중이다.

레이저치료
Laser therapy

황반 광응고치료(macular photocoagulation)라고 하는 레이저치료가 망막이나 맥락막에서 누출되는 혈관을 막고, 새롭게 발생하는 것을 예방하는 데 사용된다.

그러나 황반변성 환자 중 단지 매우 적은 수의 사람들만이 이러한 치료에 적합하다. 또한 레이저치료는 연령관련 황반변성 환자의 15%에 해당하는 습성황반변성의 형태를 가진 사람에게만 사용될 수 있다. 게다가 맥락막신생혈관(CNV)이 위치한 부분이 황반에서 멀리 떨어져 있고(중심와 바깥부위) 명확한 경계를 가지고 있어야 하는데, 이러한 사람은 많지 않다.

의사는 이 치료를 시행하기 위해, 비정상 혈관을 가진 망막에 일련의 작은 광응고를 형성하는 고에너지 레이저광선을 사용한다. 이 광응고는 혈관을 막고 더 이상의 손상을 예방한다. 전체적인 과정은 약 10분 정도 소요된다.(46~47p 참고).

레이저치료는 부수적으로, 비정상 혈관 위에 존재하는 정상적인 광각세포들(photoreceptor cells)을 손상시킬 위험이 있다. 각각의 레이저광응고부위에 반흔이 형성되고 이 반흔은 시력에서 영구적인 암점(blind spot)을 만들 수 있다.

이 치료의 또 다른 문제는 성공적으로 봉인되거나 파괴되었던 맥락막신생혈관(CNV)이 재발하는 경향이 있다는 것이며, 이것이 주로 중심와 아래(중심와 하측 부위 : subfoveal)에서 발생한다는 것이다. 이러한 재발이 발생하면 중심와 부위를 완전히 손상시키지 않기 위해서 더 이상 레이저 재치료는 시행하지 않는다.

광응고치료를 결정하기 위해서는 조심스럽게 득과 실을 비교해봐야 한다. 습성연령관련 황반변성(wet AMD)을 치료하지 않고 두면 시력소실이 계속해서 진행되는 반면, 레이저치료는 시력을 약간 나쁘게 하거나 단기간 동안에만 호전시킬 수 있다. 레이저치료의 시행 여부를 결정할 때는 전반적인 황반 상태는 물론, 다른 건강 상태들도 고려하여야 한다.

광역학치료
Photodynamic therapy

광역학치료(photodynamic therapy : PDT)는 비정상 혈관이 망막중심와 아래에 있거나(subfoveal) 중심와에 인접해 있을 때(juxtafoveal) 사용된다. 광역학치료(PDT)는 냉레이저(nonthermal laser)와 혈류에 주입하는 광과민성 약제를 병합 시행한다.

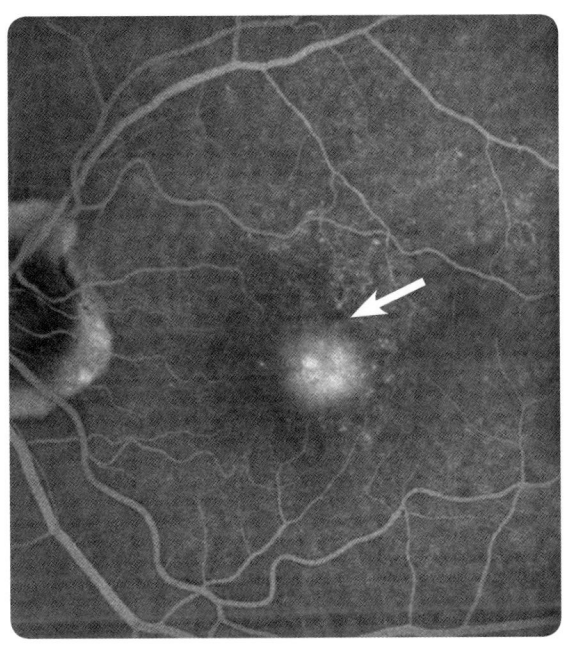 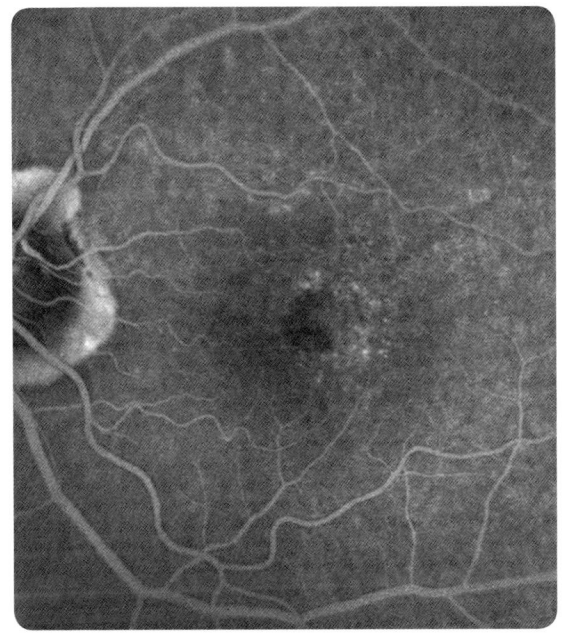

광역학치료(Photodynamic therapy) 왼쪽 사진은 황반부 아래쪽의 비정상 혈관에서 누출이 되고 있는 것을 보여준다(화살표). 오른쪽 사진은 이 부위에 광역학치료(PDT) 시행 후, 누출이 없어졌음을 보여준다.

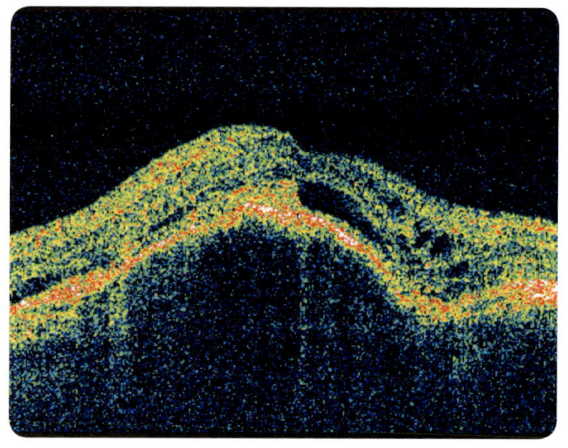 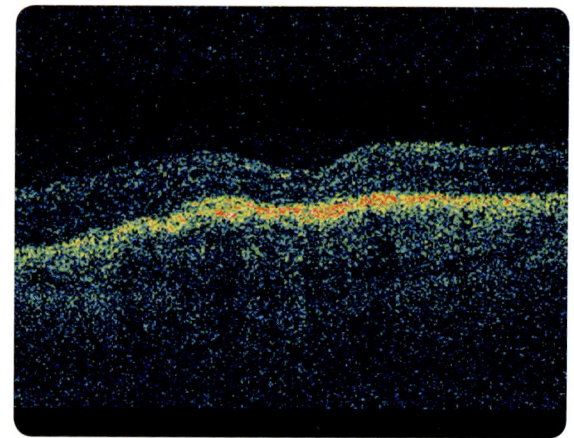

항혈관생성 치료(Anti-angiogenic therapy) 왼쪽 사진은 빛간섭단층촬영(optical coherence tomography : OCT) 영상으로 황반 부위에 액체가 쌓여서 부어 있는 소견을 보여주고 있다. 오른쪽 사진은 같은 부위에 항혈관생성 치료를 받은 후의 망막 소견이다.

Verteporfin(visudyne)은 맥락막신생혈관(CNV)의 치료에 있어서 미국식약청(FDA)으로부터 허가 받은 유일한 광과민성 약제이다. 팔에 있는 혈관을 통해 주입된 verteporfin은 혈류를 따라서 이동하여 망막의 비정상 혈관 부위에 쌓이게 된다. 이 약제는 정상적인 조직에는 쌓이지 않기 때문에 레이저로 인한 손상이 없다.

수술 의사가 냉레이저를 치료 부위에 조사하면, 이 광과민제(photo-sensitizing drug)가 활성화되어 광화학 반응을 일으키게 되고 비정상혈관을 손상시키고 닫히게 만든다.

뿐만 아니라 위쪽에 있는 황반부의 간상세포와 원추세포의 손상도 미약하고, 중심시력을 상당 부분 유지시켜 준다. 치료받은 맥락막신생혈관(CNV)은 반흔을 형성한다. 비정상 혈관이 폐쇄되지 않거나 혈류가 다시 열릴 경우, 3개월의 기간을 두고 광역학치료술을 재시술할 수 있다.

광역학치료(PDT)는 질병의 초기에 가장 효과적인 치료법이다. 한편 광과민제(photosensitizing drug)가 한동안 몸에 남아 있기 때문에 수일간 햇빛을 피해야 하며, 그렇지 않으면 햇빛에 심한 화상을 입을 수 있다.

항혈관생성 치료
Anti-angiogenic therapies

인체에서 새로운 혈관이 생성되는 것은 정상적인 현상이다. 예를 들어 상처가 생기면, 혈관들이 손상받은 부위를 아물게 한다. 이러한 과정을 혈관생성(angiogenesis)이라고 하며, 이것은 혈관세포가 자라도록 신호를 주는 혈관내피생성인자(vascular endothelial growth factor : VEGF) 등의 단백질들에 의해서 유발된다.

일반적인 습성황반변성의 치료는 비정상 혈관 형성을 감소시키는 데 초점을 맞춘다. 이러한 치료에 사용되는 약제를 항혈관생성약제(antiangiogenic medications)라고 하며, 이 약제는 혈관내피생성인자(VEGF)처럼 혈관 성장을 유발하는 단백질을 억제하는 역할을 한다. 이 치료는 우리 신체에서 지속적으로 혈관내피생성인자(VEGF)가 생성되기 때문에 정기적으로 지속 시행해야 한다.

이 치료는 레이저치료와 연관된 몇 가지 문제점을 해결해 줄 수 있다. 첫 번째, 항혈관생성치료는 중심와 바깥쪽 맥락막신생혈관(CNV)을 가진 사람에 국한되지 않고, 광범위하게 사용할 수 있다.

두 번째, 항혈관생성 치료는 시력손상을 유발할 가능성이 매우 적다. 레이저치료는 비정상 혈관을 봉인할 수는 있지만, 일반적으로 부수적인 시력손상을 유발할 수 있으며, 레이저의 각 펄스는 맥락막신생혈관(CNV)을 덮고 있는 작은 부위의 광각세포를 포함한 망막을 파괴한다.

항혈관생성 치료에 사용되는 약제는 다음과 같다.

라니비주맙(Ranibizumab) : 라니비주맙(루센티스, lucentis®)은 2006년 미국식약청(FDA)로부터 습성황반변성 치료제로 허가받은 약제로, 혈관내피생성인자(VEGF)의 활성을 억제하여 새로운 비정상 혈관의 형성을 중단시키는 역할을 한다. 루센티스는 한 달에 한 번씩 직접 유리체강으로 안내 주사를 한다. 루센티스의 임상실험에서는 사용 후 12개월째, 실험 참가자의 95%에서 시력이 유지되거나 호전되었다.

베바시주맙(Bevacizumab) : 베바시주맙(아바스틴, avastin®)은 또 다른 항혈관내피생성인자(anti-VEGF) 약제로, 2005년부터 사용되었다. 아바스틴도 역시 직접 유리체강으로 안내 주사를 한다. 아바스틴은 원래 직장암이나 대장암에서 사용되던 약제로, 이 약제를 이용한 연령관련 황반변성(AMD)의 치료는 아직 FDA 승인을 얻지 못하였다. CATT 시험으로 알려진 아바스틴과 루센티스의 임상실험에서는 2년간 같은 일정으로 주입하였을 때 비슷한 결과를 보여주었다.

에플리버셉트(Aflibercept) : 에플리버셉트(아일리아, eylea®)는 가장 최근에 인정된 항혈관생성 약제(anti-VEGF)이다. 처음 3개월간은 매월 주사하고, 이후에는 2개월 간격으로 주사한다. 실험 결과는 루센티스의 매월 주입 결과와 유사하다.

안구 내에 직접 주사할 경우에 가장 흔한 합병증으로는 결막하출혈(conjunctival hemorrhage), 안통(eye pain), 날파리증(floaters), 안압 상승 그리고 눈염증(eye inflammation) 등이 있다. 주사로 인한 염증은 매우 드물다.

현재는 이러한 종류의 치료에 여러가지 요법들이 사용되고 있다. 대부분의 의사들은 임상실험 결과에 따라 매월 주입으로 치료를 시작하며, 이후 여러가지 인자를 감안하여 매월 주입할 지, 혹은 주입 횟수를 줄일 지를 결정한다.

주기적으로 빛간섭단층활영(OCT)이나 형광안저혈관조영(fluorescein angiography) 같은 영상검사를 시행하는 것이 질병의 진행 관찰과 치료 결정에 있어서 중요하다.

유리체강 내 주사 Intravitreal injections

항혈관생성(anti-angiogenic) 약제는 안구의 유리체강으로 직접 주사를 한다. 이는 약제가 직접 망막으로 작용할 수 있도록 하기 때문에 망막에 가장 효과적인 약제 투여방법이다. 다른 방법들, 예들 들어, 혈류를 통해 약물을 주입하는 경우에는 매우 적은 양만이 망막에 도달하기 때문에, 훨씬 많은 양의 약물을 주입해야 필요한 만큼의 효과를 거둘 수 있다.

유리체강내 주사의 합병증 위험성은 낮으며, 대부분의 문제는 일시적이거나 치료 가능한 것들이다. 가장 흔한 부작용은 충혈이나 이물감이고, 가장 심각한 합병증은 안구 내의 심각한 감염(안내염, endophthalmitis)이며, 다른 가능한 합병증으로는 망막박리(retinal detachment), 안내출혈(intraocular hemorrhage), 고안압증(ocular hypertension) 등이 있다.

진행 중인 연구
Under study

황반변성에 대한 여러가지 약물치료가 현재 진행되고 있다. 안약, 주사, 장기간 방출 약물, 방사능 그리고 비타민 등이 이에 포함되며, 유전자 연구도 진행되고 있다.

임상실험은 다양한 단계로 진행된다. 현재 진행되는 최신 임상실험 목록이나 새로운 채용 등에 관해서는 *www.clinicaltrials.gov*를 방문하거나 "macular degeneration(황반변성)"을 검색해보면 된다. ClinicalTrials.gov는 연구들의 결과를 전세계적으로 안내하고 있으며, 미국국립보건원(NIH)이 관리하고 있다.

수술적 치료
Surgical treatments

황반변성의 수술적 치료는 매우 드물게 시행된다. 망막 하측에 대량의 출혈이 일어난 것 같은 특정한 경우에 망막 하측의 혈액을 제거하거나 이동시키기 위해서 시행된다.

황반전위술(macular translocation surgery)은 복잡한 시술로, 안구 뒤쪽의 망막을 떼어낸 다음 다시 붙이기 전에 위치를 이동시킨다. 이것은 아래쪽의 맥락막신생혈관이 있는 중심와를 건강한 조직이 있는 다른 쪽으로 재위치 시키는 것이다. 중심와에 자라고 있는 비정상혈관은 작은 집게나 레이저로 제거한다.

황반전위술은 시력손상이 최근에 발생했거나 맥락막신생혈관(CNV)이 작고 중심와 주변부 조직이 건강할 때 시행한다. 재위치시킨 후 만약 황반부의 광각세포들이 기능을 하고 있다면 어느 정도의 시력을 회복할 수 있다. 이후 기울어진 상을 잡아주기 위해 외안근수술을 통해서 교정을 해준다. 황반전위술은 항혈관치료를 하는 요즘에는 거의 시행되지 않고 있다.

예방
Prevention

노화는 연령관련 황반변성의 가장 큰 위험인자이다. 그렇다고 노화를 막거나, 인종이나 유전자 형태를 바꾸는 것은 불가능하다. 그러나 다음과 같은 방법으로 질병을 늦추거나 예방할 수 있으며, 황반변성이 시력을 영구적으로 손상시키기 전에 일찍 예방조치를 시작할수록 좋은 결과를 얻을 수 있다.

항산화물질이 포함된 음식물을 섭취한다
Eat foods containing antioxidants

특히 녹색잎을 가진 야채나 과일이 많이 포함된 균형잡힌 식단은 건강한 망막을 유지하는 데 가장 중요한 요소 중의 하나이다.

항산화물질은 망막 같은 조직이 산화에 의해 손상되는 것을 예방해 주는 물질로서, 연령관련황반변성연구(AREDS) 결과는 이 물질이 포함된 식품을 섭취할 것을 강조하고 있다. 대표적인 항산화물질은 비타민 A, C, E 등이며, 이들을 많이 함유한 음식들로는 당근, 브로콜리, 시금치, 토마토, 고구마, 감귤류, 딸기류, 칸탈루프 메론, 망고, 통밀 제품, 맥아, 견과류 등이 있다.

생선을 먹는다
Eat fish

규칙적인 생선과 오메가-3 지방산의 섭취는 황반변성의 위험을 감소시켜 주는데, 이는 몇몇 연구와 특정 인구 집단에서 확인되었다. 보다 자주 생선을 섭취할 요량이라면, 몇몇 어류에는 다량의 독성과 오염물질이 포함된 경우가 있으므로, 주의를 기울여 선택해야 한다.

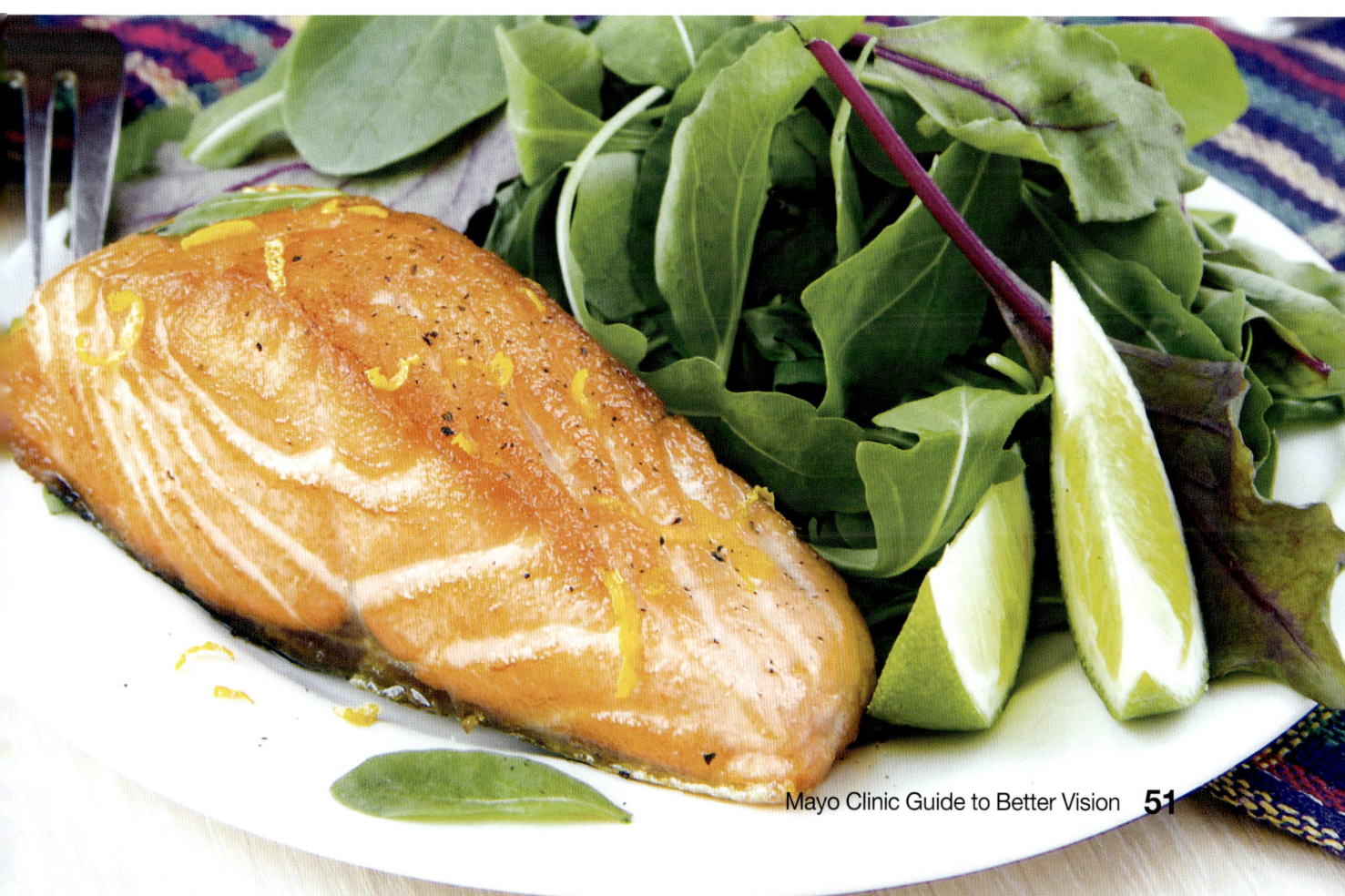

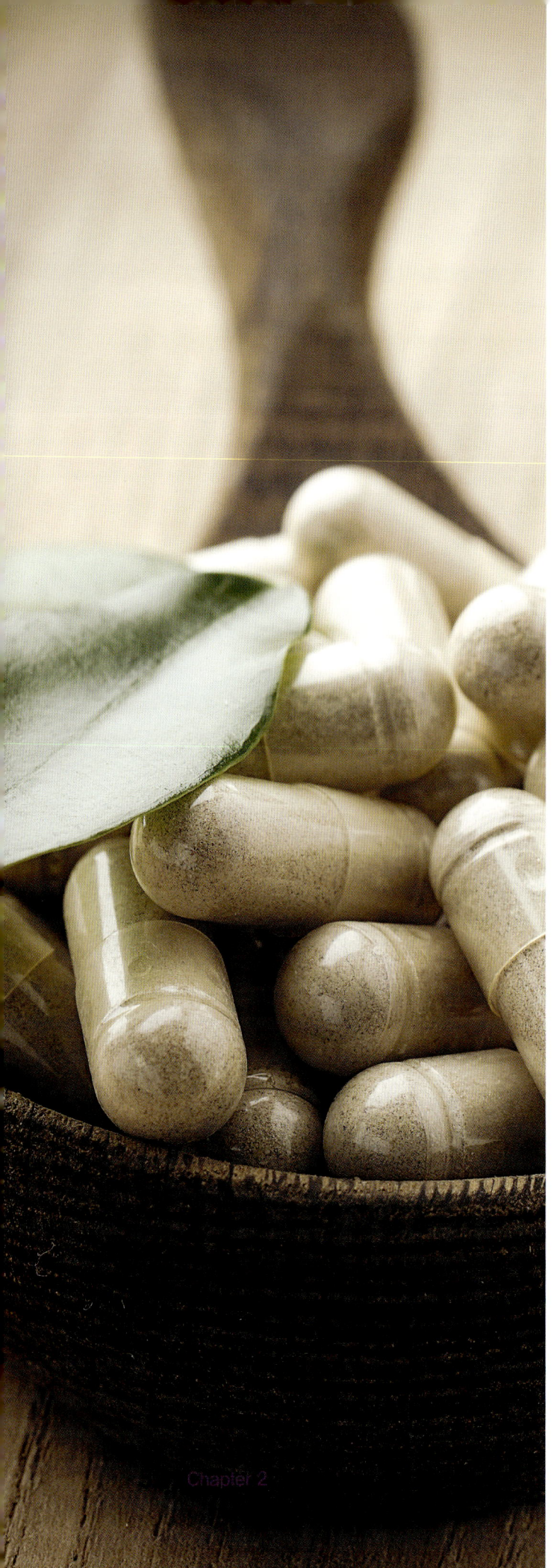

비타민 보충제와 미네랄을 섭취한다
Take supplemental vitamins and minerals

적정한 수준의 비타민과 미네랄 섭취를 위해 보충제가 필요할 수 있으며, 이러한 보충제는 단일 성분 제형 또는 복합 성분 제형으로 선택할 수 있다. 하지만 어떤 것이든지 섭취하기 전에 의사와 상의해야 하며, 많은 양을 섭취할 경우에는 더욱 그러하다. 의사가 별도로 지시하지 않는 한 그 어떤 것도 권장량 이상을 섭취해서는 안 된다.

많은 양의 보충제는 복용하는 다른 약들과 상호작용을 할 수도 있고, 자신과 맞지 않을 수도 있다. 예를 들어 현재 흡연을 하거나 과거에 흡연자였다면 많은 양의 베타카로틴(beta carotene)은 심각한 정도로 폐암의 위험을 높인다. 또한 매일 멀티비타민을 복용한다면 아연(zinc)이나 비타민 A, C, E가 권장량을 넘지 않도록 확인해야 한다.

해로운 자외선을 막기 위해 선글라스를 사용한다 Wear sunglasses that block harmful ultraviolet light

대부분의 자외선은 각막과 수정체에 의해서 눈의 앞쪽에서 차단된다. 그럼에도 불구하고 야외에서는 오렌지색이나 노란색 또는 호박색의 선글라스를 사용하는 것이 안전하다. 선글라스 착용 시에는 자외선 A, B가 99~100% 차단되는지를 꼭 확인해야 한다(154p 참고).

금연한다
Stop smoking

흡연자는 비흡연자보다 황반변성이 잘 발생하는 경향이 있다. 따라서 흡연하지 않아야 하며, 흡연자들은 금연을 위해 의사와 상의하도록 한다.

다른 질환을 치료한다
Manage other diseases

전신 건강이 좋을수록 망막의 건강도 좋다. 따라서 고혈압이나 심혈관계 질환 등이 있다면 의사의 지시에 따라 치료를 해야 한다.

정기적인 검사를 한다
Get regular eye exams

황반변성을 조기에 발견할수록 시력손상을 더 잘 예방할 수 있다. 40세 이상은 2~4년마다, 65세 이상은 1~2년마다 반드시 눈 검사를 받도록 한다. 만약 황반변성의 가족력이 있다면 적어도 1년에 한 번 이상 또는 그보다 자주 검사를 받아야 한다.

시력을 정기적으로 검사한다
Screen your vision regularly

만약 초기 황반변성으로 진단되면, 의사는 집에서 정기적으로 시력을 검사하라고 할 것이다. 암슬러격자(amsler grid)를 이용한 집에서의 간단한 검사를 통해서, 자신도 모르게 진행하는 시력 변화를 조기에 발견하고 치료할 수 있다.

만약 황반변성으로 인한 시력손상이 있다면, 의사가 처방한 저시력 보조기구라고 부르는 광학적 기구가 세밀한 것을 보는데 도움이 될 수 있다. 또는 의사는 환자를 저시력 전문가에게 의뢰할 수 있고, 추가하여 삶의 방식을 조절하는 데 도움이 되는 재활 프로그램과 다양한 서비스 지원을 받을 수도 있다.

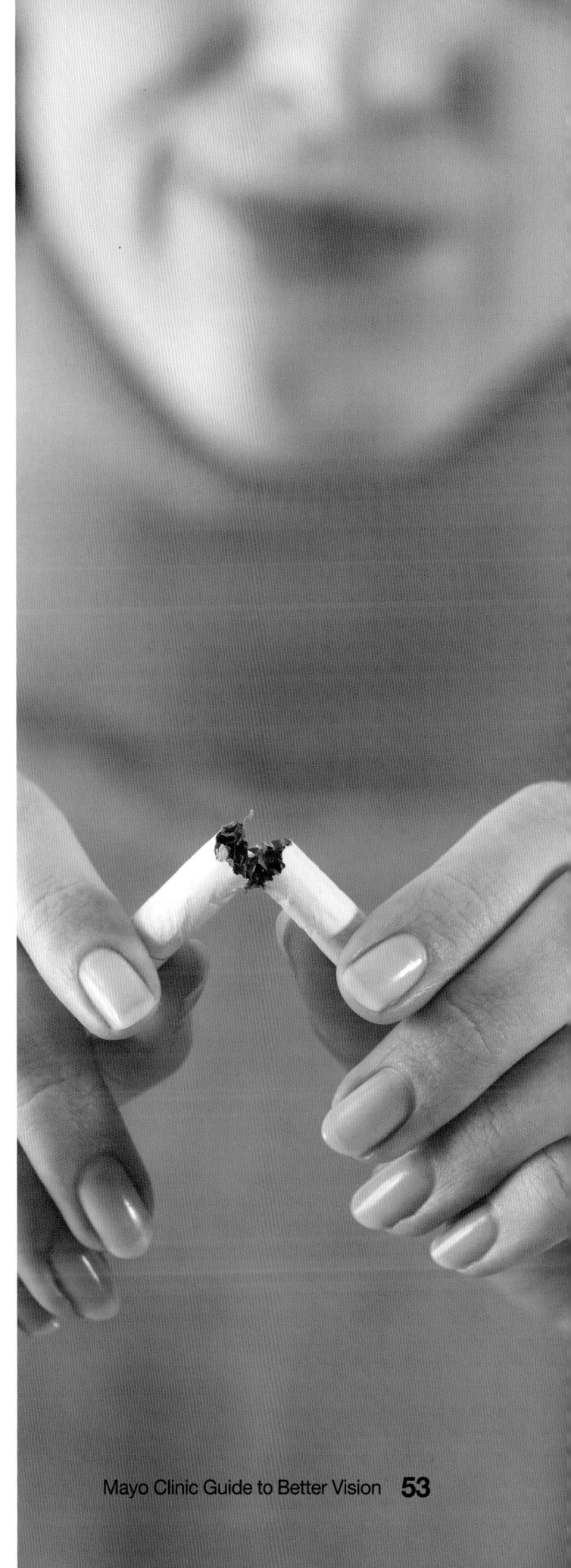

At a glance

눈의 영상검사
Imaging the eye

안과 의사는 시력을 판단하고 질병을 찾아내기 위하여 기본적인 눈검사(25~32p 참고)에 추가하여 다른 검사들을 필요로 한다. 의학적 영상은 눈의 구조 이상이나 감지하기 힘든 기능 손상을 확인하는 데 있어, 매우 빈번하게 사용되는 필수적인 도구이다.

의학적 영상은 종종 전자기파나 음파 등을 이용한다. 각기 다른 파장들이 눈의 여러 부분들을 통과한 후 특별한 감지 장치에 의해서 수집되면 실시간 영상을 포함한 정보로 변환된다. 특정 정보가 잘 나타나도록 필터나 염색약(dyes)을 사용하기도 한다.

이러한 정교한 영상 기술은 눈의 구조, 특히 수술 외에는 확인할 수 없는 망막(retina)이나 시신경(optic nerve) 등의 구조를 세밀하게 보여 준다. 안과 의사가 가장 흔히 사용하는 영상 장치들로는 컬러안저촬영(fundus photography), 형광안저혈관조영(fluorescein angiography), 초음파촬영(ultrasonography) 그리고 빛간섭단층촬영(optical coherence tomography : OCT) 등이 있다.

오늘날 의학적 영상은 눈의 질병을 진단하고, 질병에 의한 손상을 판단하며, 치료 방법을 결정하고, 치료 후의 효과를 판단하는 데 있어서 필수적인 도구가 되었다.

영상 기술이 지속적으로 발달함에 따라서 안과 의사들은 점차 고급 정보들을 얻게 되었다. 영상 검사를 최대한 활용함으로써 질병을 찾기 위한 수술 같은 침습적 과정을 최소화할 수 있다.

컬러안저촬영 Fundus photography

컬러안저촬영(fundus photography)은 깨끗하고 선명한 망막 사진을 제공해준다. 의학적 용어로 안저(fundus)는 움푹 들어간 기관의 바닥을 뜻하는데, 안구의 안저는 망막과 그 뒤쪽에 있는 맥락막 같은 관찰이 힘든 구조들을 포함한다.

컬러안저촬영은 다양한 눈의 이상을 진단하기 위해, 그리고 망막의 모양이나 색깔 변화를 가치 있게 기록하기 위해 일상적으로 사용된다.

검사를 위해 환자는 현미경과 사진기가 조합된 장비에 턱과 이마를 붙이고 앉는다. 동공을 통해서 직접 촬영한다. 보다 좋은 대비를 얻기 위해 특별한 염색(dyes)이나 색여과기(colored filters)를 사용할 수 있다.

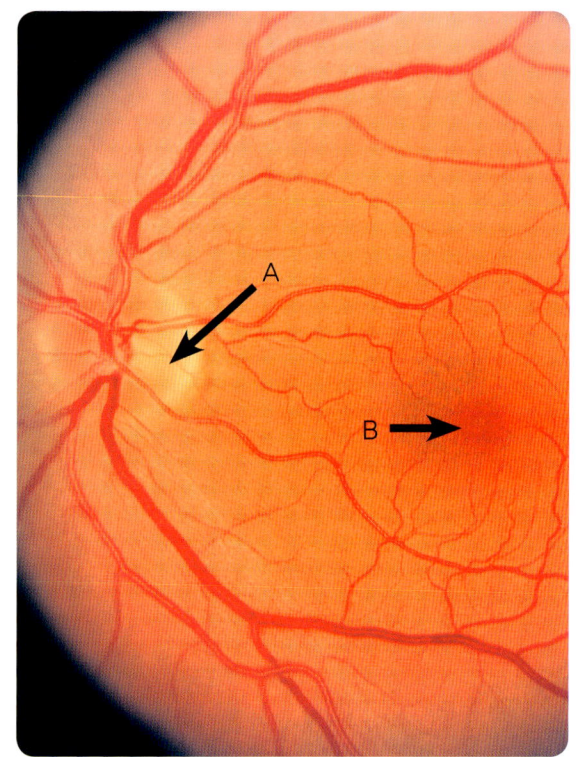

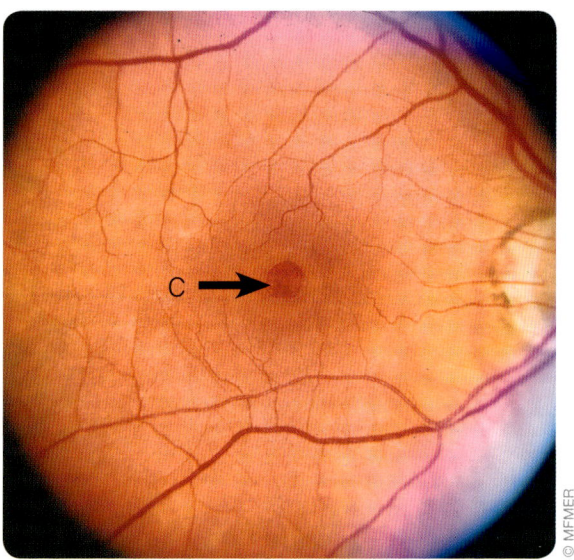

건강한 망막은 고르고 붉은 색조를 띤다. 시신경은 혈관들이 퍼져나가는 동그란 형태의 노란-오렌지색을 보인다(화살표 A). 황반부는 망막의 중심에 깊고 붉은 점이다(화살표 B). 아래의 그림은 망막에서 망막원공(macular hole)이 발생하는 것을 보여주는 영상이다(화살표 C).

형광안저혈관조영술 Fluorescein angiography

형광안저혈관조영술(fluorescein angiography)은 보통 망막 혈관들의 혈액순환을 조사하는 데 사용된다. 이 검사는 형광조영제(fluorescein)와 조영제 외에 다른 파장을 모두 제거하는 여과기를 장착한 특수 카메라를 사용한다.

고대비(high-contrast)의 흑백 사진은 조직의 부종(edema)과 감지하기 힘든 혈관벽의 특징-미세동맥류(microaneurysms)나 작은 열상에서 새어 나온 액체나 혈액과 같은-을 볼 수 있게 해준다. 이 검사는 또한 새로운 혈관의 성장(신생혈관생성, neovascularization)을 보여주기도 한다.

이 시술은 팔의 정맥으로 조영제를 주사하는 것으로 시작한다. 그러고 나서 조영제가 순환계를 돌아서 망막의 혈관들에 도달하여 망막의 모세혈관을 순환하는 모습을 카메라로 빠르게 연속 촬영한다.

안과 의사는 조영제가 적합하지 않을 경우에는 빛의 다른 파장에서 볼 수 있는 다른 조영제를 선택할 수도 있다. 예를 들어 인도사이아닌그린 혈관조영(indocyanine green angiography) 사진은 망막 기저에 있는 맥락막을 좀더 잘 보여준다.

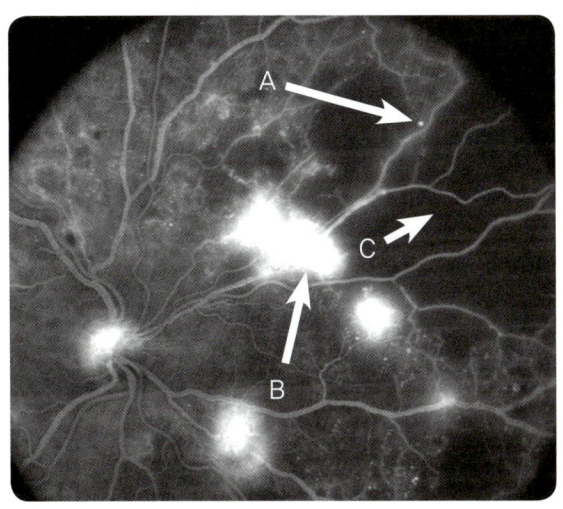

작은 미세동맥류(화살표 A에서 보이는 작은 하얀 점)와 누출, 원치 않는 신생혈관들(화살표 B에서 보이는 불분명한 경계를 가진 번진 점)은 당뇨병성망막병증(diabetic retinopathy)을 나타낸다. 또한 검게 보이는 지역(화살표 C)은 망막모세혈관이 없어진 부위이고 혈액순환이 좋지 않다.

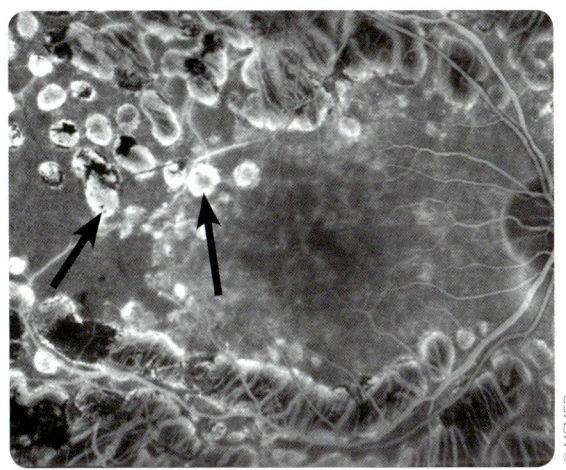

화살표가 현저한 원형의 부위를 가리키고 있는데. 이 부위는 광응고 레이저치료 후에 광응고된 부분을 보여주는 것이다.

초음파 Ultrasonography

초음파검사(ultrasonography)는 수중음파탐지기가 수중에 있는 물체를 영상화하는 기법처럼, 반사되는 음파를 이용하여 눈의 안쪽 구조를 영상으로 보여주는 검사이다. 초음파 A-스캔은 눈의 모양과 크기를 측정한다. B-스캔은 눈의 2차원적 단층영상을 보여주며, 망막박리(retinal detachments)와 종양(tumors) 그리고 안구의 염증(eye inflammation)을 진단하는 데 유용하다.

안약을 점안한 후에 막대(전환기, transducer)를 눈의 앞쪽에 대고, 고주파의 음파들을 내보낸다(아래 사진). 이 파장들은 눈 안쪽 구조들에 반사되어 되돌아온다. 전환기가 이를 탐지하고 기계장치에 전달하면 모니터에 영상으로 나타나게 된다. 돌아오는 파장들은 음파가 닿는 조직들의 밀도 차이에 따라 다양하게 나타난다.

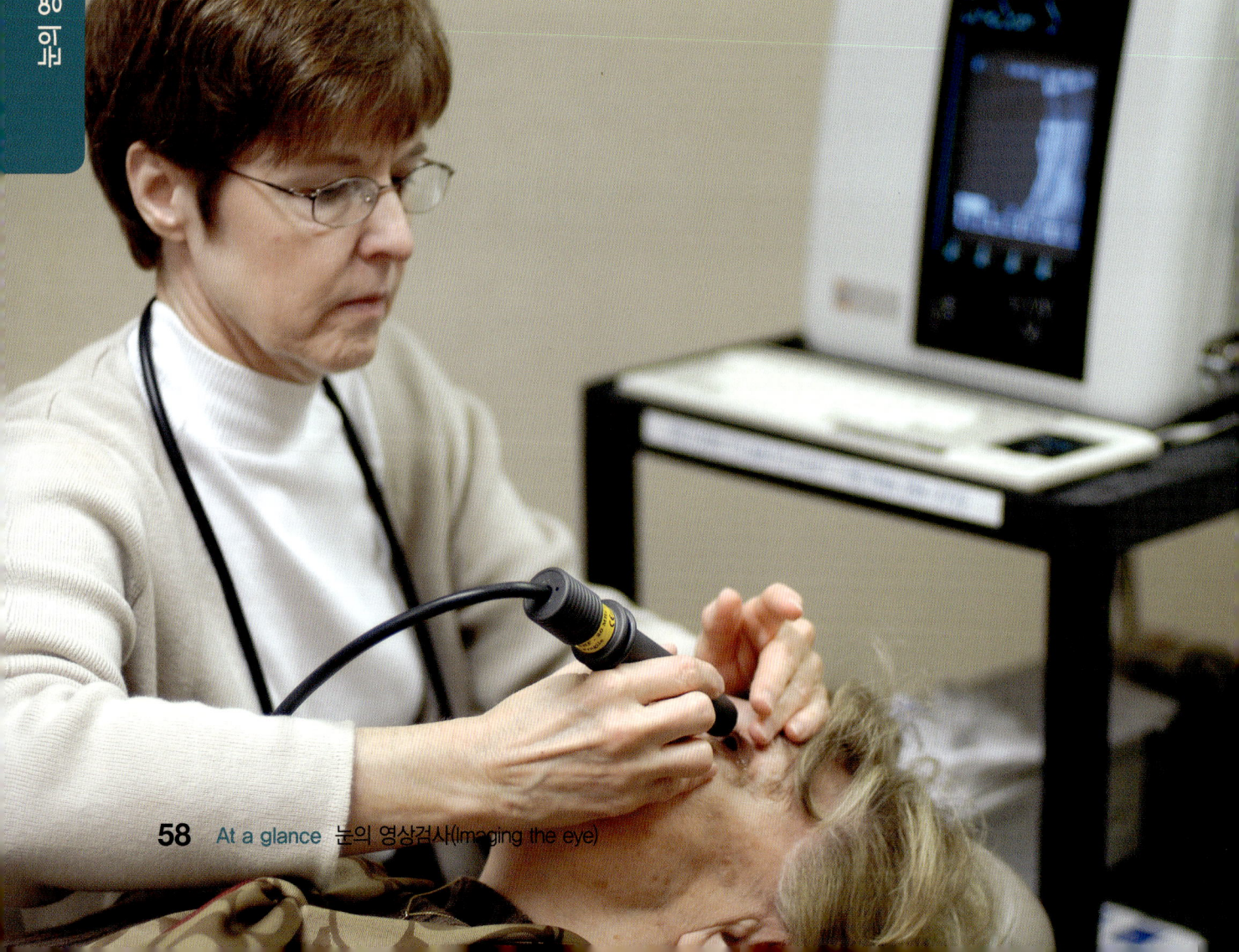

빛간섭단층촬영 Optical coherence tomography : OCT

빛간섭단층촬영(optical coherence tomography : OCT)은 초음파의 원리와 현미경의 고해상도 기능을 합친 것이다. 빛간섭단층촬영은 음파를 이용한 초음파보다 훨씬 더 큰 해상도로 눈의 내부 구조에서 반사된 적외선을 포착한다. 결과는 망막과 그 밑 층들의 명확한 경계를 깨끗한 절단면 영상으로 보여준다

판독을 위해서 반사도가 높은 부위(밀도가 높은)는 흰색, 노란색, 붉은색 같은 밝은색을, 반사도가 낮은 부위는 파란색, 검은색 같은 어두운 색을 입혀준다. 이 검사는 망막원공(macular hole)이나 망막부종(macular edema), 황반변성(macular degeneration) 그리고 망막염(retinal inflammation) 같은 이상을 진단하고 망막의 두께를 측정하는 데 매우 유용하다.

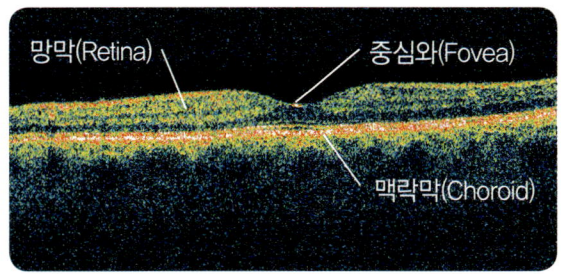

위의 빛간섭단층촬영(OCT)은 정상 망막의 단면을 보여주고 있다. 맥락막은 망막 아래쪽에 붉게 보이는 것이다. 아래쪽 OCT에서는 맥락막에서 비정상 혈관이 자라고 있는 것을 보여주고 있다. 조직이 붓고 망막 아래쪽에 액체가 쌓여서 주머니를 형성하고(화살표 A) 둥그런 지붕 형태의 망막색소상피(retinal pigment epithelium)박리 소견을 보이고 있다(화살표 B).

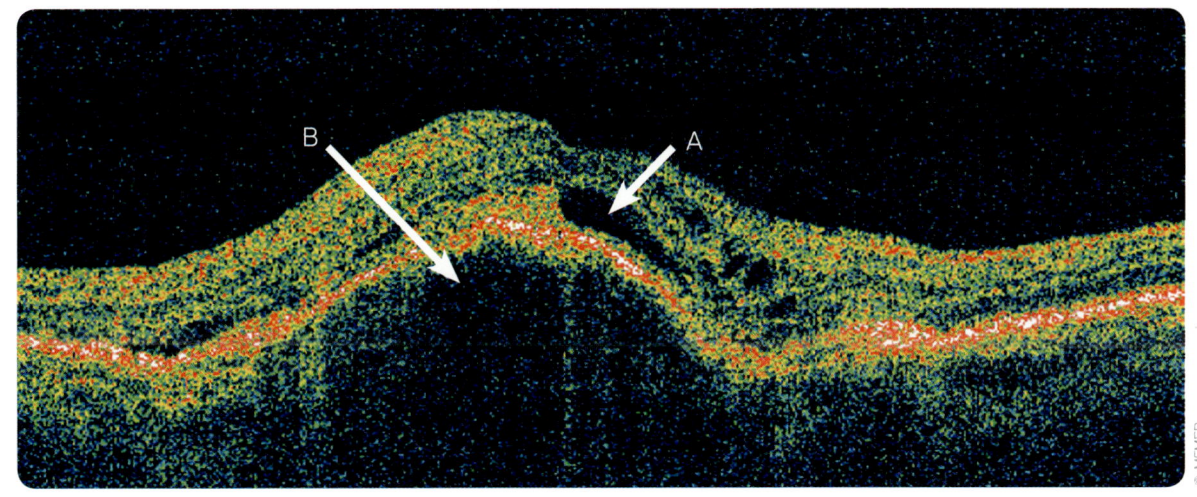

눈질환의 진단 Diagnosing an eye disease

안과 의사는 검사를 하는 동안 적절한 망막 영상을 얻거나 각각의 검사 결과를 확진하기 위해 몇 가지 종류의 영상검사를 사용할 수 있다.

컬러안저촬영(color fundus photograph, 오른쪽 위 사진)이 첫 번째 검사로 사용될 수 있다. 망막 표면에서 보이는 어둡고 자주빛이 나는 작은 부위(화살표 A)는 황반 아래쪽에서 비정상 혈관이 자라나, 그 부위에서 누출되었을 가능성이 있는 혈액과 액체를 보여주는 것이다. 노란점처럼 보이는 작은 드루젠(결정체)도 망막의 표면에 보이고 있다(화살표 B).

형광안저혈관조영(fluorescein angiogram, 오른쪽 가운데 사진) 사진에서는 망막 아래에 고인 누출 혈액과 액체의 경계가 명확하게 보인다(화살표 C).

빛간섭단층촬영(optical coherence tomography : OCT, 오른쪽 아래 사진)은 이러한 문제의 다른 단면 모습을 보여준다. OCT 영상은 시력을 손상시키고 망막부종의 원인이 되는 고인 혈액과 액체 주머니를 보여주고 있다(화살표 D). 또한 망막 아래쪽에서 작은 망막하 수액의 주머니가 시작되고 있는 것이 확실하게 보인다(화살표 E).

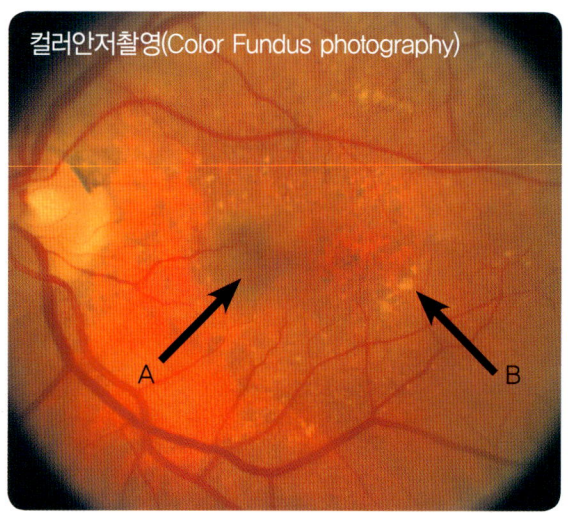

컬러안저촬영(Color Fundus photography)

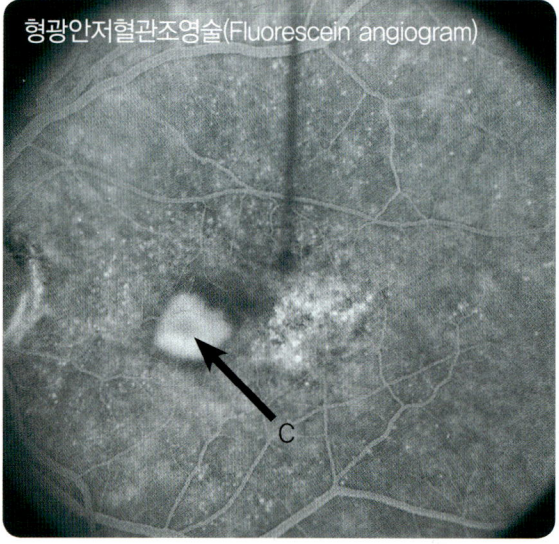

형광안저혈관조영술(Fluorescein angiogram)

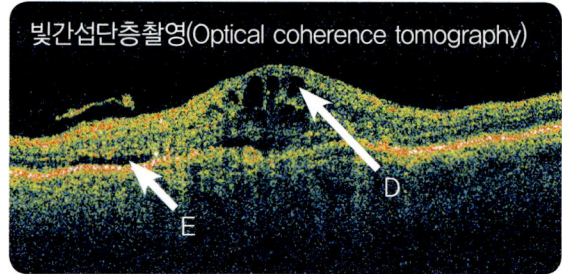

빛간섭단층촬영(Optical coherence tomography)

Chapter 3

당뇨병성망막병증
Diabetic retinopathy

당뇨병(diabetes) 환자에서 시력손실은 주된 관심사이다. 미국당뇨병협회(American Diabetes Association)에 의하면, 당뇨병 환자가 당뇨병을 제대로 관리하지 않을 경우 실명의 위험성이 매우 높으며, 녹내장(glaucoma)이 발생할 확률이 40%, 백내장(cataracts)이 발생할 확률이 60% 더 높은 것으로 나와 있다.

당뇨병 환자에서 실명의 위험은 무서운 것이지만, 한편 불안해 하기보다는 희망을 가질만 하다. 즉, 초기에 발견하고 치료한다면 당뇨병성망막병증(diabetic retinopathy : 당뇨병과 관련된 가장 심한 눈의 질환)에 의한 실명의 위험은 적다.

당뇨병이 있다면 시력을 보호하기 위한 절차를 밟아야 한다. 이것은 매년 정기적으로 안과 검진을 받고, 혈당과 혈압을 잘 조절하는 것을 포함한다.

당뇨병과 눈
Diabetes and your eyes

당뇨병(diabetes)은 순환계를 통해서 인체에 운반되는 혈당(blood glucose, 혈중포도당)이 세포에 영향을 주는 일련의 질병이다. 포도당(glucose)은 인체에서 주요 에너지원으로 쓰이기 때문에 건강을 위해서 필수적이다. 당뇨병이 있다면 혈류에 과다한 포도당이 있는 상태가 되어서는 안된다. 포도당의 축적은 심각한건강 문제를 유발할 수 있다.

당뇨병에는 2가지 형태가 있다. 1형 당뇨병은 인체에서 세포들이 포도당을 흡수하고 진행하도록 돕는 인슐린(insulin)이라는 호르몬이 나오지 않거나 매우 조금 나오는 경우이다. 2형 당뇨병은(대부분의 당뇨병) 인체에서 인슐린이 분비되지만 세포가 이 인슐린에 저항성을 띄고 것이다. 이러한 상태가 발생하면 체내의 대부분의 포도당들이 세포 밖에서 머물면서 혈류에 쌓이게 된다.

당뇨병은 전신 질환이며, 이는 한정된 부분이나 한 기관에 국한된 것이 아니라 머리끝부터 발끝까지 온 몸에 영향을 주는 것이다. 장기적인 합병증이 서서히 일어나고, 심혈관계 질환(cardiovascular disease)이나 신경손상(nerve damage), 신부전(kidney failure) 그리고 감염위험의 증가와 시력 소실 같은 장애를 일으키거나 치명적인 상태를 유발할 수 있다.

망막병증(retinopathy)은 실명을 초래할 수 있으며, 망막에 영향을 주는 여러가지 상황을 의미한다. 당뇨병이나 고혈압(hypertension)은 망막병증의 근본 원인이 될 수 있다.

당뇨병에서 혈류 내의 혈당 축적되면, 눈을 포함한 조직과 기관에 산소와 영양을 공급하는 혈관이 파괴된다. 눈의 뒤쪽에 분포한 작은 혈관(모세혈관, capillaries)들이 대개 제일 먼저 손상을 받는다.

망막과 황반부에 있는 모세혈관은 망막쪽으로 부종이 생기고 액체를 누출하여 시력을 흐리게 하는데, 이를 황반부종(macular edema)이라고 한다. 이는 당뇨병성망막병증에서 유발되는 시력 소실의 일반적인 원인이다.

또 다른 시력소실의 원인은 망막에서의 비정상 혈관의 생성이다. 이 혈관들이 터지면서 유출된 혈액이 투명한 유리체로 퍼져 시력을 흐리게 할 수 있다. 이러한 경우를 증식성당뇨병성망막병증(proliferative diabetic retinopahty : PDR)이라고 하며, 이는 신생혈관이 급증했다는 것을 의미한다.

말기에는 비정상 혈관들이 수축하고 망막을 당겨서 견인성망막박리(traction retinal detachment)를 유발할 수도 있다.

당뇨병의 유병 기간이 길면 길수록 당뇨병성망막병증이 발생할 확률은 올라간다. 국립안연구소에 따르면, 1형 당뇨병과 2형 당뇨병으로 진단 받은 환자 중 40~45%가 당뇨병성망막병증의 단계에 포함된다.

망막병증의 유형
Types of retinopathy

망막병증(retinopathy)에는 두 가지 형태가 있다. 두 종류 모두 의사가 동공을 산동시킨 다음 눈 안쪽을 자세히 검사하여 진단할 수 있다. 망막병증은 대개 양쪽 눈이 동시에 영향을 받지만, 한쪽이 다른 한쪽보다 좀더 심하게 진행되기도 한다.

당뇨병성망막병증의 징후 Signs of diabetic retinopathy

당뇨병성망막병증이 있다면 다음과 같은 징후가 있는지 망막을 자세히 검사해야 한다.

삼출물(Exudates) : 지방성 침착물(Fatty deposits)이 작은 크림색 또는 노란색의 점모양으로 망막모세혈관(retinal capillary)의 벽으로 누출되어 주변에 나타나게 된다. 삼출물은 황반부에 발생하지 않는 한 대개 시력에 방해가 되지는 않는다.

면화반(Cotton-wool spots) : 망막에 영양을 공급하는 작은 모세혈관이 만성적인 고혈당으로 인해 막힘으로써 생긴 현상이다. 영양이 공급되지 않는 망막 부위는 표면이 희고 솜털 조각 같은 모양으로 나타나며, 그 부위의 신경은 손상될 수 있다. 혈류가 막혀서 생긴 조직손상을 허혈(ischema)이라고 한다.

유리체출혈(Vitreous hemorrhage) : 망막으로 자라난 혈관(혈관신생, neovascularization)은 파열되기 쉽고 잘 터진다. 특히 유리체의 수축에 의한 당김이나 끌림에 의해 발생한다. 혈관의 터짐에 의한 혈액과 누출된 미세혈관류(microaneurysms)는 보통 유리체로 흘러 들어간다. 소량의 출혈은 몇 개의 작은 점으로 보이거나 시야에서 떠다니는 부유물(floaters)을 만든다. 보다 심한 출혈은 유리체를 뿌옇게 할 수 있고, 망막으로 전달되는 빛을 막을 수 있다.

유리체의 출혈은 치료를 할 수 있는 상황이라면 대개 영구적인 시력소실을 유발하지는 않는다. 최종적으로 이 출혈이 눈에서 제거되는 데 대개 수개월이 걸리고 망막에 손상만 없다면 이전의 맑은 상태로 돌아간다.

황반부종(Macular edema) : 비증식성당뇨망막병증(nonproliferative diabetic retinopathy : NPDR)의 가장 흔한 시력소실의 원인은 황반부종에서 비롯된다. 모세혈관에서 누출된 액체가 황반부에 축적되어 부종을 일으킨다. 액체는 종종 물집 같은 주머니 형태를 갖는다. 증상은 중심시력과 시야에 있는 물체가 흐리게 보이고 경계가 굽어 보이는 것이다.

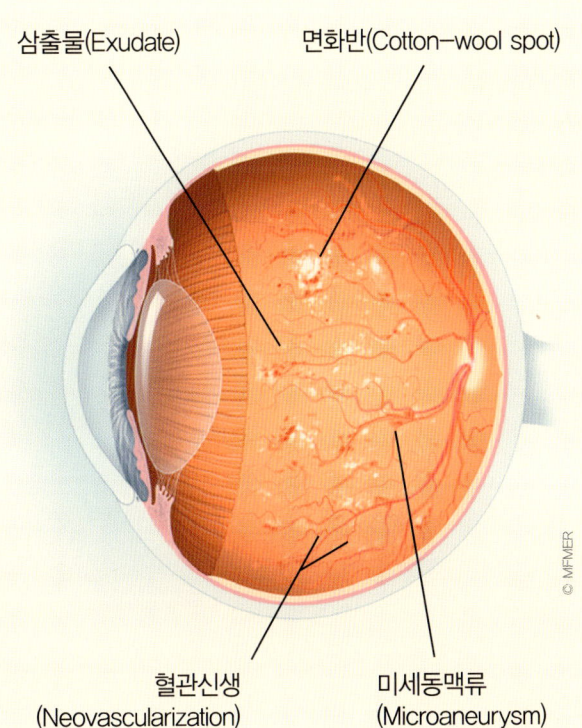

삼출물(Exudate) 면화반(Cotton-wool spot)

혈관신생(Neovascularization) 미세동맥류(Microaneurysm)

Mayo Clinic Guide to Better Vision

비증식성당뇨망막병증
Nonproliferative type

비증식성당뇨망막병증(nonproliferative diabetic retinopathy : NPDR)은 이 질환군의 가장 흔한 형태이며, 초기 형태이다. 배경망막병증(background diabetic retinopathy)으로 불리기도 한다. 이 시기에는 시력소실이 비교적 경도(질병이 아직 배후에 있다는 뜻)이지만, 이는 심한 손상이 오고 있다는 명백한 경고이다.

비증식성당뇨망막병증에서는 혈류 속의 고혈당으로 인해서 망막의 모세혈관벽이 약해진다. 미세동맥류(microaneurysm)라고 부르는 작게 불거진 구조물은 혈관벽에서 튀어나온 것인데, 여기에서 망막으로 혈액과 액체가 스며나오고 누출되기 시작한다.

비증식성당뇨망막병증은 당뇨병이 잘 조절되더라도 발생할 수 있다. 대부분 증상이 경미하고, 보고 지내는 데 영향을 주지 않을 수도 있다.

비증식성당뇨망막병증에 의한 시력 문제는 황반부에 미세혈관류에서 누출된 혈액이나 액체가 모여서 황반부에 부종(macular edema)이 생기면서 발생한다. 모세혈관이 막히기 시작하면 황반부위에 혈류가 감소하여(황반허혈, macular ischemia) 문제가 생기기도 한다.

망막의 영상검사에서 황반은 중심에 있는 붉은 부분이다(19p 참고). 황반은 중심시력에 필수적이며, 정상적인 기능을 하지 못하면 중심시력이 흐려지게 된다.

증식성당뇨망막병증
Proliferative type

증식성당뇨망막병증(proliferative diabetic retinopathy : PDR)은 이 질환군의 더욱 악화된 형태이다. 매우 심한 비증식성당뇨망막병증(NPDR)을 가진 많은 환자들이 1년 이내에 증식성당뇨망막병증으로 진행된다.

망막 또는 시신경(optic nerve)에서 많은 비정상 신생혈관이 자라거나 증식하기 시작하면 증식성 망막병증 상태가 된 것이다. 이 혈관들은 투명한 유리체 속으로 자라나 들어가기도 하는데, 혈관벽이 매우 약하고 얇기 때문에 자주 손상되어 혈액과 액체가 유출된다.

신생혈관의 비정상적인 성장은 종종 고혈당으로 인한 광범위한 모세혈관 폐쇄를 유발한다. 이러한 부위에 다시 공급을 하기 위해서 몸은 새로운 혈관들을 만들어낸다. 그러나 불행하게도 이러한 혈관들은 산소가 필요한 곳에 이를 공급하지 못하며, 다음과 같은 합병증들을 유발하여 중심시력과 주변시력에 영향을 주게 된다.

견인성망막박리
Traction retinal detachment

신생혈관은 망막의 표면에 종종 반흔조직을 동반하기도 한다. 이 반흔조직은 수축하면서 위쪽 층을 기저층으로부터 당기게 된다. 또한 원래 정상적으로 유리체는 나이가 들면서 수축하게 되어 있는데, 신생혈관이 유리체 쪽으로 자라 있기 때문에 이것이 망막을 당기게 된다. 이장력 또는 당김은 망막을 분리시킬 수도 있어서 시야에서 빈 곳이나 흐린 부위를 발생시킬 수 있다.

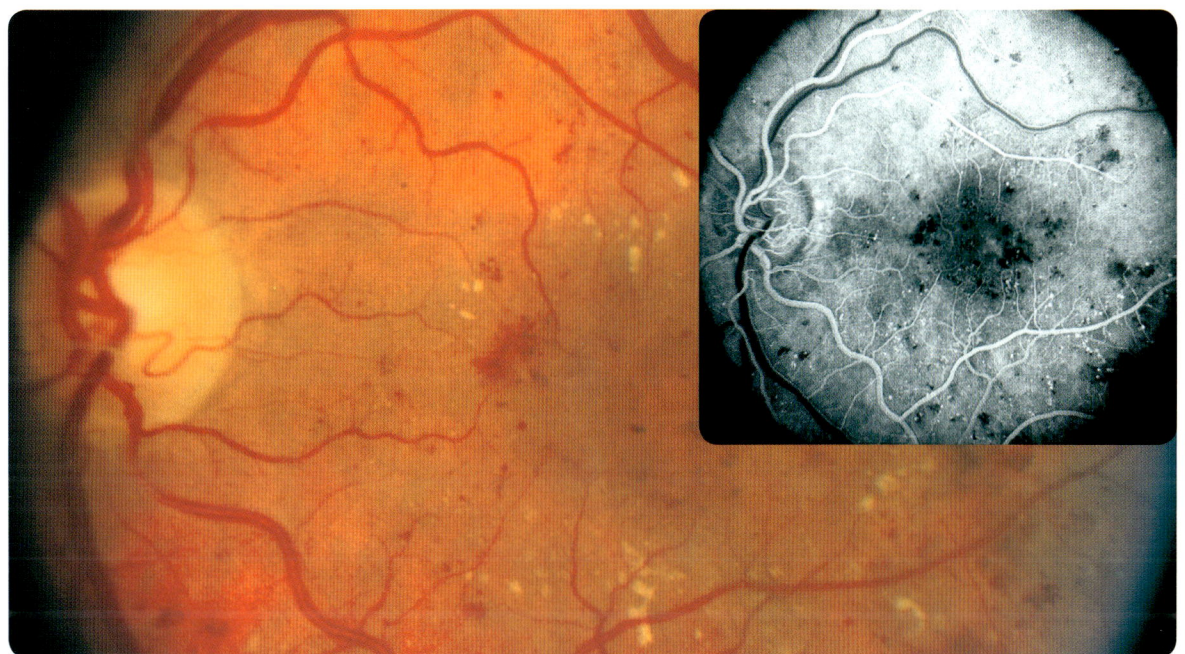

비증식성당뇨망막병증(nonproliferative diabetic retinopathy : NPDR) 울혈된 혈관, 미세혈관류(작은 붉은 반점), 출혈(큰 붉은 반점) 그리고 삼출물(노란 반점) 등이 일반적으로 관찰되는 소견이다. 같은 눈의 형광안저혈관조영사진(안쪽에 작은 사진)에서 수많은 미세혈관류가 밝은 흰점으로 나타난다. 검은 점은 출혈과 삼출물이다.

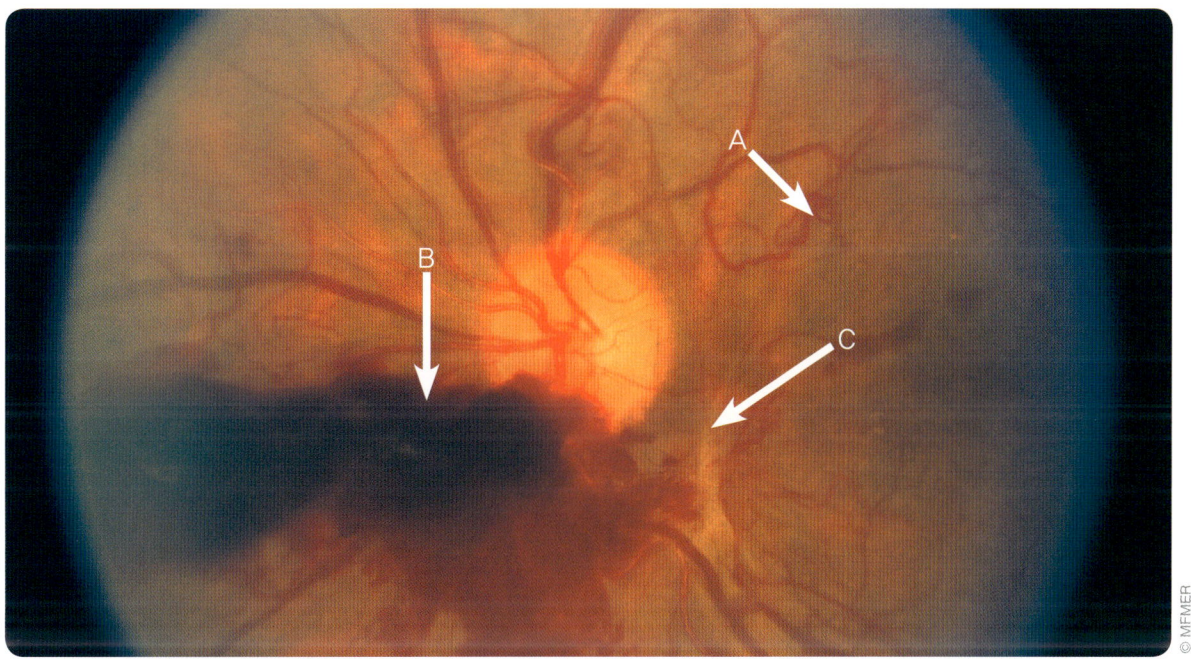

말기 증식성당뇨망막병증(Late-stage proliferative diabetic retinopathy : PDR) 증식성당뇨망막병증의 진행된 단계. 비정상 혈관들이 망막과 시신경유두에서 유리체 쪽으로 자라나 있다(화살표 A). 이러한 혈관들은 손상되어 다량의 출혈이 발생되며(화살표 B), 망막에 반흔조직을 남기게 된다(화살표 C).

시력저하와 당뇨병 Blurred vision with diabetes

시력저하(blurred vision)는 종종 혈중 포도당 수준의 변동에 의해서 유발된다. 혈중 포도당 농도가 과도하게 높은 상태로 지속되면 당과 그 분해산물이 눈의 수정체에 침착될 수 있다. 이러한 침착은 수정체를 붓게 만들고, 결과적으로 근시를 유발하여 먼 곳을 흐리게 보이게 할 수 있다. 근시는 혈당이 조절되자마자 호전되며 수정체는 정상 두께로 돌아갈 수 있다.

시력저하는 혈중 포도당 농도와 상관없이 황반부종에 의해 발생할 수 있다. 황반부종은 치료하지 않을 경우 중심시력 손상을 유발하기 때문에 큰 영향을 주는 요인이다. 이 부종은 하루중에도 변동을 하며 시력을 좋게도 나쁘게도 할 수 있다.

증식성당뇨망막병증(PDR)으로 인해 신생혈관이 유리체에 형성되면 이들 혈관에서 혈액이 누출되어 시야의 안과 밖에 떠다니는 검은 점이 나타날 수 있다. 유리체 속에 다량의 출혈이 생기면 시력을 저하시키는 뿌연 구름이 나타나며, 이 부유물은 수일에서 수주 동안 지속된다.

신생혈관녹내장
Neovascular glaucoma

망막에서의 새로운 혈관의 생성은 눈의 앞쪽 구조인 홍채에서의 새로운 혈관의 생성을 동반하기도 한다. 이러한 변화는 안압을 상승시켜 신생혈관 녹내장이라는 상태를 유발한다.

눈의 앞쪽에 나타나는 이런 변화는 눈의 뒤쪽 문제로부터 야기되는 것이므로, 범망막광응고술(panretinal photocoagulation)과 같은 방법으로 이를 치료할 수 있다(71p 참고). 만약 치료하지 않고 방치한다면 신생혈관녹내장은 통증과 시력손상을 일으킬 뿐 아니라 눈을 잃게할 수도 있다.

소견과 증상
Signs and symptoms

당뇨병성망막병증의 초기에 대부분의 사람들은 증상이나 징후를 느끼지 못한다. 진행된 단계로 가기 전에는 시력의 변화가 불분명하다. 치료를 할 수 있는 초기에 당뇨병성망막병증을 발견하는 가장 좋은 방법은 정기적으로 눈검사를 받는 것이다.

당뇨병성망막병증이 진행되면 다음과 같은 증상들이 생긴다.

- "거미", "거미줄" 또는 작은 얼룩점 같은 부유물이 눈 앞에 떠다닌다.
- 검은 선, 붉은 실 같은 것이 시야를 가린다.

- 전반적인 시력소실이 있으나 한쪽 눈이 더 심하다.
- 시력저하가 있으며, 변동성이 있을 수 있다.
- 시야에서 어둡거나 빈 부위가 보인다.
- 밤에 시력저하가 생긴다.
- 밝은 곳에서 어두운 곳으로 들어갈 때 잘 보이지 않는다.

위험인자
Risk factors

미국 국립안연구소에서는 당뇨병을 앓고 있는 미국인 중 40~45%가 당뇨병성망막병증을 가지고 있는 것으로 추정하고 있다. 만약 당뇨병이 있다면 1형이든지 2형이든지 간에 위험성이 있는 것이다. 그리고 당뇨병을 오래 앓았을수록 위험성은 증가한다.

일반적으로 1형 당뇨병의 경우에는 젊은 나이에 당뇨병이 생기는 경향이 있기 때문에 좀더 망막

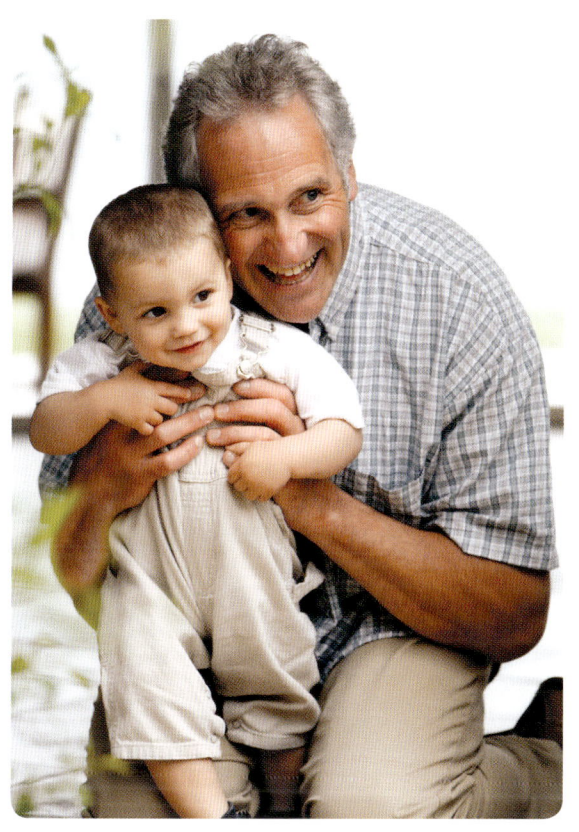
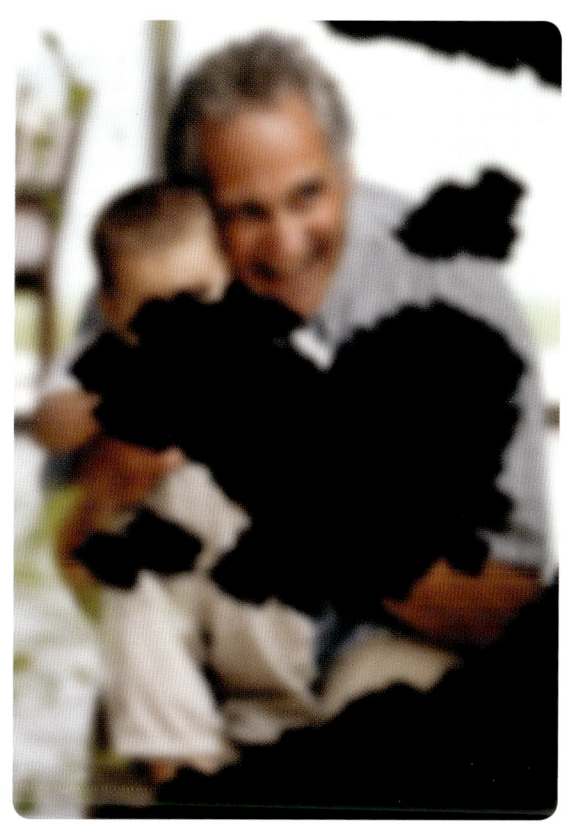

당뇨병성망막병증의 시력(Vision with diabetic retinopathy) 당뇨병성망막병증이 보다 심한 단계로 진행됨에 따라 환자의 정상적인 시력(왼쪽 사진)은 유리체 출혈로 인해 흐려지고 뿌옇게 될 것이다(오른쪽 사진). 시야의 어떤 부분은 완전히 가려지기도 한다.

병증의 위험성이 크다. 만약 30세 이후에 당뇨병을 갖게 되었다면 위험성은 낮아진다. 어떤 사람은 당뇨병성망막병증을 발견하면서 당뇨병이 있다는 것을 알게 되기도 한다. 어쨌든 인슐린이 필요하다면 망막병증의 위험성은 증가한다.

그 외의 위험인자는 다음과 같다.

- 혈당조절이 잘 되지 않는 경우
- 고혈압(high blood pressure)
- 고지혈증(high blood cholesterol)
- 비만(obesity)
- 신장질환(kidney disease)
- 임신(pregnancy)

검진과 진단
Screening and diagnosis

당뇨병 환자들 사이에 흔히 잘못 알려진 것이 "내가 잘 보이는 한, 내 눈에는 아무런 이상이 없다"라는 것인데, 이는 잘못된 자신감이다.

당뇨병성망막병증의 징후와 증상은 매우 미묘해서 발달되기 전까지는 많은 사람들이 모르고 있을 수 있다. 당뇨병성망막병증에 의한 시력소실은 종종 초기에 병원 치료를 받지 않아서 생긴다. 이 때문에 정기적인 눈검사가 그만큼 중요한 것이다.

미국국립안연구소는 당뇨병이 있다면 적어도 1년에 한 번은 종합적인 산동 눈검사를 받을 것을 권유하고 있다. 산동이란 동공을 크게 만드는 것인데, 이렇게 하면 의사가 세극등(slit lamp)이나 검안경(ophthalmoscope)으로 망막을 보다 자세히 관찰할 수 있다. 당뇨병성망막병증이 있는 사람들은 보다 자주 눈검사를 받아야 한다.

추가적으로 당뇨와 임신이 동반된 경우에 산동 검사는 가능한 한 자주 받는 것이 좋다. 안과 의사는 임신기간 동안 추가적인 눈검사를 권유할 것이다.

시력이 저하되거나 점이 보이거나 흐려지면 즉시 안과 의사를 방문하여야 한다. 당뇨병성망막병증으로 진단되면, 현재 상태 및 예상되는 망막 변화로 인한 시력 손상 정도와 위험도에 따라 치료 과정이 달라진다.

안과 의사는 눈이 다음 중 어떤 소견을 보이느냐에 따라 비증식성인지 아니면 증식성인지, 당뇨병성망막병증을 진단할 것이다.

- 혈관누출(leaking blood vessels)
- 망막출혈(retinal hemorrhage)
- 망막부종(swollen retina)
- 망막 지방침착(fatty deposits)
- 망막의 신경섬유손상(면화반, cotton-wool spots)
- 혈관변화 : 혈관폐쇄, 구슬모양이나 고리모양 변화
- 혈관벽 돌출(미세혈관류, microaneu-rysms)
- 신생혈관형성(neovascularization)
- 유리체출혈(vitreous hemorrhage)
- 망막박리를 동반한 섬유조직형성

눈검사의 한 부분으로 안과 의사는 혈관의 누출과 망막부종(57p, 59p 참고)을 확인하기 위해 형광안저혈관조영과 빛간섭단층촬영 같은 영상검사를 시행할 것이다. 이들 증상을 기본적인 검사로 진단하는 것은 매우 어렵다.

치료
Treatment

만약 경도 단계에서 비증식성당뇨망막병증(NPDR)으로 진단받았다면 즉각적인 치료가 필요하지 않을 수 있다. 그러나 안과 의사는 정기적인 검사를 통해서 망막에 변화가 있는지를 자세히 관찰하려 할 것이다.

비증식성당뇨망막병증(NPDR)의 진행된 단계에서는 증식성당뇨망막병증(PDR)만큼이나 수술 등을 포함한 즉각적인 치료가 필요하다.

당뇨병성망막병증을 치료하기 위해서 기본적으로 사용하는 수술적 치료는 레이저광응고술(laser photocoagulation)과 유리체절제술(vitrectomy) 2가지이다. 대체로 이 두 가지 치료는 효과적이고, 망막병증의 진행을 늦추거나 멈출 수 있다.

하지만 이러한 시술들이 완치를 시켜주는 것은 아니다. 당뇨는 환자의 몸에 계속해서 영향을 주는 전신 질환이기 때문에, 후에 망막에 손상을 입거나 시력을 잃을 가능성이 남아있으므로 환자는 계속해서 정기적으로 눈검사를 받아야 한다.

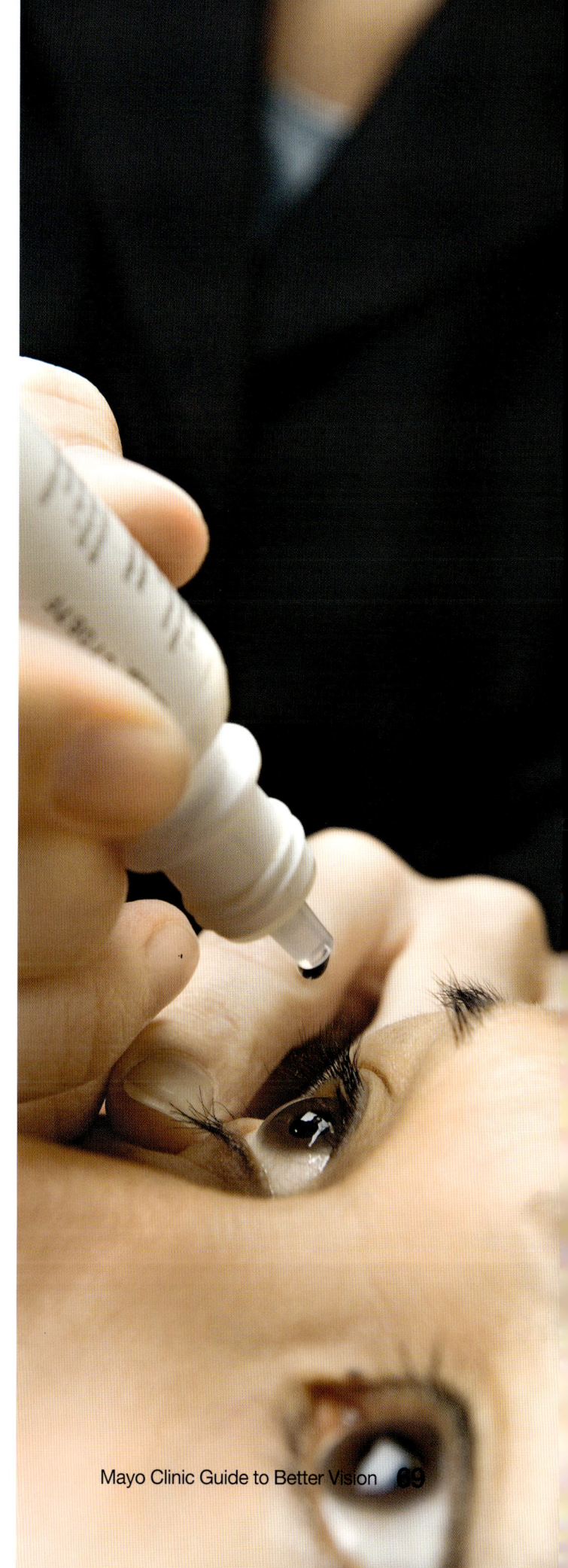

비정상 혈관의 성장을 억제하거나 멈추게 하는 항혈관생성(anti-angiogenic) 약제는 향후 당뇨병성망막병증의 치료제로 기대된다. 비정상혈관에서의 누출은 심각한 시력소실을 유발하는 황반부종(macular swelling)과 유리체출혈(vitreous hemorrhage)의 일차적인 원인이 되기 때문이다.

레이저광응고술
Laser photocoagulation

광응고술(photocoagulation)은 망막에서의 혈액이나 액체의 누출을 막는데 사용되며, 이는 질환의 진행을 늦춘다. 광응고술을 시행할지의 여부는 망막병증이 얼마나 심한지와 망막이 이치료에 반응을 할지에 따라 결정된다.

안과 의사는 다음과 같은 상황일 때 광응고술을 권유할 것이다.

- 황반부를 포함안 망막의 부종
- 심한 비증식성당뇨망막병증(NPDR) 단계이고 자주 병원 방문을 할 수 없을 때
- 증식성당뇨망막병증(PDR)
- 신생혈관녹내장(neovascular glaucoma)

이 시술은 고에너지의 레이저광선으로 비정상혈관에서 누출되는 곳의 작은 바늘 끝 정도의 부위에 화상을 일으켜 이 누출부위를 막는 것이다(18~21p 참고). 광응고술은 진료실이나 외래 수술실에서 시행한다.

시술을 하기 전에 의사는 동공을 산동시키고 마취 안약을 넣어 눈을 마취시킬 것이다. 경우에 따라서는 주사로 눈을 마취하기도 한다.

세극등(slit lamp) 앞에 환자의 머리를 대고, 망막 부분에 레이저광선의 초점이 맺히도록 각막에 특수한 렌즈를 위치시킨 후 치료를 한다. 레이저 화상을 입힐 부위를 확인하기 위해 형광안저혈관조영(fluorescein angiograms)을 미리 하기도 한다. 이 레이저치료 중에는 고에너지 발사에서 나오는 밝은 빛을 볼 수도 있다.

망막부종을 치료하기 위해 혈관이 누출되고 있는 망막에 근접한 점에 레이저광선의 초점을 맞춘다. 의사는 누출을 막기 위해 응고반(spot welds)을 만드는 것이다. 누출이 작은 경우에는 누출이 일어나는 작은 부위에 레이저를 특별히 조준하기도 한다(국소레이저치료, focal laser treatment). 만약 누출이 광범위하게 퍼져 있다면 격자 형태로 넓게 화상을 만든다(격자레이저치료, grid laser treatment).

치료 후에 시력은 하루 정도 저하될 수 있다. 집에 돌아갈 수는 있겠지만 운전하는 것은 피하도록 한다(귀가를 도와줄 사람이 있으면 좋겠다). 눈에 통증이나 두통을 느낄 수 있고, 빛에 민감해질 수도 있다. 눈을 가리는 안대를 하거나 진통제를 먹는 것도 도움이 된다.

황반부종에 대한 레이저치료를 받은 직후에는 레이저 화상반흔에 의해서 시야에서 작은 점들이 보일 수 있다. 또한 수술 전에 시력저하가 있었다면 이후에도 정상 시력으로 회복되지 않을 수 있다.

범망막광응고술 Panretinal photocoagulation

의사들은 다수의 혈관신생(neovascularization)들이 형성된 증식성당뇨망막병증(PDR)을 치료하기 위해 범망막광응고술(panretinal photocoagulation)을 시행한다. 이 술기를 통해 황반부를 제외한 전체 망막에 다수의 레이저 화상을 만든다. 이 치료는 비정상 혈관을 수축시키고, 광범위하게 소멸시켜서 유리체출혈(vitreous hemorrhage)과 견인성망막박리(traction retinal detachment)의 확률을 감소시킨다.

범망막광응고술은 두 번 이상의 단계로 시행하게 된다. 이후에 주변부 시력소실을 느낄 수도 있고, 그렇지 않을 수도 있다. 이 치료는 일종의 교환이다. 주변부 시력의 일부를 희생시켜서 중요한 중심부 시력을 가능한 많이 남기는 것이다. 밤에는 시력이 떨어져서 불편을 느낄 수도 있다. 반복적인 범망막광응고술 치료를 하더라도 당뇨병성망막병증으로 인한 시력소실을 완전히 막을 수는 없다.

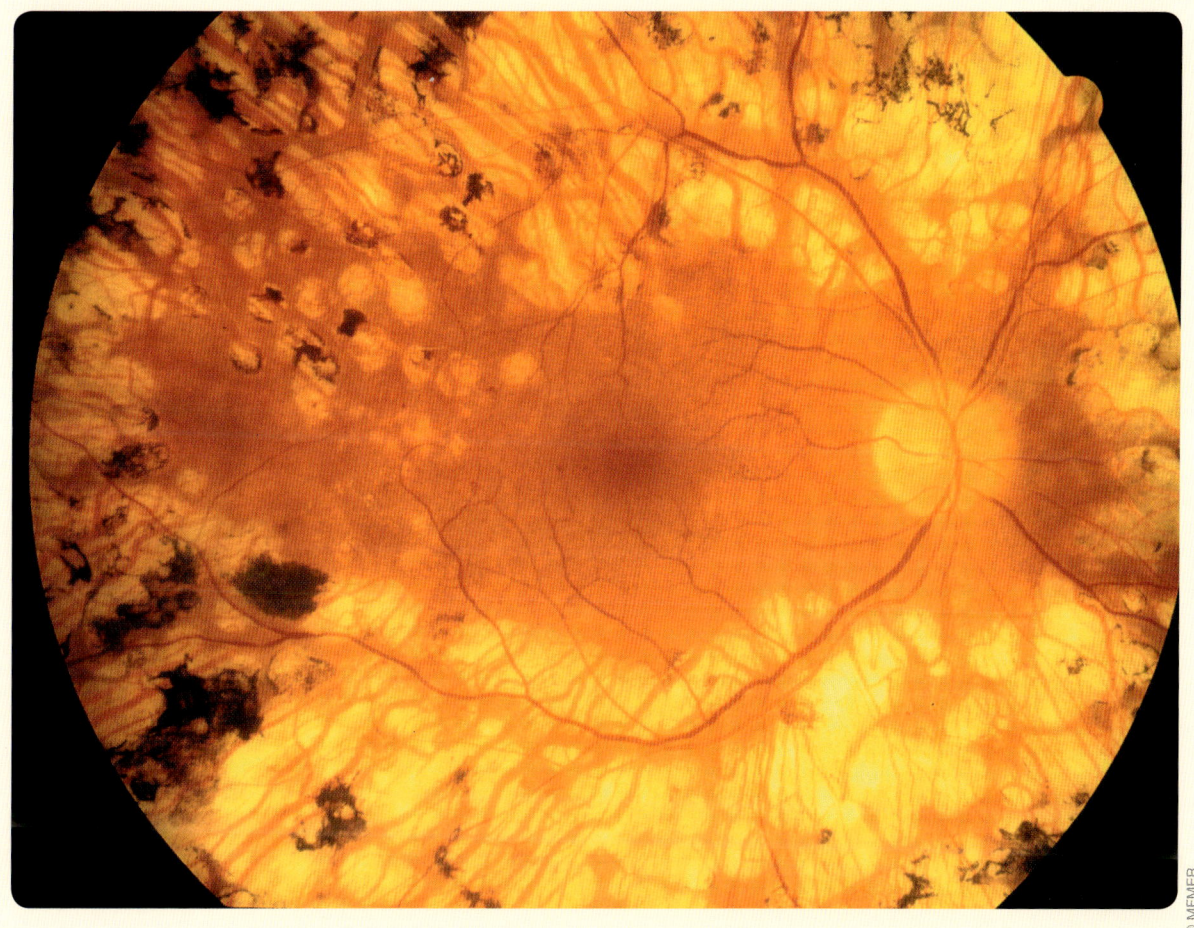

범망막광응고술(Panretinal photocoagulation)은 황반부를 제외한 외부의 거의 모든 망막을 포함한다. 사진에서 노란 점들의 무리는 레이저치료를 통해서 혈관을 막고 누출을 중단시킨 곳을 나타낸다.

레이저치료가 성공적으로 누출을 막았더라도 새로운 혈관이 생기고 새로운 누출이 생길 수 있다. 이 때문에 계속적인 정기 검사와 추가적인 레이저치료가 필요할 수 있다.

유리체절제술
Vitrectomy

종종 비정상 혈관에서 유리체로 누출된 혈액은 대부분 저절로 서서히 없어진다. 그러나 만약 출혈량이 매우 많은 경우에는 없어지지 않고 남아서 망막으로 오는 빛을 차단하게 된다. 이러한 차단을 막기 위해서 유리체절제술(vitrectomy)이라는 것을 하게 된다.

유리체절제술은 안과 의사가 망막병증의 증상을 확인할 수 있게 해주고, 경우에 따라서는 치료를 할 수 있게 하기도 한다.

수술 의사는 눈 위쪽에 설치되어 있는 현미경을 통해서 눈의 안쪽을 훨씬 더 자세히 관찰하며 수술을 진행한다.

피로 가득찬 유리체를 제거하기 위해 몇몇 섬세한 기구들을 작은 절개를 통해 삽입하며, 유리체절단기(vitreous cutter)로 조직을 잘라내고 흡입한다. 안구의 모양과 압력을 유지하기 위해 조직이 제거된 공간을, 주입관을 통해서 평형염액(balanced salt solution)을 주입하여 채운다. 눈 속 조명침(light probe)은 수술 의사가 좀더 잘 볼 수 있도록 빛을 비추어준다. 유리체 속의 밀도가 높은 출혈을 제거해주면 일반적으로 깨끗하게 볼 수 있다.

유리체절제술은 망막의 반흔조직을 제거하기 위해서도 시행된다. 반흔조직을 제거함으로써 기저층으로부터 망막이 당겨지는 것을 감소시키는 것이다. 이렇게 하여 떨어진 망막을 재위치시키고, 평편하게 만든다.

수술 의사는 만약 이러한 반흔에 의한 망막박리가 황반부에서 멀리 떨어져 있고, 더 이상 나빠지지 않을 것 같다면 수술을 진행하지 않을 수도 있다.

유리체를 제거하고 난 공간은 대개 가스(gas)나 실리콘오일(silicone oil)로 채운다. 이렇게 해서 가벼운 압력이 생기게 되고, 이 압력으로 망막을 눈의 뒤쪽 층에 붙게 할 수 있다. 주입한 가스는 3~6주면 흡수되지만, 실리콘오일은 대개 수주 후에 제거해야 한다. 그리고 그 공간은 원래 우리 몸의 체액으로 채워진다.

유리체절제술을 하는 동안 수술 의사는 비정상 혈관의 재생을 막기 위해 범망막광응고술(pan-retinal photocoagulation)을 시행하기도 한다.

유리체절제술은 부분 마취 또는 전신마취 하에 시행된다. 수술 후 환자의 눈은 충혈되고 붓고, 빛에 민감해지게 된다. 짧은 시간 동안이지만 눈가리개를 하고 치유를 돕기 위해 안약을 사용해야 할 것이다.

완전한 치료를 위해서는 수주일이 소요될 수 있다. 다량의 유리체출혈(vitreous hemorrhage) 때문에 유리체절제술을 시행한 경우에는 눈에 출혈이 남아 있을 수도 있으며, 종종 새로운 출혈이 생기는 경우도 있다. 출혈이 서서히 줄어듦에

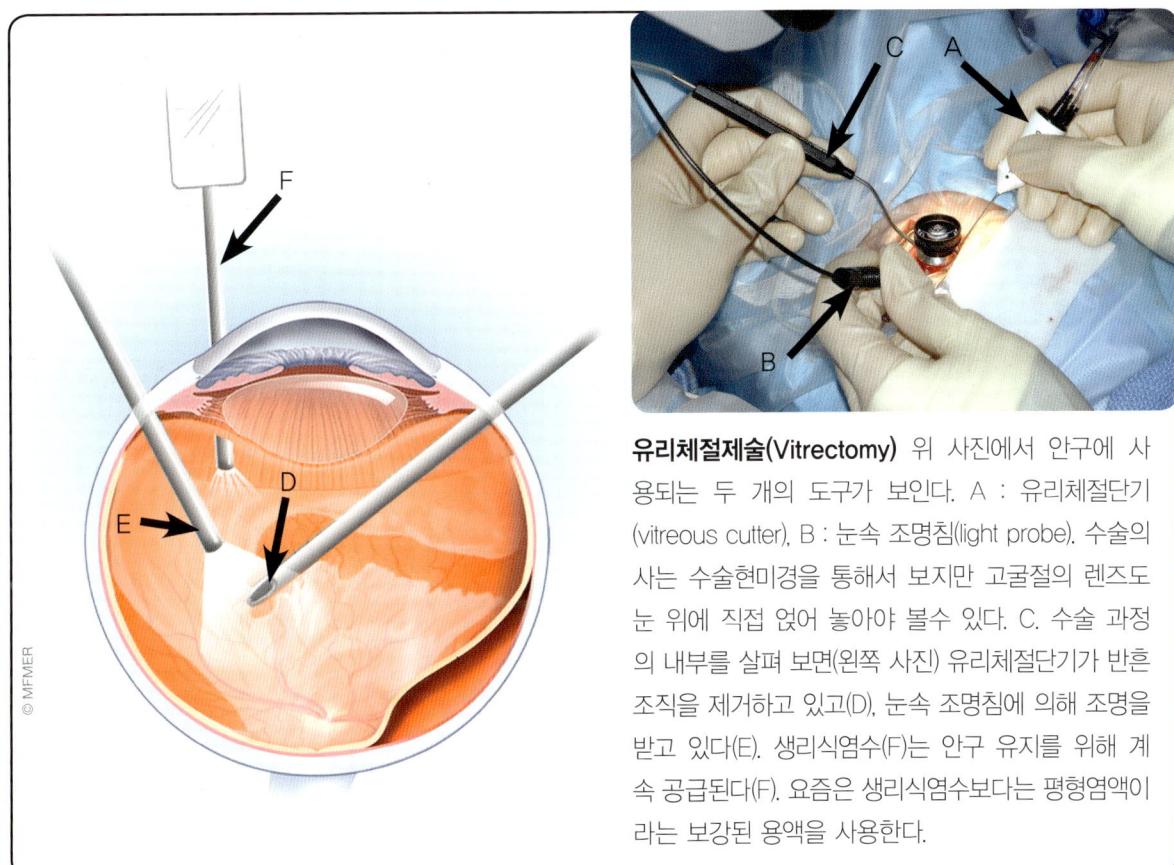

유리체절제술(Vitrectomy) 위 사진에서 안구에 사용되는 두 개의 도구가 보인다. A : 유리체절단기(vitreous cutter), B : 눈속 조명침(light probe). 수술의사는 수술현미경을 통해서 보지만 고굴절의 렌즈도 눈 위에 직접 얹어 놓아야 볼수 있다. C. 수술 과정의 내부를 살펴 보면(왼쪽 사진) 유리체절단기가 반흔조직을 제거하고 있고(D), 눈속 조명침에 의해 조명을 받고 있다(E). 생리식염수(F)는 안구 유지를 위해 계속 공급된다(F). 요즘은 생리식염수보다는 평형염액이라는 보강된 용액을 사용한다.

따라 이전의 투명한 시력을 되찾을 것이다.

견인성망막박리(traction retinal detachment) 또는 유리체출혈로 수술받은 대부분의 사람들은 서서히 이전의 시력 상태로 돌아온다. 시술을 통해서 시력이 호전되지 않은 경우, 이는 당뇨병으로 인해서 망막이 불가역적인 손상을 받았기 때문이거나 수술 중 손상된 혈관에서 출혈이 재발되는 수술 후유증 또는 신생혈관녹내장(neovascular glaucoma)의 발생이 원인일 수 있다.

유리체주입술
Intravitreal injections

당뇨병성망막병증을 치료하는 새로운 방법으로, 직접 유리체에 약제를 주사하는 방법이 있다. 이 약제는 항염증은 물론 항혈관생성의 성질을 가지고 있는 것인데, 신생혈관이나 비정상 혈관들이 눈에서 자라는 것을 억제하거나 멈추게 한다. 부서지기 쉬운 혈관들을 줄임으로써 망막이나 유리체로 혈액이나 액체가 누출되는 것을 줄일 수 있다.

트리암시놀론 아세테이트(Kenalog® : 스테로이드약물 중 하나)와 베바시주맙(Avastin®)을 사용

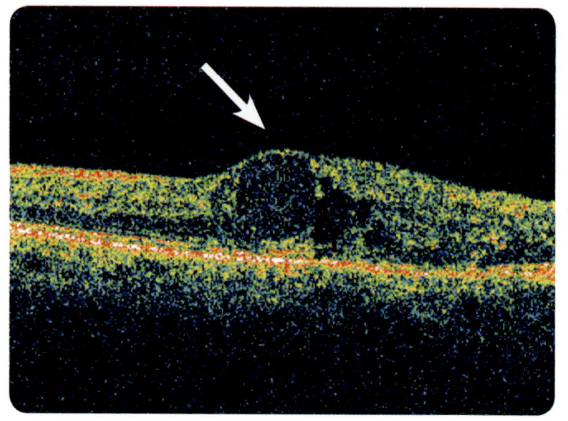 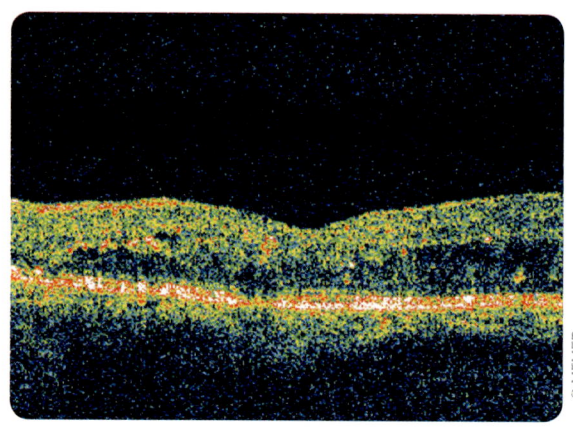

항신생혈관생성 치료(Anti-angiogenic therapy) 빛간섭단층촬영(OCT) 영상에서 왼쪽 사진은 물집 모양의 액체 축적으로 부풀어 오른 황반부위를 보여준다(화살표). 베바시주맙(아바스틴, Avastin) 주입 후 시행한 검사에서는 부종이 감소되고 황반부가 정상 모양으로 돌아왔다(오른쪽 사진).

한 작은 연구에서는 어느 정도 긍정적인 결과를 보였다. 보통 이 실험의 참가자들은 장기간 황반부종이 있었고, 수술적 치료에 반응이 없었던 환자들이었다.

빛간섭단층촬영(OCT)을 이용한 영상은 이러한 약물 치료 후에 황반이 정상 두께와 모양으로 돌아올 수 있음을 보여주고 있다. 시력 역시 전반적으로 안정되고, 비록 원하는 만큼은 아니더라도 종종 호전되기도 하였다.

항혈관생성 약제가 당뇨병성망막병증의 기본 치료로 자리잡기 위해서는 보다 많은 연구가 필요하며, 또한 약제의 안정성과 효능성을 확실히 하기 위해 보다 장기간의 대규모 연구가 필요할 것이다.

자가치료
Self-care

당뇨병을 잘 조절하고 당뇨병성망막병증의 진행을 늦추기 위해서 다음과 같은 것들이 필요하다.

혈당을 조절한다
Control your blood glucose

혈당을 엄격히 조절하여야 망막 손상의 진행과 시작을 늦출 수 있고, 수술 필요성도 줄일수 있다. 엄격한 조절이란 포도당 수치를 가능한 한 정상수치로 유지하는 것이다.

이상적으로는 식전 혈당 수치를 90~130mg/dL로, 식후 2시간째 혈당 수치를 180mg/dL 이하로 하는 것이 좋다.

또 다른 적절한 조절의 기준은 당화혈색소(glycated hemoglobin) 수치를 6.5% 미만으로 유지하는 것이다. 당화혈색소측정(glycated hemoglobin test, 혈색소 A1C 검사)은 지난 2~3개월 동안 얼마나 혈당을 잘 조절해 왔는지 확인할 수 있는 검사이다.

엄격한 조절이 모든 사람에게 가능한 것은 아니다. 예를 들어 고령이거나 어린아이들 그리고 심혈관계 질환이 있는 경우에는 어려울 수 있다. 생활습관과 개인적 목적에 맞는 최선의 계획을 만들기 위해 의사 또는 당뇨 교육자와 상담을 해야 한다. 관리 계획은 다음과 같은 것을 포함하도록 한다

- 인슐린이나 다른 약제들의 규칙적인 투여
- 혈당 수치 감시
- 건강 식단 지키기
- 규칙적인 운동
- 건강한 몸무게 유지

반드시 기억해야 하는 것은 혈당을 잘 조절하지 못할 경우 이로 인해 혈류에 포도당이 쌓이고, 이것은 망막에서 비정상 혈관으로부터의 누출의 근본 원인이 된다는 것이다. 또한, 이러한 현상은 혈당 강하의 잇점이 실현되기 전에 발생하기도 한다. 혈당 조절이 잘 될수록 망막병증의 발생 위험을 줄일 수는 있지만 완전히 없앨 수는 없다.

시력 변화에 유의한다
Be alert for vision changes

매년 정기적으로 눈검사를 받는 것은 물론 갑작스런 시력 변화에 주의를 기울여야 한다. 다음과 같은 변화가 있다면 곧바로 검사를 받아야 한다.

- 수일 이상 지속되는 변화
- 혈당 변화와 관련이 없는 변화
- 시력이 떨어지거나 얼룩지거나 흐리게 보일 때
- 안통(eye pain), 충혈(redness), 날파리증(floaters) 또는 번쩍임이 있을 때

혈압을 낮춘다
Reduce your blood pressure

고혈압은 당뇨병성망막병증의 주요 위험인자이다. 고혈압이 지속되면 모세혈관에 손상을 줄 수 있고, 망막에 비정상 신생혈관이 생길 수 있으므로, 혈압을 조절하고 유지하는 것은 매우 효과적인 예방법이다.

이미 당뇨망막병증이 발생하였을 때, 혈압을 낮추면 그 진행을 늦출 수 있는 것으로 알려져 있다. 혈압을 낮추기 위해서 건강한 생활습관을 갖도록 하며 의사와 상의한다.

금연한다
Stop smoking

흡연은 혈액순환을 막거나 늦추기 때문에 고혈압이나 당뇨병이 있는 환자에서는 특히 해롭다.

음주를 제한한다
Limit alcohol

과음은 혈압을 높이고, 섭취한 약물 작용을 방해한다. 또한 술은 저혈당의 위험성을 증가시킨다.

스트레스를 조절한다
Control stress

스트레스는 혈당이나 혈압에 광범위한 영향을 준다. 스트레스는 운동이나 건강하고 균형잡힌

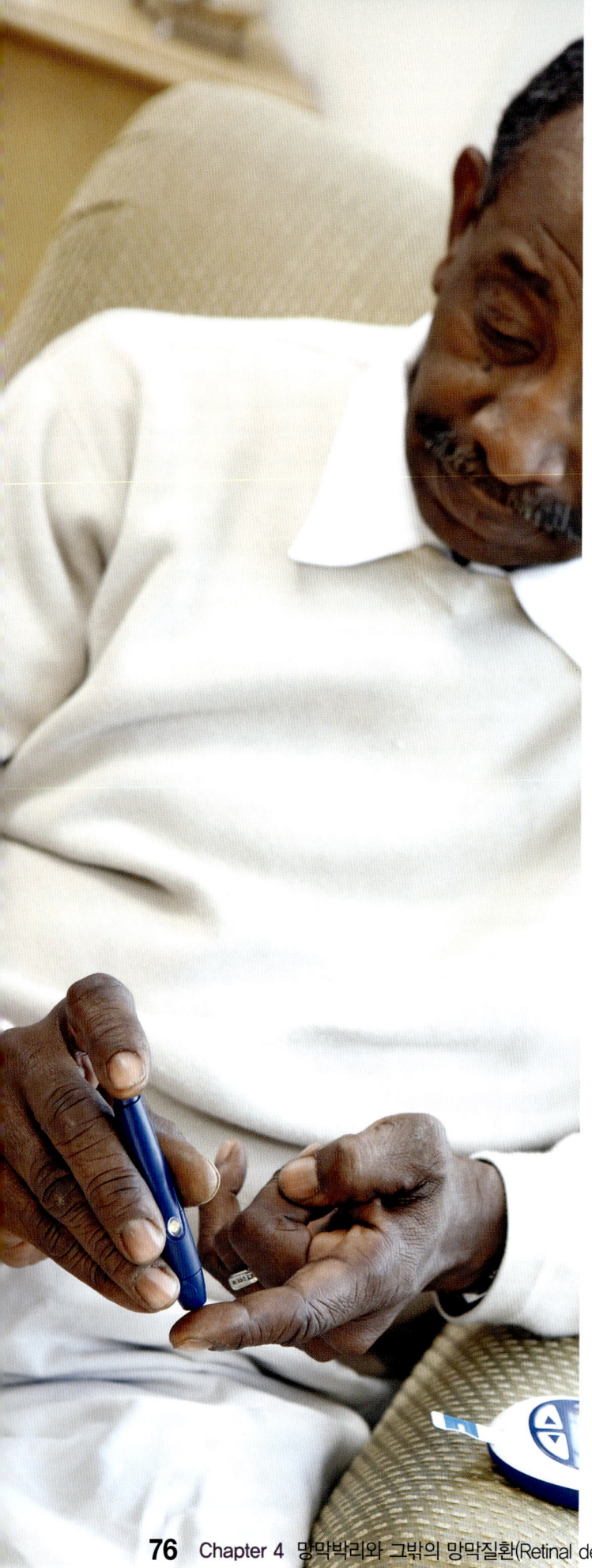

식사에 집착하게 만든다. 주저하지 말고 상담사나 치료사의 도움을 받도록 한다. 명상과 같은 이완요법도 도움이 될수 있다.

건강한 체중을 유지한다
Maintain a healthy weight

체중과 혈압 그리고 혈당은 같이 증가하는 경향이 있다. 체중이 증가하면 보통 혈압과 혈당 역시 상승한다. 그리고 과체중은 당뇨병의 중요한 위험인자이다. 미국에서는 과체중인 사람들이 증가하면서 체중을 조절하는 것이고 혈압과 당뇨를 예방하고 치료하는 주요 도전과제가 되었다.

운동
Exercise

규칙적인 신체활동은 혈중 포도당 수치를 낮추어 당뇨를 조절할 수 있도록 해준다. 신체활동은 고혈압을 포함한 다양한 만성질환의 조절에 중요한 요소이다.

Chapter 4

망막박리와 그밖의 망막질환
Retinal detachment and other retinal disorders

이전 챕터에서는 연령관련 망막병증(AMD), 당뇨병성망막병증(diabetic retinopathy) 등 망막에 손상을 줄 수 있는 주요 질환에 대해 기술하였다. 이 장에서는 그밖의 망막이나 시신경에 영향을 줄 수 있는 질환, 특히 망막박리(retinal detachment)에 관해서 살펴보도록 하겠다.

Chapter 1에서 언급한 바와 같이 망막은 빛을 전기신호로 바꾸어주는 눈 뒷부분의 얇은 층이다. 망막에는 신경섬유다발인 시신경이 붙어 있으며, 이것은 눈과 뇌 사이에서 신호를 전달하는 역할을 한다.

이번 챕터에서는 모든 사람의 눈에서 나이가 들어감에 따라 일어날 수 있는 망막과 시신경의 기본적인 변화에 대해 살펴본다. 또한 이러한 변화와 다양한 망막 상태의 관련성을 기술할 것이다.

어떤 변화는 비록 직접적으로 시력 손상을 유발하지는 않을지라도 보다 심각한 상태로 발전할 수 있다는 경고신호일 수 있다. 또 다른 변화들은 치료하지 않고 방치될 경우에 심각한 시력소실이나 실명의 원인이 될 수도 있다.

비문증과 광시증
Floaters and flashes

눈 안에 커다란 공간은 투명하고 젤리 같은 유리체액(vitreous humor)이라는 물질로 채워져 있다. 비문증(floaters, 날파리증)은 유리체 내에 잔해물의 작은 조각들이 떠다니는 것이다.

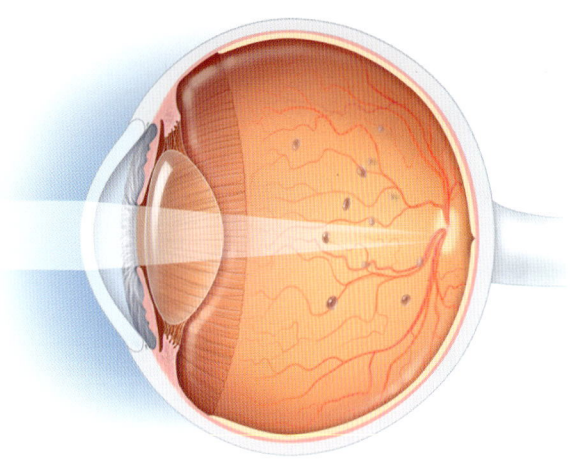

비문증(Floaters) 떠다니는 잔해물의 작은 조각들이 유리체에서 눈 안쪽의 빛이 통과하는 길을 막고 망막에 그림자를 만들어서 시야에서 어두운 얼룩이 보이게 되는 것이다.

비문증은 작은 점이나 머리카락 또는 끈 쪼가리 같은 것이 시야 안쪽이나 바깥쪽에서 무작위로 움직이며 나타난다. 비문증은 주로 햇빛이 밝은 야외나 깨끗하고 하얀 벽이 있는 방안 같이 밝은 곳에서 보인다.

비문증은 연령과 관련된 유리체의 변화 때문에 발생한다. 나이가 들어감에 따라 유리체는 부분적으로 액화되기도 하고, 수축하면서 눈안쪽 표면을 끌어당기기도 한다. 이를 후유리체박리(posterioer vitreous detachment : PVD) 또는 유리체위축(vitreous collapse)이라고 한다.

다른 위험인자로는 근시(nearsightedness), 눈의 외상(eye trauma), 염증(inflammation), 당뇨병성 망막병증(diabetic retinopathy), 백내장(cataract) 수술의 합병증 등이 있다.

유리체위축(vitreous collapse)은 그 자체로는 시력을 잃지 않으며, 그 상태로 고정시키기 위해 따로 치료하지 않을 수도 있다. 그러나 오그라들면서 유리체가 섬유화되고 실처럼 변하게 될 수 있다. 비문증이 시야에 나타나면 망막에 이로 인한 그림자가 져서 불편함은 있겠지만, 대부분 심각한 문제를 일으키지는 않는다.

비문증과 함께 눈을 감거나 방이 어두워질 때 광시증(flashes) 즉, 번쩍이는 빛을 주변시야에서 볼 수 있다. 이것은 단 수초 동안 나타날 수 있다.

광시증(flashes)은 유리체가 수축하여 망막에 붙어 있는 일부 유리체 섬유가 망막 표면을 당기게 됨으로써 발생하는 것이다. 이 섬유들은 주로 망막의 주변부에 단단히 붙어 있기 때문에, 광시증은 시야의 주변부에서 보이게 된다.

비문증(floaters)은 나이가 들어감에 따라서 점차 증가하게 된다. 드물게 비문증의 수와 크기도 중심시력을 방해할 수도 있다. 이러한 경우에 의사는 유리체절제술(vitrectomy)을 통해서 비문증을 제거하기를 권할 수도 있다. 그러나 이러한 수술은 위험을 동반하고, 비문증을 완전히 제거하지 못할 수도 있다.

비문증은 훨씬 더 심각한 문제인 경우도 있다. 갑자기 비문증이 생기거나 현저하게 증가하면 즉시 안과 의사를 찾아가야 하며, 번쩍거리는 증상이나 시력이 흐려지는 경우에는 더욱 그렇다. 이러한 변화는 망막열공(retinal tear)이나 망막박리(retinal detachment) 같은 심각한 눈 이상의 강력한 신호이다.

황반주름
Macular pucker

망막 위에 있는 유리체의 처짐과 당김은 망막 표면에 현미경적 손상을 유발할 수 있으며, 치유 과정에서 반흔조직이 그 부위에 생길 수 있다. 전형적으로 반흔조직은 수축하게 되고 망막에 굴곡이나 주름을 만들게 된다.

적은 양의 반흔조직은 시력에 거의 영향이 없다. 그러나 황반부에 보다 많은 반흔조직이 형성되면 현저한 황반부 주름을 형성하여 시력이 흐려지거나 왜곡될 수 있다. 세밀한 것들을 보는데 어려움이 생길 수 있으며, 중심부 시력이 흐려질 수도 있다.

황반주름에서 시력저하와 왜곡 같은 증상은 경미하며, 대개 치료가 필요하지 않다. 사람들은 쉽게 변화에 적응을 하게 되지만, 만약 증상이 심해지면 이러한 반흔조직을 없애기 위해서 유리체절제술이 필요할 수 있다.

일단 황반주름이 형성되면, 시력은 처음에 변화한 후 보통 안정되고, 더 나쁘게 진행하지는 않는다. 보통 한쪽 눈에 발생하지만, 양쪽 눈에 생기기도 한다. 황반주름은 일반적으로 황반 표면에 열공이나 원공을 만들지는 않는다.

망막열공과 황반원공
Retinal tear and macular hole

유리체 처짐으로 인해 생긴 당김이 강할 경우, 망막이 찢어져 그 표면에 작고 뾰족한 덮개가 만들어 질 수 있다. 이런 열공은 대부분 망막의 주변부를 따라 형성된다. 유리체에 단단히 붙어 있는 섬유들은 강한 당김 없이는 분리되지 않는다.

망막열공(retinal tears)과 원공은 노화에 따른 일반적인 현상이며, 보통 60세 이상에서 나타난다. 이러한 작은 균열은 대개 유리체의 수축에 의해서 발생하지만, 망막원공은 단순히 망막이 얇아진 부위에도 생길 수 있다. 망막열공과 원공의 다른 원인들은 근시(nearsightedness)와 안구 외상이다.

만약 망막의 주변부가 아닌 황반부에 원공이 생겼다면 중심시력에 보다 뚜렷한 영향을 미친다. 징후와 증상은 서서히 진행한다. 초기에는 황반주름(macular pucker)에서와 비슷한 시력저하가 나타날 수 있지만, 이 두 가지는 매우 다른 상태이다.

일부 작은 망막원공은 치료할 필요가 없는 경우도 있으며, 조직이 아물 듯이 저절로 막히기도 한다. 어떤 경우에는 유리체로부터 액체가 열공으로 스며들어가 망막의 아래에 차게 됨으로써 망막이 기저층으로부터 분리되는데, 이경우에는 심각한 시력손상이 유발될 수 있다.

망막열공의 치료
Treating retinal tears

만약 망막이 열공 주변조직의 기저층으로부터 박리되지 않았다면 안과 의사는 치료를 위해 두 가지 시술을 권유할 수 있다. 두 가지 시술 모두 보통 10~14일 정도 소요되며, 이기간 동안에는 심한 운동을 삼가해야 한다.

광응고
Photocoagulation

이 시술에서 안과 의사는 망막열공 주변에 직접 레이저광선을 조사하여 광응고반을 만들게 된다(46~47p 참고). 광응고반은 반흔을 형성하고 망막을 기저조직에 "용접(welds)"하는 것이다. 이 시술은 수술적 절개가 필요 없고 냉동응고술(cryopexy)보다 자극이 적다.

냉동응고술
Cryopexy

이 시술은 레이저를 이용해 열을 가하는 대신, 강력한 저온으로 망막열공 주위의 조직을 얼리는 것이다. 눈을 국소마취 시킨 후 냉동 막대를 댄다. 얼리는 시술은 광응고술처럼 망막을 기저조직에 "용접"하면서, 염증을 유발하여 반흔을 형성하는 것이다.

냉동응고술은 망막의 주변부처럼 레이저가 닿기 힘든 곳에 사용된다. 눈은 시술 후에 한동안 충혈되고 부을 수 있다.

망막박리
Retinal detachment

망막박리(retinal detachment)는 응급상황이며, 치료를 위해 내원할 때까지의 시간이 매우 중요하다. 박리된 망막을 수술적으로 즉시 다시 붙여주지 않으면, 손상받은 눈의 영구적인 시력소실이나 실명을 유발할 수 있다.

망막박리는 망막의 찢어지거나 손상된 부위로 액체가 흘러들어가, 망막이 맥락막이나 망막색소상피증같은 기저층으로부터 떨어지는 것이다. 지속적인 누출에 의해서 망막 아래쪽에 액체가 고이면 마치 벽에서 벽지가 떨어지듯이 망막박리는 더 커지게 된다. 망막박리가 일어난 부위는 더 이상 기능을 하지 못하게 되고, 시력은 점차 떨어지게 된다.

망막에서의 모든 열공이나 원공이 망막박리를 유발하지는 않는다. 가끔은 결손된 곳의 주변부 망막조직이 잘 붙어 있기도 한다. 그러나 많은 경우에 유리체로부터 새어들어 온 액체가 분리를 유발한다.

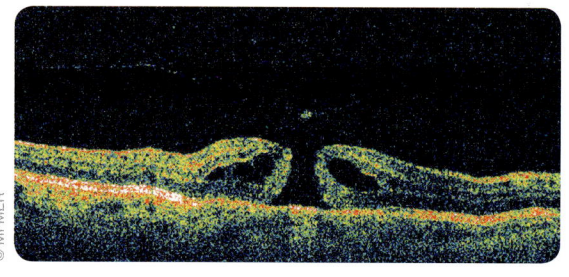

황반원공(Macular hole) 빛간섭단층촬영(OCT) 소견에서 망막의 단면 사진은 황반에 커다란 원공을 보여주고 있다. 이는 시력감소와 상의 왜곡을 유발할 수 있다.

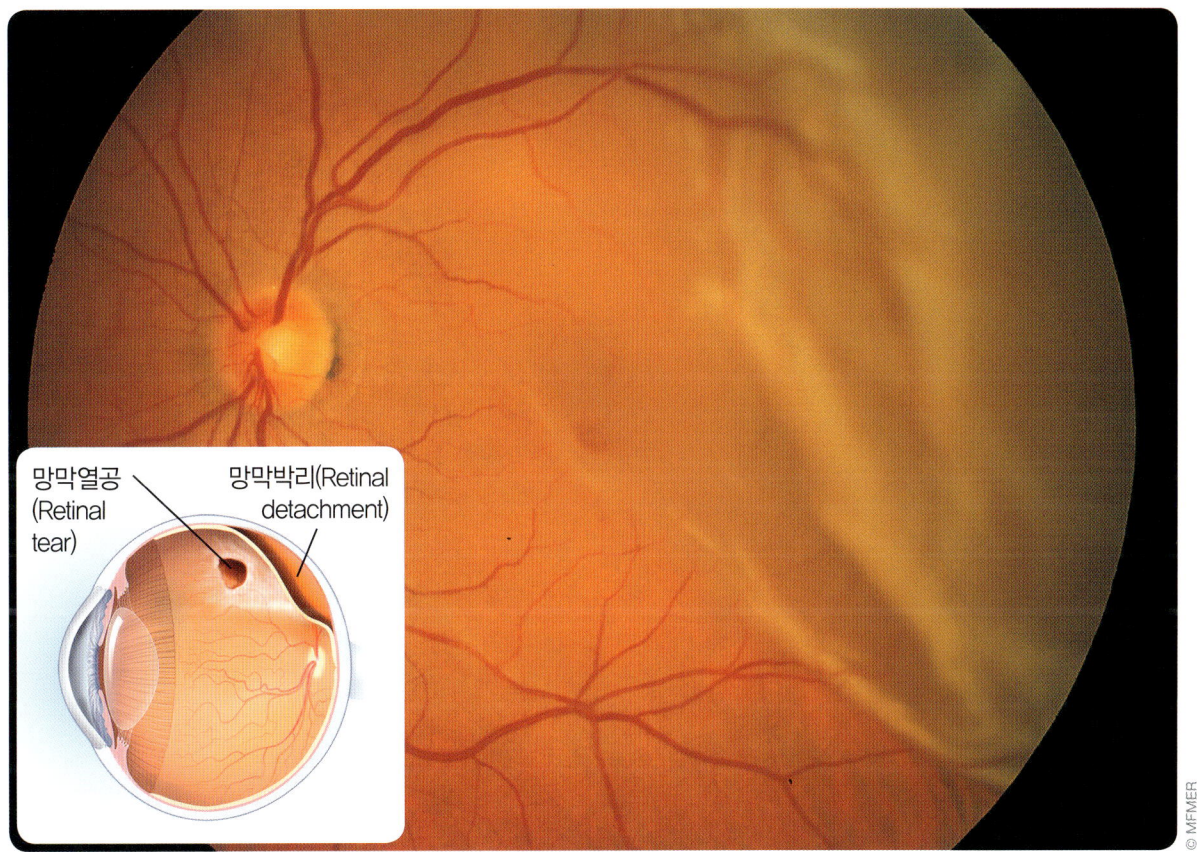

망막박리(Retinal detachment) 사진상에서 망막이 뒤쪽 벽에서 떨어져 나와 있는 부위는 주름져 있고, 회색빛을 띤다(오른쪽 위). 대부분의 망막박리는 중력의 영향으로 유리체가 늘어지면서 안구의 위쪽 부위에서 일어난다(작은 사진).

망막박리는 발견하지 못하거나 치료받지 않으면 망막 전체로 퍼져나갈 수 있다. 망막박리가 오래되면 반흔조직을 형성하는데 반흔조직은 망막 표면에 생기고, 망막을 뻣뻣하게 만든다. 이 단계에서는 아무리 수술을 하더라도 망막박리 이전의 눈 상태로 돌아가기는 어렵다.

그밖에 흔하지 않은 망막박리의 원인으로 당뇨병 환자에서 발생하는 것처럼, 망막 표면에 반흔이 형성되면서 당김이 발생하는 경우가 있다. 가끔 망막열공 없이 망막박리가 생기기도 하는데, 이것은 외상이나 종양 또는 염증성 질환으로 인해 망막 아래로 액체가 누출됨으로써 생길 수 있으며, 심각한 상태이다.

징후와 증상
Sings and symptoms

망막박리는 통증은 없으며, 박리가 일어나기 전에 다음과 같은 전형적인 경고 소견들이 나타난다.

• 여러 개의 비문증이 갑자기 생김 : 망막이 찢

어지면 색소가 유리체로 유출되거나, 작은 혈관이 찢어지면서 혈액이 유리체로 뿌려질 수 있다.

- 밝은 빛이 갑자기 손상된 눈에서 느껴짐
- 그림자나 커튼으로 시야가 가려지는 듯한 느낌
- 갑작스런 시력저하 : 대부분의 열공이 망막의 주변부를 따라 일어나기 때문에, 주변부 시력이 흐려짐을 느낄 수 있다.

만약 이러한 증상이나 징후가 있다면 즉시 안과 의사의 치료를 받아야 한다. 비문증이나 광시증은 그 자체로는 심각한 문제를 의미하지는 않지만, 만약 망막박리에 의해서 생긴 것이라 면 즉각적인 치료를 해야만 시력을 보존할 수 있다.

불행하게도 많은 사람들이 이러한 응급 위험 신호에 주의를 기울이지 않는다. 그들은 이러한 증상이 없어지기를 기대하면서 안과 의사를 찾는 것을 늦춘다. 어떤 경우에는 일시적으로 이러한 증상이 없어지기도 하지만, 이후 수일이나 수주 내로 급격한 시력소실이 일어나, 치료가 불가능한 진행된 단계의 망막박리가 발생할 수 있다.

망막박리가 수술에 의해서 항상 성공적인 결과를 얻을 수 있는 것은 아니며, 영구적인 시력 소실을 유발할 수 있다. 시력이 정상적이지 않다면 가능한 한 빨리 안과 의사를 찾아가야 한다.

위험인자
Risk facotrs

망막박리(detached retina)의 위험성은 나이가 들수록 증가하는데, 그 이유는 단순하다. 나이가 들수록 유리체가 변하기 때문이다. 망막박리는 여성보다 남성에게서 더 많이 발생하는데, 다음과 같은 요소들이 있다면 위험성은 더 커진다.

- 이전에 한쪽 눈에 망막박리가 있었던 경우
- 망막박리의 가족력이 있는 경우
- 심한 근시인 경우
- 백내장(cataract)수술 같은 눈수술의 기왕력이 있는 경우
- 과거에 심하게 눈을 다치거나 손상받았던 경우
- 망막 주변부에 약한 부위가 있는 경우

안과 의사는 망막박리나 원공 그리고 열공 등이 있는지, 망막을 아주 자세히 관찰할 수 있는 도구인 검안경을 이용하여 눈을 검사할 수 있다.

치료
Treatment

망막박리(detached retina)는 수술만이 효과가 있는 유일한 치료이다. 망막박리가 시작되기 전에 망막열공이나 원공의 박리가 망막에 있거나, 망막박리가 있더라도 황반부를 침범하지 않고 있으면 치료가 가능하고, 대개 상당한 시력을 유지할 수 있다. 수술은 진단 후 수일 내에 시행하는 것이 가장 좋다.

망막박리를 복구하기 위해 다른 수술적 치료

가 사용될 수 있다. 기체망막유착술(pneumatic retinopexy)과 공막돌륭술(scleral buckling)이 냉동응고술(cryopexy)과 함께 시행된다(86p 참고). 유리체절제술(vitrectomy)은 유리체에 생긴 다량의 출혈을 없애거나 반흔조직을 제거하는데 필수적일 수 있다.

치료의 목적은 열공을 다시 봉합하고, 망막 아래에 액체가 고이는 것을 멈추게 하는 것이며, 유리체의 수축으로 인한 망막 당김을 줄이고, 느슨해진 망막부위를 다시 붙이는 것이다. 망막박리의 복잡성이나 심각한 정도에 따라서 안과 의사가 치료 방법을 결정할 것이다.

기체망막유착술
Pneumatic retinopexy

기체망막유착술(pneumatic retinopexy)은 망막의 중심 상부에 망막박리가 있으면서 합병증을 동반하지 않은 경우에 사용된다. 이 시술은 대개 국소마취하에 입원하지 않고 외래 수술로 진행된다.

수술 의사는 냉동응고술(cryopexy)로 열공을 봉한 다음, 전방에서 액체를 빼내어 안구를 부드럽게 만든다. 그러고 나서 유리체 안으로 가스를 채워 넣으면 가스방울(gas bubble)이 팽창하면서 떨어진 망막을 밀어올리게 된다. 망막의 열공으로 더 이상 액체가 흘러나오지 않으면 망막은 저절로 뒤쪽 벽에 붙게 된다. 종종 냉동응고술 대신 레이저를 이용한 광응고술을 사용하기도 한다.

수술 후에 가스방울이 위치를 잡게 하기 위해서 특정한 자세를 몇 일 동안 취해야 할수도 있다. 가스가 완전히 없어질 때까지 수주가 걸릴

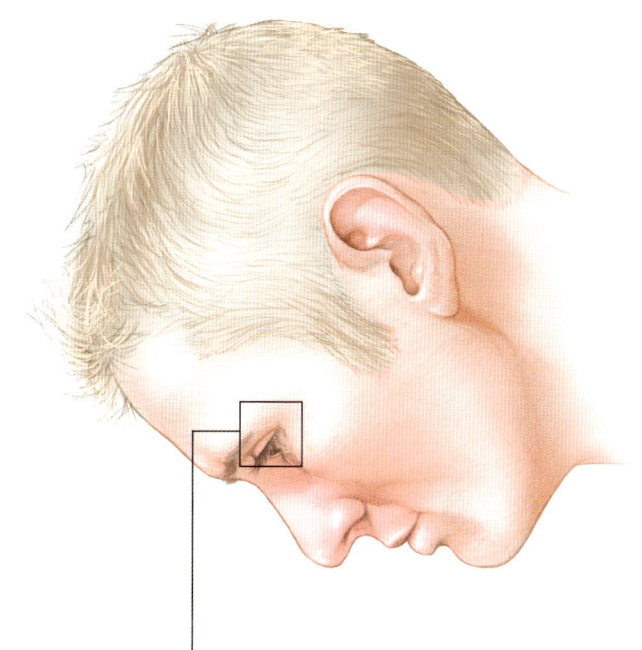

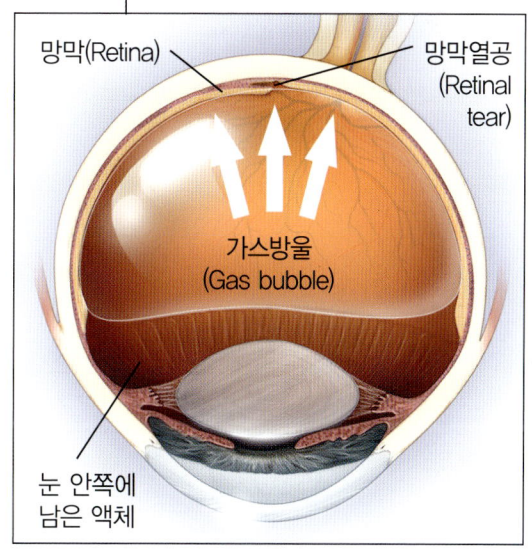

기체망막유착술(Pneumatic retinopexy) 냉동응고술(cryopexy)로 망막의 열공을 봉한 다음 가스방울(gas bubble)을 유리체로 주입한다. 가스방울은 부드럽게 압력을 가하고 떨어진 부위가 안구벽에 다시 붙을 수 있도록 돕는다. 눈은 수주에 걸쳐서 서서히 가스방울을 흡수한다.

유리체출혈 Bleeding in the vitreous

망막열공(retinal tear) 부위의 찢어진 혈관으로부터 유리체 쪽으로 혈액이 흘러나오는 경우를 유리체출혈(vitreous hemorrhage)이라고 한다. 유리체출혈이 있는 상태에서 망막박리를 치료한다면, 출혈이 유리체를 뿌옇게 만들어 수술자의 시야를 가리기 때문에 망막을 깨끗하게 볼 수 없어서 수술에 어려움을 겪게 된다. 이러한 장애물이 있는 경우에 수술자는 망막열공이나 손상 정도를 측정하기 위해 초음파를 사용한다.

초음파검사(ultrasonography)는 음파를 유리체 속으로 보내서 망막에 반사되어 얻어지는 영상을 보는 검사이다. 되돌아온 음파는 디지털 영상으로 만들어져 망막과 다른 안구내 구조들의 상태를 판단하는데 도움을 준다. 망막박리가 발견되면 수술 의사가 망막을 치료하기 전에 유리체절제술을 시행하여 유리체출혈을 제거하는 것이 필요할 수 있다.

이러한 상황에서는 증식유리체망막병증(proliferative vitreoretinopathy)이라고 부르는, 유리체와 망막에 반흔이 형성될 위험성이 매우 높아진다. 이는 반흔조직이 망막을 접히거나 주름지게 하면서 발생되고 이로 인해서 일반적인 수술을 통한 망막 재유착 노력이 방해 받게 된다.

수 있으며, 가스가 없어질 때까지는 뒤로 눕거나 등을 대고 자는 것을 피하는 것이 좋다. 이것은 가스방울이 수정체에 닿아서 백내장을 일으키거나 눈의 압력을 갑작스럽게 올릴 위험성을 감소시키기 위한 것이다.

회복기간 동안에는 고도가 높은 곳에 올라가거나 비행기를 타서는 안 되는데, 그 이유는 대기압의 갑작스런 하강으로 눈안의 가스방울이 갑자기 팽창하면서 눈의 압력이 위험할 정도로 높아질 수 있기 때문이다. 수술 의사는 위험이 없어지면 알려줄 것이다.

기체망막유착술의 성공은 여러가지 요소와 환자의 조심스러운 선별에 달려 있으며, 이를 통하여 절개하는 수술을 피할 수 있다.

다음과 같은 합병증이 가능하다.

- 망막박리(retinal detachment)의 재발
- 과도한 반흔 형성
- 백내장(cataracts)
- 눈 안의 가스방울이 압력을 증가시켜서 발생하는 녹내장(glaucoma)
- 망막 아래쪽에 가스가 들어감
- 감염

이러한 합병증은 매우 드물지만 치료받지 않고 방치할 경우 심각한 시력손상을 유발할 수 있다. 망막박리의 재발은 대개 공막돌륭술(scleral buckling)이나 유리체절제술(vitrectomy)로 복구될 수 있다.

공막돌륭술
Scleral buckling

물리적으로 안구의 둘레를 약간 줄여서 망막이 재유착될 수 있도록 돕고, 유리체의 수축에 의한 장력을 완화시켜주는 역할을 한다. 공막돌륭술(scleral buckling)은 수술방에서 국소마취나 전신마취하에 이루어지고, 보통은 입원하지 않고 시행하게 된다.

수술 의사는 우선, 냉동응고술(cryopexy)을 통해서 망막의 열공 부위를 치료한다. 그런 다음 실리콘 재질의 부드러운 스폰지나 단단한 조각으로 안구에 압력을 가함으로써, 손상된 부위의 공막을 직접 움푹 패게 한다.

부드럽게 외부에서 압력을 가해 이 공막돌륭이 망막과 그 아래쪽 조직들 간에 벌어진 곳이 가까워질 수 있도록 돕는다. 이 역시 치유를 도울 수 있다. 안구의 크기를 작게 하여 돌륭이 유리체에 의해 당기는 것을 완화하고, 망막열공(retinal tears)의 진행을 막게 도와준다.

단순히 한 개의 망막박리만 있고 다른 문제가 없다면 실리콘 누름 조각을 직접 망막이 박리된 부위에 위치시킨다. 만약 여러 개의 열공이 있고 망막박리가 심하다면 수술자는 공막두르기(encircling scleral buckle)를 해서 안구 전체를 둘러쌀 수도 있다.

돌륭(buckle)은 공막의 바깥쪽에 봉합된다. 위치시킨 돌륭을 고정시키는 봉합을 묶기 전에, 수술

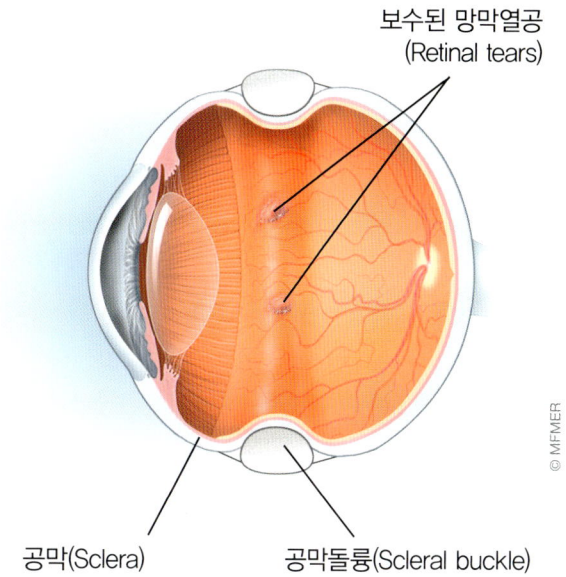

공막두르기(Encircling scleral buckle) 실리콘 띠로 눈의 바깥쪽에서 공막을 눌러주거나 "돌륭술(buckles)"을 해서 봉합하여 눈을 작게 만드는 것이다. 둘레가 작아지면 맥락막을 박리된 망막쪽으로 밀어서 치유되는 과정을 도울수 있으며, 수축된 유리체에 의해 망막이 당겨지는 힘을 감소시킬 수 있다.

자는 공막에 작은 절개를 해서 분리된 망막 아래에 있는 액체를 빼낼 수도 있다. 돌륭은 평생 동안 그 자리에 남아있게 된다.

어떤 의사는 단순한 망막박리에 대하여, 부풀렸다가 나중에 제거하는 작은 고무풍선을 이용해 일시적인 돌륭술을 시행하기도 한다.

공막돌륭술은 보통 한 번 시술로 성공하기도 하지만, 망막을 재유착시키는 것이 시력의 정상 회복을 보증하지는 않는다. 이러한 시술 후에 얼마나 잘 볼 수 있는가는 얼마나 많은 망막이 분리되었는가와 얼마나 오랫동안 분리되어 있었는가에 달려 있다.

황반 부위가 분리된 적이 있다면 시력은 정상으로 돌아오기 어렵다. 황반 부위가 이환되지 않았고 공막돌륭술이 성공적으로 되었다 하더라도, 오랜 시간이 지난 후에는 황반부의 굴곡이나 주름으로 인해 시력이 손상될 수 있다.

만약 첫 번째 수술에서 성공하지 못했다면 수술의사는 추가적인 수술로 다시 망막을 재유착시키려고 할 것이다. 추가적인 수술은 성공률을 증가시킨다.

때때로 공막돌륭술 후에 망막이 단단히 붙지 않을 수 있는데, 이는 망막 표면에 반흔조직이 존재하기 때문일 수 있다. 하지만 반흔조직은 시술을 받은 후에도 생길 수 있어서 재유착된 후에도 망막박리가 유발될 수 있다. 만약 이렇게 된다면, 대개 수술 후 첫 2개월 정도에 발생한다. 이러한 반흔조직을 제거하기 위해서 추가적인 수술이 필요할 수 있다.

공막돌륭술의 합병증은 흔하지 않지만 눈의 전부 또는 일부의 시력이 손상될 수 있고, 드물게는 안구를 잃을 수도 있으며, 다음과 같은 합병증이 생길 수 있다.

- **망막하출혈 또는 유리체출혈**(bleeding under the retina or into the vitreous cavity) : 의도하지 않게 망막 아래쪽으로 액체가 흘러들어가거나 봉합하면서 공막에 구멍을 내어 발생할 수 있다.
- **안구내압 증가**(increased pressure inside the eye) : 공막의 부종과 전방각이 좁아지면서 발생할 수 있다.
- **복시**(double vision : diplopia) : 돌륭이 외안근 밑으로 지나간 경우에 흔하게 발생한다. 이 상황은 대개 일시적이며 안경으로 교정될 수도 있다. 종종 수술로 돌륭을 제거하거나 근육을 재위치시켜야 하는 경우도 있다.

유리체절제술
Vitrectomy

때때로 심한 출혈이나 염증 혼탁이 유리체를 흐리게 만들어 수술자가 망막을 볼 수 없게 시야를 가리는 경우가 있다. 또한 반흔조직이 망막박리의 복구를 불가능하게 하는 경우도 있다.

이러한 상황에서는 유리체의 혼탁을 제거하기 위해 유리체절제술(vitrectomy)이 필요할 수 있다. 수술자는 그 공간을 대체하기 위해 공기나 가스, 또는 투명한 액체를 주입한다. 공막돌륭술(scleral buckling)이 망막박리의 교정을 위해서 함께 시행될 수 있다.

유리체절제술을 받은 많은 사람들의 눈에는 가스방울이나 실리콘 기름방울이 채워져 있다. 이 방울들은 망막을 제 자리에 위치시켜 치유를 돕는다. 가스방울은 시간이 지나면서 몸에 흡수되지만 기름방울은 수술적으로 제거하기 전까지 눈에 남아있게 된다. 이 방울이 눈에 있는 한 기체망막유착술(pneumatic retinopexy) 때와 같은 주의를 기울여야 한다.

수술 후
After surgery

위에 언급한 어떤 수술을 받더라도 한 달 정도까지는 눈이 충혈되고, 붓고, 물기가 생기고, 약간의 통증이 있을 것이다. 눈가리개를 하여 일시적으로 완화시킬 수 있다.

안과 의사는 치료 과정을 돕기 위해 항생제나 산동제를 사용할 것이다. 심각한 통증이 생길 가능성은 적으나, 통증이 발생하면 즉시 수술 의사를 만나 치료를 받아야 한다.

눈이 완전히 회복되는 데는 8~10주가 소요되는데, 이 기간 동안에는 힘든 활동을 삼가해야 한다. 시력이 안정됨에 따라 안과 의사는 교정용 안경이 필요할지, 기존의 처방을 조정할지 결정할 것이다. 복잡한 망막박리를 치료하는 수술 후, 시력이 호전되는 데에는 수개월이 걸릴 수도 있으며, 어떤 사람은 소실된 시력을 다시 회복하지 못할 수도 있다.

망막정맥폐쇄(Retinal vein occlusion) 망막정맥의 폐쇄는 혈액의 축적과 황반부종을 유발하며, 시야에서 맹점(blind spot)을 형성하고 시력저하를 일으킨다.

망막혈관폐쇄
Retinal blood vessel blockage

동맥(arteries)과 정맥(veins)의 복잡한 망이 망막을 지탱해주고 있다. 혈관은 서로 가까이 있으며, 때때로 서로 가로지르거나 뒤얽히기도 한다. 두 가지 망은 시신경을 통해 눈으로 들어오는 주요 혈관(망막중심동맥과 망막중심정맥)에 연결되어 있다.

때때로 이들 동맥이나 정맥이 막히기도 하는데, 이를 망막혈관폐쇄(retinal blood vessel blockage)라고 한다. 이는 주로 노인층에서 발생하며 시력 감소나 소실을 가져올 수 있다.

다양한 요소들이 혈관폐쇄를 일으킬 수 있는데, 혈전이나 지방침착물의 혈관 내 축적, 혈관벽의 허탈 또는 외부 압력에 의한 혈관벽 압박 등이 그것이다. 망막동맥이 폐쇄되면 산소가 충만한 혈액이 망막으로 영양을 공급할 수 없게되고, 망막정맥이 폐쇄되면 혈액이 돌아갈 수 없게 되어 망막에 부종이 생긴다.

혈관폐쇄로 인한 시력소실은 치료 전에 얼마나 시간이 흘렀는가, 폐쇄된 위치가 어디인가 그리고 부종이 있는가에 의해 좌우된다. 망막의 혈관폐쇄에는 4가지 형태가 있다.

망막분지정맥폐쇄
Branch retinal vein occlusion(BRVO)

혈액의 막힘은 모세혈관에 혈액을 축적하고 망막에 압력을 형성하게 된다. 이 압력은 모세혈관의 출혈과 황반부의 부종을 유발하여 시력저하나 맹점(blind spots)을 형성한다. 망막분지정맥폐쇄(BRVO)는 망막의 가장 흔한 순환장애의 하

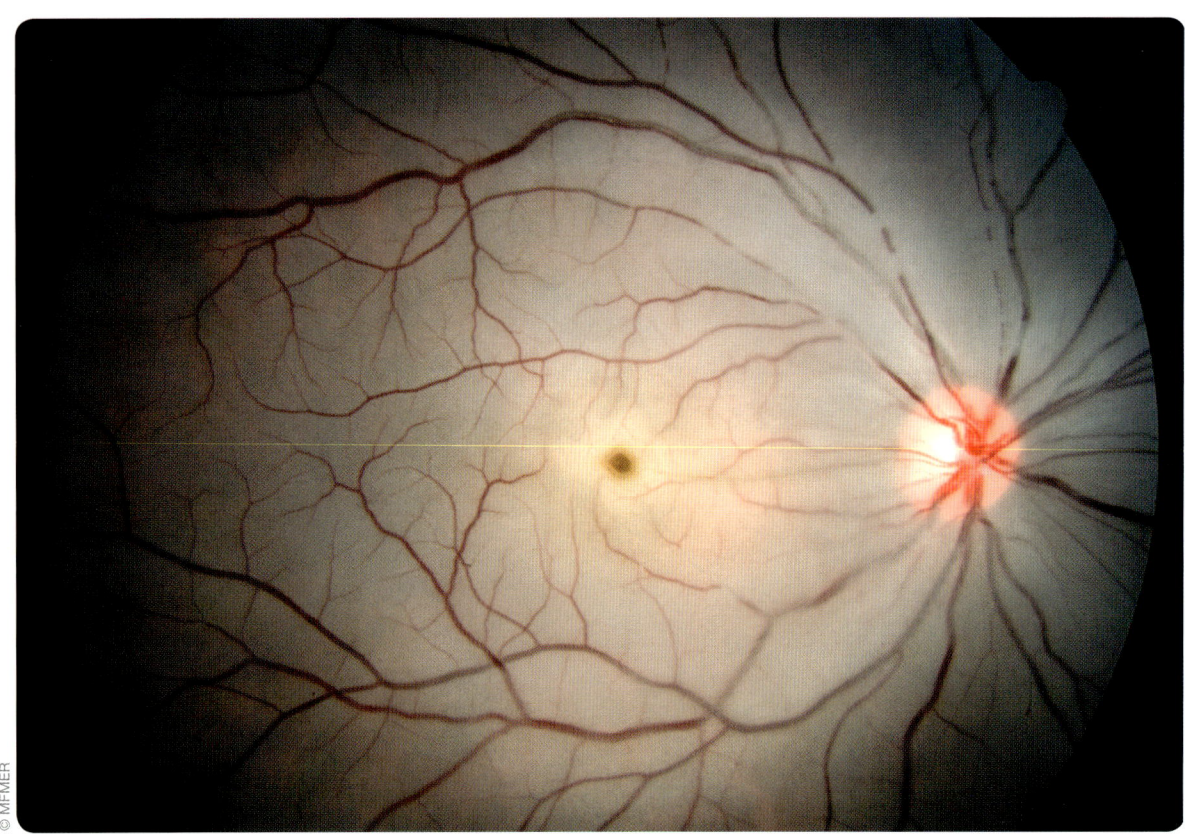

망막중심동맥폐쇄(Central retinal artery occlusion) 컬러 사진의 창백한 망막은 망막중심동맥폐쇄에 의해 충분한 혈액이 눈으로 흘러 들어가지 못하여 발생한 결과이다.

나이다.

부종은 격자레이저광응고술(grid laser photocoagulation) 단독 또는 이에 스테로이드나 항혈관생성인자(anti-angiogenic) 주입을 함께 사용하여 치료한다.

망막분지정맥폐쇄(BRVO)의 합병증은 시신경이나 망막 또는 홍채에 신생혈관이 자라는 것이다. 만약 치료받지 않고 방치하면 이 혈관들은 유리체로 출혈을 유발할 수 있다. 홍채에 자라나는 혈관은 신생혈관녹내장(neovascular glaucoma)과 영구적인 시력소실을 가져올 수 있다. 신생혈관의 성장을 멈추기 위해 범망막광응고술(panretinal photocoagulation)이 시행될 수 있다.

망막중심정맥폐쇄
Central retinal vein occlusion(CRVO)

모세혈관을 지나가는 혈액이 모여지는 커다란 정맥이 폐쇄될 수도 있다. 망막중심정맥폐쇄(CRVO)는 분지정맥들을 울혈시키고 시신경을 둘러싸는 망막을 붓게 한다.

시력소실은 경도에서 심한 정도까지 생길 수 있다. 망막분지정맥폐쇄(BRVO)의 경우, 망막에 혈액공급이 저하되고 모세혈관으로부터 누출이 생겨 황반부종이 생기면서 시력저하가 발생한다. 망막분지정맥폐쇄(BRVO)와 달리 격자레이저광응고술은 효과가 없으며, 반드시 스테로이드나 항혈관생성인자(anti-angiogenic) 주입으로 치료해야 한다.

망막분지정맥폐쇄(BRVO)와 함께 시신경, 망막 또는 홍채에 신생혈관이 자라날 수 있으며, 이것은 범망막광응고술(panretinal photocoagulation)로 치료할 수 있다.

망막분지동맥폐쇄
Branch retinal artery occlusion(BRAO)

작은 동맥분지에서도 폐쇄가 일어날 수 있으며, 이것은 망막으로의 혈액공급을 제한한다. 폐쇄는 혈전이나 비정상적인 입자(색전, embolus)가 혈관을 막음으로써 야기된다. 초기 증상은 갑작스런 부분 시력소실이며 때때로 중심시력이 소실되기도 한다.

소실된 시력을 되찾는 치료 방법은 현재까지는 없다. 망막분지동맥폐쇄(BRAO)의 가장 흔한 원인은 색전(embolus)이며, 다른 원인으로는 혈관염(vasculitis), 포도막염(uveitis), 혈액응고장애 등이 있다. 고혈압, 고지혈증, 혈액응고장애, 당뇨병, 관상동맥질환, 경동맥협착 등도 위험인자에 포함된다.

망막중심동맥폐쇄
Central retinal artery occlusion(CRAO)

망막중심동맥폐쇄(CRAO)는 주된 망막 동맥이 심각하게 막혀 망막에 대한 혈액 공급이 차단된 상태로, 눈의 "중풍(stroke)"이라고도 하며, 갑작스런 현저한 시력 소실이 유발된다. 망막중심동맥폐쇄(CRAO)의 원인과 위험인자는 망막분지동맥폐쇄(BRVO)와 유사하다. 신생혈관녹내장(neovascular glaucoma)이 가장 큰 합병증이다.

현재 망막중심동맥폐쇄(CRAO)의 입증된 치료법은 없다. 혈관으로부터 장애물을 제거하는 것을 목표로 하는 실험적인 치료가 시행되고 있는데 안구 마사지, 전방의 전방수(aqueous humor) 제거 그리고 산소와 이산화탄소 혼합가스 흡입 등이 이에 해당 된다. 증상 발현 후 24시간 이내에 치료가 시행된다면 시력을 호전시킬 기회가 있다.

시신경의 질환
Disorders of the optic nerve

시신경(optic nerve)은 뇌와 눈을 소통하게 하는 통로이다. 이는 집과 텔리비젼 그리고 인터넷 서비스를 이어주는 고속 광케이블과 같다고 할 수 있다. 시신경의 문제는 망막에 의해 생성되고 뇌에 의해 분석되는 전기 신호의 전달을 방해할 수 있기 때문에 결과적으로 시력 소실을 유발할 수 있다.

시신경염
Optic neuritis

시신경염(optic neuritis)은 시신경에 염증이 생기는 것으로 정확한 원인은 밝혀져 있지 않다. 시신경염은 면역 체계가 실수로 수초(myelin)라는 시신경을 싸고 있는 물질을 표적으로 설정하여 발생하는 것으로 보인다. 다발성경화증(multiple sclerosis) 같은 특정한 자가면역질환이 종종 동반될 수 있다.

이러한 상태가 시신경이 붙어 있는 시신경원판(optic disk)에만 영향을 미치는 경우에는 유두염(papillitis)이라 하고, 염증이 안구 뒤쪽까지 생긴 경우에는 구후신경염(retrobulbar neuritis)이라고 한다.

시신경이 염증으로 붓게 되면 뇌로의 신호전달이 차단된다. 그 결과로 시력은 서서히 또는 갑작스럽게 소실되는데, 보통은 한쪽 눈에서 발생하지만 양쪽 눈에서 나타나기도 한다. 대부분의 환자들은 눈의 통증을 경험하며, 눈을 움직일 때 심해진다. 유두염(papillitis)의 경우에는 시력손상이 유일한 증상이다.

시신경염은 보통 저절로 호전된다. 어떤 경우에는 스테로이드 복용이 염증을 줄일 수 있기 때문에 사용된다. 증상 발생 12개월 이내에 대부분 정상 시력으로 돌아온다.

시신경염이 있다면 다발성경화증(multiple sclerosis)의 위험성 여부를 확인하기 위해서 MRI를 시행해야 한다. 다발성경화증에 고위험군이라면, 다발성경화증을 예방할 수 있는 약물치료를 하는 것이 이로울 수 있다.

시신경유두부종
Papilledema

시신경유두부종(papilledema)은 두개내압의 증가로 인해서 시신경유두에 생기는 부종이다. 두개 내의 비정상적으로 높은 압력은 종양(tumor), 농양(abscess), 울혈 또는 감염에 의해서 유발될 수 있다.

유두부종의 초기에는 보통 시력은 영향을 받지 않으며, 상태가 진행되면서 일시적으로 시력소실이 왔다가 사라지는 증상이 나타난다. 치료는 원인에 따라 다르게 되는데, 종양을 수술로 제거하거나 감염에 대한 항생제를 사용한다. 두개내압이 조절된다면 예후는 대개 좋은 편이다.

허혈성시신경병증
Ischemic optic neuropathy

허혈성시신경병증(ischemic optic neuropathy)은 혈액공급의 감소로 시신경이 통증 없이 붓는 것이다. 이는 신경의 기능을 손상시키거나 시신경 세포를 죽게 할 수 있다. 시력손상의 정도는 다양하며, 심각하거나 영구적일 수 있다. 시신경소실은 수분 이상, 수 시간 동안 지속될 수 있으며 점차 수일 동안으로 연장될 수 있다. 양쪽 눈에 함께 발생할 수 있다.

50세 이후에 가장 흔하게 발병한다. 이 질환은 고혈압, 동맥경화 또는 당뇨병 등의 만성질환과 연관될 수 있다. 머리쪽 혈관의 염증(측두동맥염, temporal arteritis)에 의해서 유발되기도 한다.

치료는 혈압과 콜레스테롤 같은 시신경의 혈액 공급에 영향을 주는 인자를 조절하는 것을 포함한다. 측두동맥염이 원인이라면 부신피질스테로이드(corticosteroid) 약물을 투여할 수 있다.

Chapter 5

녹내장
Glaucoma

녹내장(glaucoma)은 조용한 시력 도둑이라고도 불린다. 대부분의 경우, 아무런 위험 신호 없이 발병하고, 손상은 매우 서서히 일어나기 때문에, 대부분의 사람들은 아주 진행된 단계에 이를 때까지 어떠한 시력소실도 인식하지 못한다.

녹내장은 살며시, 끊임 없이, 계속해서 진행한다. 환자는 전세계적으로 계속해서 증가하는 상황이며, 녹내장은 미국에서 연령관련 황반변성(age-related macular degeneration) 다음으로 가장 흔한 시력소실의 원인이다.

실제적으로 녹내장은 하나의 질환이 아니고, 눈의 여러가지 상황과 연관된 질환군이다. 눈과 뇌 사이에 신호를 전달하는 신경섬유다발인 시신경의 손상이 질환의 일반적인 특징이다. 비정상적으로 안압이 높지만 이것이 항상 손상의 원인이 되는 것은 아니다.

시신경이 악화됨에 따라 시야에서 암점이 생기며 전형적으로 주변부 시야가 소실된다. 녹내장의 정확한 원인은 밝혀져 있지 않지만, 혈관이나 구조, 신경 등의 문제와 염증 같은 몇 가지 요소들이 포함될 수 있다.

다행히도 매우 적은 수의 사람만이 시력을 완전히 잃게 되는데, 이는 의학의 발전으로 조기에 발견하고 치료할 수 있는 상황이 되었기 때문이다. 일찍 발견되면 중등도 이상의 시력손상을 일으키지 않을 수 있지만, 남은 일생 동안 정기적인 검사와 치료를 받아야 한다.

세포손상
Cell damage

녹내장(glaucoma)에서의 시력손상은 시신경에서 세포가 손상을 받아 소통에 지장을 주기 때문에 생긴다. 즉, 전기적 신호가 망막과 뇌의 시각피질(visual cortex) 사이에서 자유롭게 전달될 수 없게 된다. 이유는 모르지만, 시신경 세포들은 손상되었을 때, 스스로 안정화시키거나 복구하기보다 죽어버린다. 연구자들은 어떻게 이러한 현상이 일어나는지 이해하기 위해 노력하고 있다.

세포의 손상 원인에 대해서는 논쟁이 계속되고 있다. 하나의 이론은 비정상적으로 높은 안압이 시신경의 구조적인 손상의 원인이라는 것이다. 또 하나의 이론으로 제시되고 있는 것은 높은 안압으로 인해, 시신경에 영양을 공급하고 신경세포에 영양공급을 막는 작은 혈관들이 막히기 때문이라는 것이다. 보다 최근의 이론은 뇌압과 안압의 불균형이 건강한 눈에 필요한, 뇌로부터 눈으로 전달되는 분자의 흐름을 억제한다는 것이다.

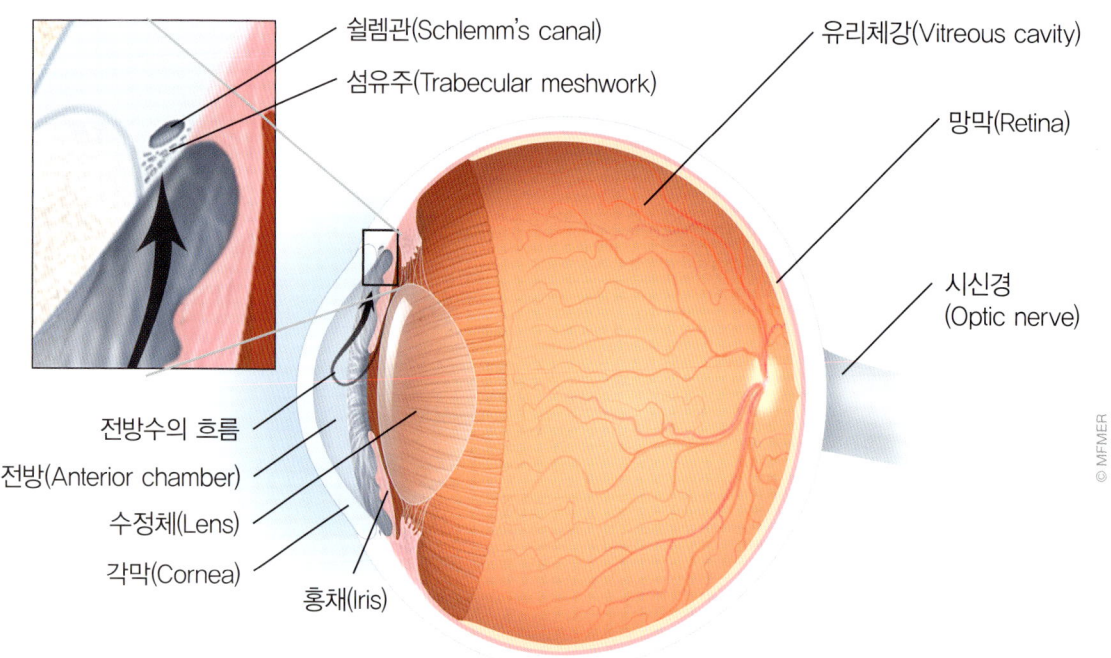

안압(Intraocular pressure) 안구의 앞쪽을 통과하는 전방수(aqueous humor)의 흐름은 안압을 조절하는 데 중요한 역할을 한다. 방수는 각막과 홍채 사이에 위치한 섬유주(trabecular meshwork, 왼쪽 사진)를 통해서 배출된다. 액체는 쉴렘관(schlemm's canal)이라는 열린 통로로 나오기 전에 망사부위(섬유주)를 통해 걸러진다. 섬유주를 통과하는 흐름에 저항이 증가하면 안구 안쪽의 압력이 올라가게 되는 것이다.

안압에 대한 기초
Eye pressure basics

안구의 내측 압력 또는 안압(intraocular pressure : IOP)은 눈의 모양을 유지하고 기능을 적절히 할 수 있도록 도와준다. 눈의 압력은 풍선처럼 생각해 볼 수 있다. 정확한 압력을 제공해야 풍선이 동그랗고 팽팽한 모양이 되고, 압력이 너무 강하면 물체가 손상받을 수도 있다.

안압이 비정상적으로 높게 형성되면 녹내장(glaucoma)의 위험성이 크게 증가한다. 안압이 높다는 것이 모두 녹내장을 가지고 있다는 말은 아니다.

어떤 사람들은 다른 사람들보다 높은 안압(IOP)에 대한 내성이 있어서 시신경의 손상 없이 잘 지낼 수도 있으며, 정상이라고 여겨지는 안압의 범위(10~21mmHg)라 할지라도 녹내장이 발병하는 경우가 있다. 그러므로 안압은 질병 과정에 있어서 하나의 요인일 뿐이다.

안압과 질병의 연관 관계를 잘 이해하기 위해서는, 안압을 조절하는 기전과 안압이 상승하는 기전을 보다 잘 아는 것이 필요하다. 압력의 변화는 전방수(aqueous humor)가 안구의 앞쪽 부분을 통해서 순환하는 흐름과 연관되어 있다.

전방수(aqueous humor)는 투명한 액체로 눈안에서 생산된다. 방수는 배출되기 전에 눈의 전방을 지나서 수정체와 각막을 돈다(94p 사진). 지속적인 방수의 흐름은 눈에 영양을 공급하고 원치 않는 노폐물들을 제거한다.

전방수는 각막과 홍채가 만나는 모서리 부위(전방각)에 있는 조리 또는 채 모양의 배출장치를 통해서 나가게 된다. 이 액체는 섬유주(trabecular meshwork)라는 스폰지 조직을 통과하여 지나간 다음 쉴렘관(schlemm's canal)이라는 개방된 관으로 흐르고, 마지막에는 몸의 혈류로 흡수된다. 전방에서 배출되어 나가는 것과같은 양을 눈에서 전방수로 만들어 내는 것이다.

이러한 배출장치가 적절히 작동하지 않게 되면(예를 들어, 섬유주가 막히는 경우) 눈 안의 전방수가 배출되는 것이 어려워진다. 배출에 대한 저항이 증가하면 안압이 올라가게 되므로, 저항의 증가는 거의 대부분 안압의 상승으로 이어지게 된다.

섬유주(trabecular meshwork)가 완전히 막히는 경우가 있는데, 이는 매우 빠르고 급격하게 안압(IOP)이 상승하는 응급상황을 야기한다.

종류
Types

녹내장(glaucoma)에는 몇 가지 종류가 있는데, 그것은 전방에서 전방수(aqueous humor) 배출을 방해하는 것이 무엇인지와 관련이 있다.

원발개방각
Primary open-angle

녹내장의 가장 흔한 형태는 원발개방각녹내장(primary open-angle glaucoma)이다. 각막과 홍채에 의해 만들어지는 모서리(angle)을 통하여 흘러가는 방수(aqueous humor)가 섬유주(trabecular meshwork)에 도달하면, 눈으로부터 배출되는 속도가 늦춰지면서 저항을 받게 된다.

이 저항을 극복하여 지속적으로 방수가 배출되기 위하여 안구 내의 압력은 점차 증가한다. 시신경에 대한 손상은 느리고 통증이 없다. 때문에 환자는 이미 많은 시력을 소실하고 나서야 문제가 있다는 것을 알아차리게 된다.

원발개방각녹내장에서 막힘의 원인은 알려져 있지 않다. 나이가 들어가면서 연령과 연관되어 방수의 유출 효율이 떨어질 수도 있다. 그러나 모든 나이든 사람이 녹내장이 생기는 것은 아니다. 이 상태는 유전적일 수 있는데, 친족 중에 녹내장이 있는 경우에 더 흔히 발생한다.

폐쇄각
Angle-closure

폐쇄각녹내장(angle-closure glaucoma)은 각막과 홍채에 의해서 형성된 모서리(전방각)가 보다 좁아지면서 방수가 흘러나가는 것을 더욱 어렵게 만드는 것이다.

이 전방각은 방수가 섬유주(trabecular meshwork)에 이르는 통로이다. 이 질환의 만성적인 형태에서는 홍채가 섬유주 위에 반흔을 형성하고 배출로의 일부를 영구적으로 차단한다. 이로 인해 액체가 채워지면서 안압이 오르게 되는 것이다.

때로는 이 통로가 갑작스럽게 완전히 막히기도 하는데, 이렇게 되면 방수가 섬유주로 흘러가는 것이 완전히 차단된다. 이는 응급상황인 급성폐쇄각녹내장(acute angle-closure glaucoma)을 유발한다.

폐쇄각녹내장은 개방각녹내장보다는 흔하지 않다. 급성 형태를 나타내는 대부분의 사람들은 유출각이 매우 좁으며, 이는 가족력과 연관되어 있다. 폐쇄각녹내장은 안구의 크기가 작은 경향이 있는 원시를 가진 사람과 아시아계를 포함한 특정 민족에서 더 흔하다. 또한 나이가 들수록 수정체가 점차 커지면서, 홍채를 앞으로 밀어내고, 전방각은 좁아지게 된다.

유출되는 전방각이 작은 사람의 경우 동공이 산대(커지는 것)되면 때때로 전방각이 완전히 막혀버릴 수 있다. 이것은 안압의 갑작스런 상승을 일으킨다. 동공이 산대되는 요인은 다음과 같다.

- 어둡거나 침침한 불빛이 있는 곳
- 스트레스나 흥분된 경우
- 항히스타민제와 삼환계항우울제 등의 특정 약물을 복용한 경우
- 눈검사를 위한 산동제를 사용한 경우와 같이 산동되는 안약을 사용한 경우(산동제는 안약 사용 후에도 수 시간까지 폐쇄각을 유발하지 않을 수도 있다).

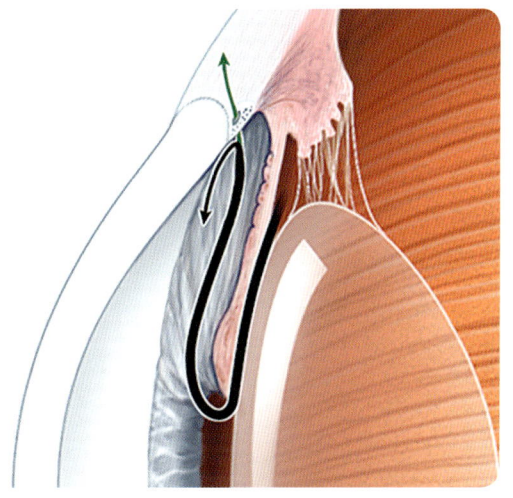

원발개방각녹내장(Primary open-angle glaucoma) 섬유주 막힘은 눈으로부터 방수를 밖으로 유출시키는 것을 느리게 만든다. 이것은 전방의 액체가 채워지고 안압을 서서히 올려주는 원인이 된다.

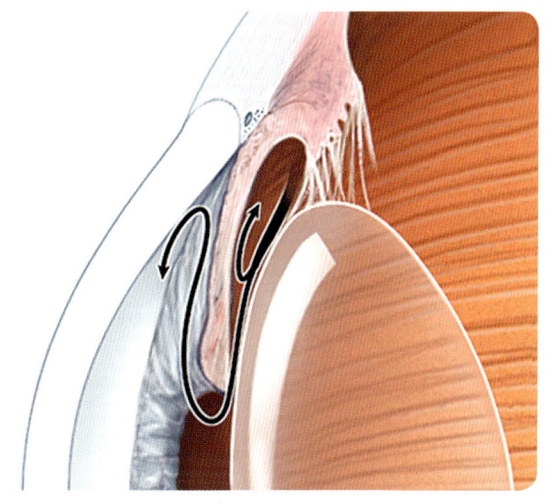

폐쇄각녹내장(Angle-closure glaucoma) 급성 형태로 각막과 홍채에 의해서 형성되는 전방각이 완전히 막히고 눈으로부터의 방수 배출을 막게 된다. 이는 갑작스럽고 급격하게 안압을 올리게 된다.

정상

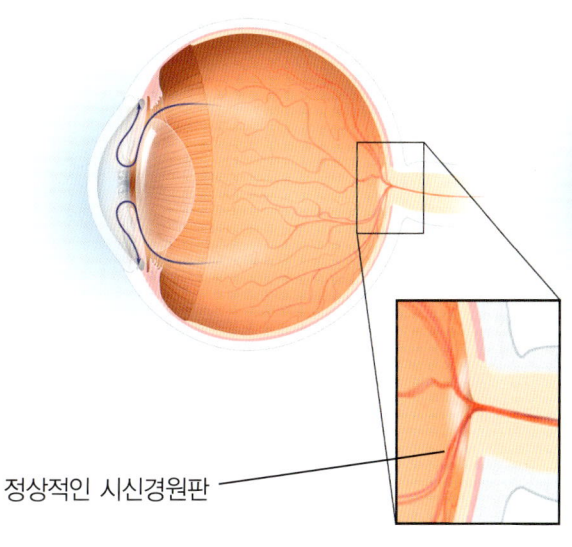

정상적인 시신경원판

녹내장

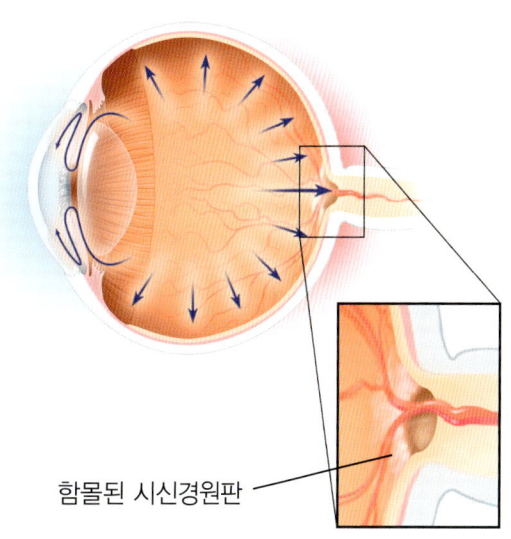

함몰된 시신경원판

시신경손상(Damage to the optic) 녹내장이 시신경 내의 시신경섬유 손상을 포함하여 시신경원판의 함몰이나 패임을 유발한다는 증거(103p 시신경 사진 참조).

급성폐쇄각녹내장(acute angle-closure glaucoma)은 응급상황으로 즉각적인 치료가 필요하다. 이 상황은 발병 후 수 시간 내에 시력소실을 유발할 수 있으며, 치료되지 않을 경우 짧게는 1~2일 내에도 실명을 초래할 수도 있다. 한쪽 눈에만 발작이 일어났다 하더라도 다른 한쪽 눈까지 이러한 급성발작이 일어날 위험성이 매우 높다.

이차적인 발생
Secondary

녹내장이 다른 의학적 원인에 의한 합병증으로 발생하는 경우를 일컬어 이차녹내장이라고 한다(이에 반해 일차녹내장은 그 원인을 알 수 없는 경우이다). 이차녹내장은 약물 복용, 물리적 손상이나 외상, 그리고 눈의 염증이나 기형 등 다양한 질환에 의해서 발생한다. 드물게 눈수술에 의해 이차녹내장이 생길 수도 있다.

이차녹내장의 예로는 작은 조각들이 눈안에 생기고 쌓여서 섬유주를 막는 거짓비늘 녹내장, 당뇨병과 연관된 신생혈관녹내장 등이 있다(66~67p 참고).

저안압(정상 안압)
Low-tension

저안압녹내장(low-tension glaucoma, 정상안압녹내장)은 드물지 않음에도 불구하고, 그 기전이 아직 잘 알려져 있지 않다. 이 형태에서는 안압이 정상 범위 내에 유지되면서도 시신경이 손상된다(우리나라에서는 정상안압녹내장이 가장 흔하다-역자註).

몇몇 과학자들은 저안압녹내장이 비정상적으로 손상되기 쉬운 시신경 때문이거나 시신경으로의 혈액공급이 감소되어 생긴다고 생각하고 있으나, 왜 시신경에 손상이 일어나는지는 밝혀져 있지 않다. 이러한 상황에서 뇌의 압력과 안압간의 균형이 요인이 될 수 있으며, 정상 안압에서도 시신경이 충분히 손상받을 수 있다.

소견과 증상
Signs and symptoms

가장 흔한 녹내장의 형태인 원발개방각녹내장과 만성폐쇄각녹내장은 진행된 단계로 발전하기까지 전형적으로 증상이 거의 없거나 아예 없다. 시신경의 손상이 지속됨에 따라 주변부의 시력은 점점 더 사라지고, 시야에서 구석진 부위나 옆으로 떨어져 있는 물체를 보는 데 문제가 생기게 된다. 시간이 지날수록 터널을 통해서 보는 것처럼 느낄 수 있다.

이러한 형태의 녹내장은 시력소실이 한쪽에서만 나타날 수도 있으나, 대개 양쪽 눈에 함께 발생한다. 다음과 같은 증상이 나타날 수 있다.

- 빛과 어둠의 다양한 음영을 구별하는 데 문제가 생긴다.
- 야간시력에 문제가 생긴다.

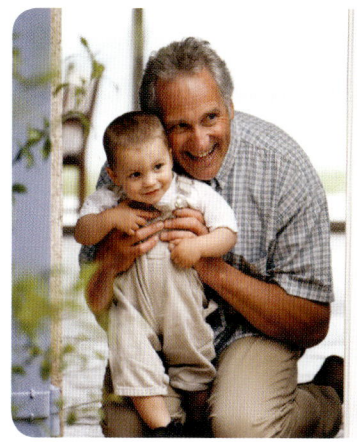 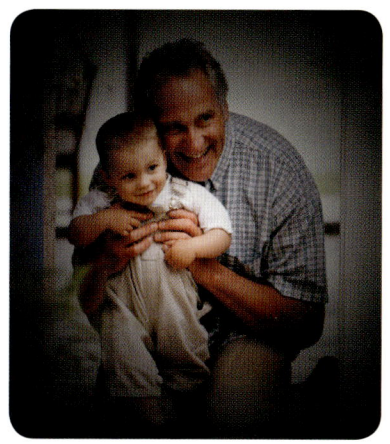 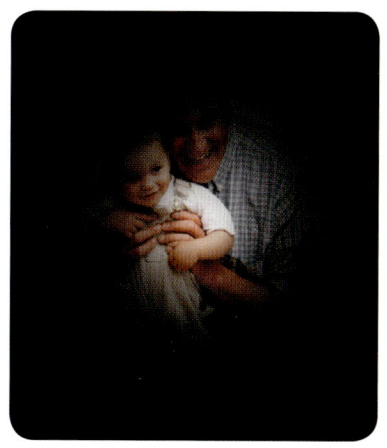

녹내장 시력(Vision with glaucoma) 주변 시력의 점진적인 소실을, 정상 시야(왼쪽 사진)에서 초기 녹내장(가운데 사진) 그리고 진행된 단계의 녹내장(오른쪽 사진)으로 보여주고 있다. 우리의 뇌는 세세한 부분들을 보완해서 누락된 부분들을 알아채지 못하게 한다.

급성폐쇄각녹내장은 안구 내측의 압력이 갑작스럽고 빠르게 증가하여 발생한다. 이 발작은 해가 질 무렵이나 어두운 방안 같은 곳에서 동공이 커질 때 발생한다. 응급상황은 다음과 같다.

- 시력저하
- 불빛에 무리가 질 때
- 눈이 충혈될 때
- 심한 두통 또는 안통이 생길 때
- 오심과 구토가 있을 때

이러한 소견과 증상 중 어떤 것이라도 있다면 즉시 의사에게 치료를 받아야 한다. 발작 후 수시간 내에 영구적인 시력소실이 발생할 수 있다.

이차녹내장의 징후와 증상은 녹내장의 원인이 무엇인가에 따라, 또는 배출각이 열려있는가와 닫혀 있는가에 따라 다양하다.

위험인자
Risk factors

만약 안압이 정상 범위(10~21 mmHg)를 넘으면, 안압이 상승한 사람 모두에서 녹내장이 발생하지는 않는다고 하더라도, 녹내장이 생길 위험성이 높다. 이는 누가 녹내장이 생길지, 생기지 않을지 예측하기 어렵게 만든다.

다음 요소들은 위험성을 증가시키는 것으로 알려져 있다. 녹내장의 만성적인 형태는 증상이 나타나기 전에 시력을 손상시키기 때문에 위험인자를 알고 있는 것이 중요하다.

연령
Age

개방각녹내장(open-angle glaucoma)은 40세 이전에는 드물고, 60세 이상에서 위험성이 증가한다. 흑인에서는 좀더 빨리 발생하는데, 40세 이

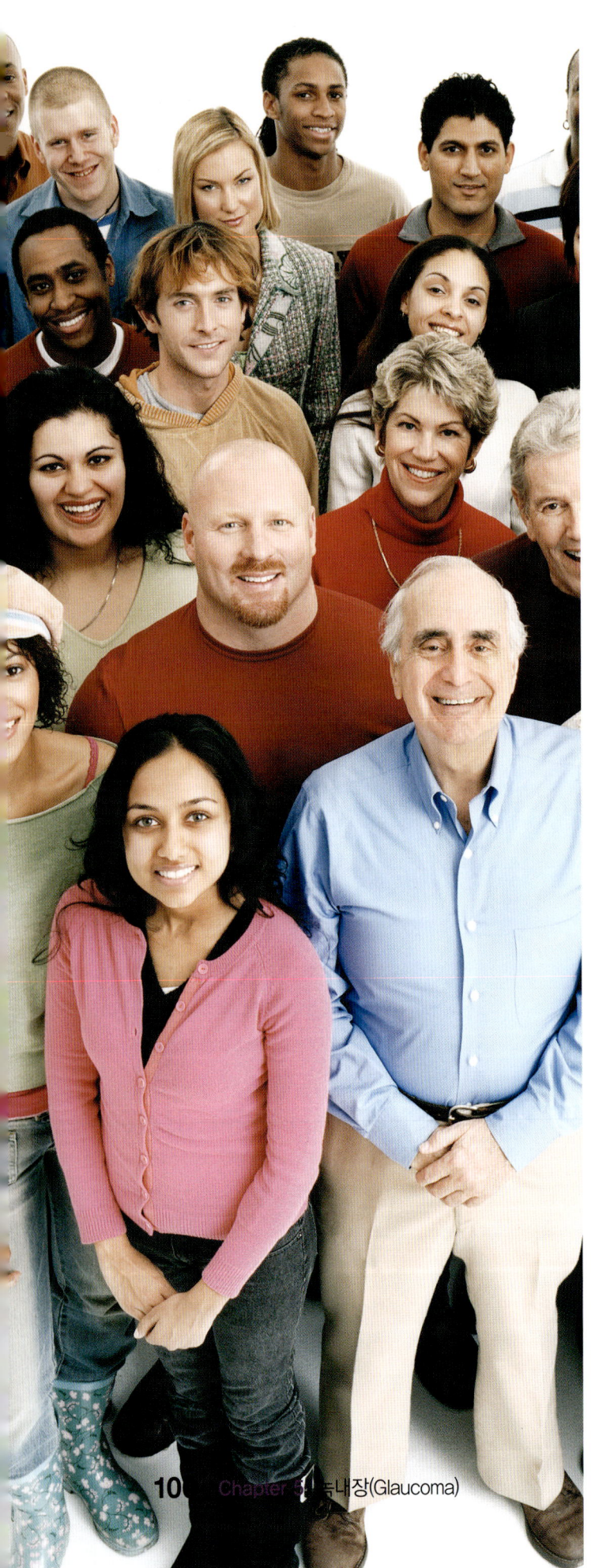

후에서 녹내장의 위험성이 증가한다.

인종
Race

미국의 경우에 흑인들은 백인들보다 훨씬 더 녹내장의 위험성이 크다. 그리고 이로 인해서 영구적인 시력손상을 많이 겪게 된다. 히스페닉계도 역시 위험성이 높다. 대부분의 아시아인은 폐쇄각녹내장(angle-closure glaucoma)의 위험성이 높고, 일본인은 저안압녹내장(low-tension glaucoma)이 많다. 이렇게 인종간에 차이가 나는 이유는 불분명하다.

가족력
Familiy history

직계가족(부모, 형제, 자녀) 구성원 중에 녹내장이 있다면 녹내장이 있을 확률이 훨씬 높아진다. 이는 하나 또는 그 이상의 유전자 결함이 특정 개인을 더 민감하게 만들 수 있다는 것을 의미한다.

건강 상태
Medical conditions

당뇨병, 고혈압, 심장질환 그리고 갑상선기능저하증(hypothyroidism)은 녹내장 발병 위험을 증가시킨다. 다른 위험인자로는 뇌경색(stroke), 레이노병(Raynaud's disease) 같은 혈관계 질환이나, 만성포도막염(chronic uveitis)이나 홍채염(iritis) 같은 염증질환 등이 있다.

물리적 손상
Physical injuries

눈을 구타당하는 것 같은 심한 외상은 안압을 올릴 수 있다. 이 손상은 수정체를 이탈시킬 수 있고, 누출각을 막을 수 있다.

근시
Nearsightedness

근시라는 것은 교정하는 안경이나 콘택트렌즈가 없으면 멀리 있는 물체가 흐려 보이는 상태를 말한다. 이 상태는 개방각녹내장(open-angle glaucoma)의 위험성을 증가시킨다.

장기간 코르티코스테로이드 복용
Prolonedg corticosteroid use

코르티코스테로이드(corticosteroid)를 장기간 사용하는 것은 이차녹내장 발생의 위험성을 증가시키는 것으로 나타나 있다.

안구 기형
Eye abnormalities

눈의 비정상적인 구조는 이차녹내장을 유발할 수 있다.

검진과 진단
Screeing and diagnosis

녹내장의 문제가 발생하기 전에 이를 찾아내는 것은 성공적인 치료를 위해 매우 중요하며, 일반적인 안과검사들이 녹내장의 조기 발견에 큰 도움을 준다.

만약 한 가지 이상의 녹내장 위험인자가 있다면 정기적인 안과검진 계획에 대해 의사와 상담해야 한다.

위험인자가 없거나 눈 상태가 잘 유지된다면 40~54세까지는 1~3년마다, 55~64세에는 1~2년마다 그리고 65세 이후에는 매년 눈 검사를 받는 것이 좋다. 기회가 된다면 좀더 자주 검사받는 것이 좋다.

만약 높은 위험인자가 있다면 보다 자주 검사를 받는 것이 필요하다. 예를 들어 미국의 흑인이거나 녹내장 가족력이 있다면 35세 이후에는 1~2년마다 검사를 받는 것이 좋다(동양인의 경우에도 1~2년마다 검사를 받는 것이 좋다-역자註).

폐쇄각녹내장의 급성발작 증상에 대하여 경각심을 가지고 있어야 한다. 이런 증상들에는 심한 두통 또는 눈과 눈주위의 통증 그리고 오심, 시력저하 또는 불빛에 무지개빛 무리가 보이는 것 등이 있다. 만약 이들 증상 중 어느 것이라도 나타난다면 즉시 안과를 방문해야 한다.

만약 녹내장으로 진단받았다면 안압이 안정된 수준으로 유지되도록 치료가 잘 되고 있는지 확인하기 위해 정기적인 눈검사를 해야 한다.

위험성을 확인해야 한다
Determining your risk

녹내장이 있다는 것을 확정적으로 결정해 주는 검사는 없다. 진단은 시신경손상 소견을 바탕으로 한다. 녹내장이 있으면 시신경원판이 중심을 숟가락으로 한 번 떠낸 것처럼 움푹들어가 있거나 파여진 모습을 관찰할 수 있다.

이 소견은 함몰(cupping)이라고 알려져 있으며

신경세포가 사멸되어 나타나는 것이다. 신경세포의 소실은 시신경원판의 색깔이나 정상 모양에 영향을 줄 수 있다.

안과 의사는 녹내장 발생을 의미하는 또 다른 요소들도 찾으려고 할 것이다.

- 고안압
- 시야소실 부위

비정상적으로 높은 안압은 흔하기는 하나 항상 녹내장과 연관되는 것은 아니다. 일반적으로 이 질병은 점진적인 주변시야의 소실을 동반한다.

정기적인 눈검사에서 통상적으로 시행하는 몇 가지 검사가 녹내장을 진단하는 데 결정적인 도움이 된다.

안압계
Tonometry

안압계는 간단하고 통증 없이 안압을 측정하는 검사로, 보통 녹내장 검사에서 가장 먼저 시행하는 검사이다(32p 참고).

이 검사를 위해서 안과 의사는, 환자를 세극등(slit lamp) 앞에 앉게하고, 앞쪽 끝이 평편한 원뿔처럼 생긴 작은 기구로 안구에 있는 각막 부위를 가볍게 밀 것이다. 각막의 작은 부위를 평편하게 만드는 힘을 측정해서 안압을 환산하게 된다.

안압을 측정함에 있어 사람마다 약간의 편차를 유발할 수 있는 다양한 요소들이 있다. 이러한 요소들은 각막의 두께라든지, 과거에 각막에 엑시머레이저굴절수술을 받았다든지 하는 것들이다. 이러한 편차를 해결하기 위하여, 기본 접촉성 안압계를 개선하고 보다 정확한 안압을 얻을

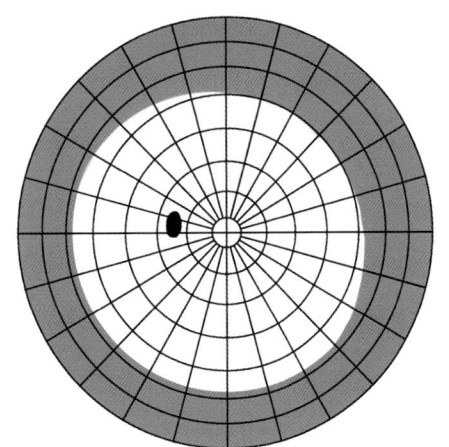 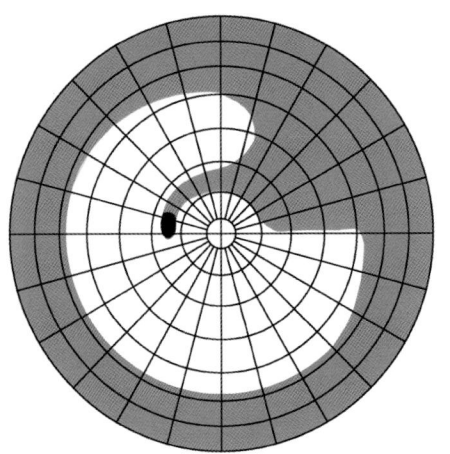

시야검사(Visual field map) 왼쪽 그림은 평면시야계에 의해서 그려진 왼쪽 눈의 정상 시야 소견이다. 중심 표시 근처의 검은 점은 시신경이 위치하는 곳으로 정상 암점이다. 오른쪽 그림은 녹내장과 관련된 전형적인 형태의 시야를 보여주고 있다. 어두워진 곳은 시야의 오른쪽 윗부분으로써 손실된 시야를 나타내는 것이다.

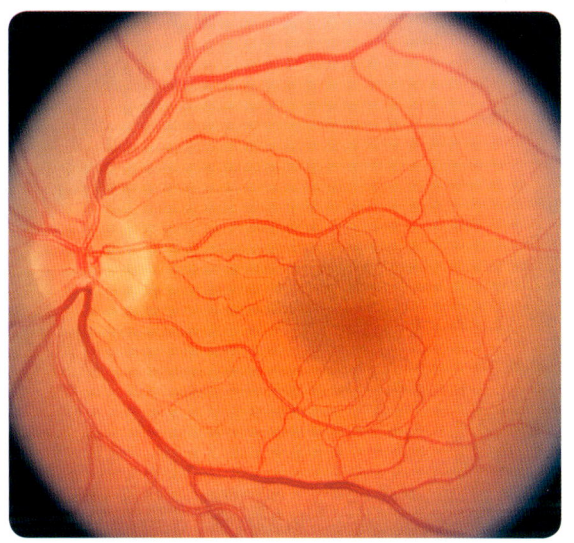 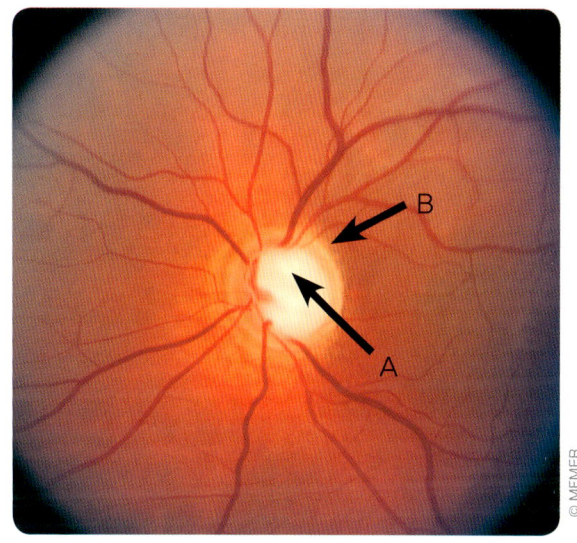

시신경손상(Optic nerve damage) 왼쪽 사진에 보이는 건강한 시신경은 균일하게 붉은색을 띠고 있다. 진행된 녹내장 소견이 있는 오른쪽 사진은 원판의 중심이 파여 있거나 함몰되어 있다(화살표 A). 시신경의 가장자리에는 오직 좁은 조직의 테두리만 남아있다(화살표 B).

수 있도록 하는 새로운 기술이 연구되고 있다.

시야검사계
Visual field test(Perimetry)

녹내장이 시야에 영향을 주었는지 확인하기 위해 자동화시야검사계(automated perimetry)를 사용하여 검사한다(27p 참고). 환자는 불빛이 들어오는 원형통 앞에 앉아서 들어왔다가 꺼지는 밝은 점을 보며, 불빛을 볼 때마다 단추를 누른다. 이 반응을 분석하여 전체 시야가 그려진다.

시신경손상의 측정
Test for optic nerve damage

시신경의 건강상태를 검사하기 위해서 안과 의사는 환자의 동공을 통해서 직접 보는 검안경(ophthalmoscope)이나 생체현미경(biomicroscope)이라는 것을 사용한다. 의사는 시신경원판의 함몰이 있는지 관찰할 것이다.

안과 의사는 환자의 시신경을 3차원 입체영상으로 단층촬영을 할 수 있는 빛간섭단층촬영기(optical coherence tomography : OCT)라는 영상장치를 사용할 수도 있다. 이 영상은 녹내장으로 발전할 수 있는 초기 단서가 되는 시신경 섬유의 매우 경미한 변화도 보여줄 수 있다.

검사를 끝내기 전에 의사는 시신경원판 사진을 촬영하기도 하는데, 이 사진은 차후 나타날 수 있는 어떠한 변화를 추적 관찰하는 데 도움이 되며, 다음 방문 때 비교를 위해 사용될 수 있다.

각막두께측정
Pachymetry

투명한 각막은 안구의 앞쪽에서 눈을 보호하는 반구형 지붕으로, 각막의 두께는 녹내장을 정확히 진단하는 요소가 된다. 일반적으로 얇은 각막은 실제보다 안압이 낮게 측정되어 녹내장의 위험성이 감춰질 수 있다. 이와는 반대로 두꺼운 각막은 실제보다 높게 측정되기 때문에 불필요한 걱정을 유발할 수 있다.

의사는 각막두께측정(pachymetry)이라는 검사를 할 수 있는데, 초음파측정기를 사용하여 이를 측정한다. 환자의 실제 안압은 이러한 검사를 통해서 정확하게 계산할 수 있다.

전방각경
Gonioscopy

의사는 전방각경(gonioscopy)이라는 특별한 렌즈를 통해서 홍채와 각막이 만나는 부위에 형성된 배출각을 살펴본다. 막힌 전방각은 폐쇄각녹내장을, 막힘이 없는 것은 개방각녹내장을 의미한다.

치료
Treatment

녹내장은 완치될 수 없고, 질병에 의해서 손상된 시력은 되돌릴 수 없다. 한 번 녹내장으로 진단받으면 살아 있는 동안 계속 치료를 받아야 한다. 좋은 소식은 치료를 통해서 녹내장이 조절될 수 있다는 것이다.

현재 이용할 수 있는 시력 유지를 위한 가장 좋은 치료방법은 눈에서 방수 유출을 증가시키거나 방수의 생성을 감소시키는 것, 또는 이 두가지를 다 이용하여 안압을 조절하는 것이다.

눈검사의 결과들이 치료의 일정을 정하는 데 안내 역할을 할 것이다. 안과 의사가 함몰된 시신경원판을 관찰하면 그것은 대부분 녹내장 치료가 필요함을 의미한다.

만약 안압이 단지 경미하게 상승했고, 시신경손상이 없고 시야결손이 없다면 치료를 받을 필요가 없을 수도 있지만, 보다 자주 안과 검진 및 관찰을 받아야 한다.

만약 시신경손상 소견과 시야 감소가 있다면 안압이 정상 범위라고 할지라도 녹내장의 진행을 억제하기 위해서 안압을 낮추는 치료를 받아야 할 필요가 있다.

녹내장을 치료하기 위해서 안과 의사는 안약과 경구 복용약을 처방하며 레이저치료, 개안수술 또는 이러한 치료들을 복합적으로 시행할 수 있다.

치료를 결정할 때, 안과 의사는 환자의 전반적인 건강상태와 정신사회적 문제, 부작용의 위험성 등 다른 요인들도 고려한다. 녹내장은 매우 미묘하게 변화할 수 있고, 치료는 조절이 필요할 수 있다. 정기적인 검사와 계획을 준수하는 것이 어려울 수 있지만 시력소실을 막기 위해서 이러한 것은 필수적인 것이다.

안과 의사는 환자의 안압 기저치를 확인할 것이다. 이것은 안압을 각기 다른 시간에 여러 번 측정해서 얻게 된다.

낮은 안압은 시신경손상을 더이상 진행시키지 않는 것으로 생각된다. 이 수준을 목표 안압이라고 하는데, 이는 하나의 숫자라기 보다는 일정 범위이다.

목표 안압은 시신경손상 상태와 다른 요소들에 의존한다. 또한 목표 안압은 환자의 일생 동안 변할 수도 있다.

안약은 눈에 직접 점안하는, 녹내장을 처음 치료할 때 가장 흔히 선택하는 방법이다. 약물만으로 효과가 없거나 약을 복용하는 사람이 지시를 따르기 어려운 경우에는 수술 치료를 선택하게 된다. 그러나 수술은 초기 치료 방법으로서도 비교적 안전하고 효과적이다.

안약
Eyedrops

안약을 사용하는 것이 녹내장 치료의 첫 번째 단계이다. 안과 의사는 다양한 종류의 안약을 환자에게 처방할 수 있는데(106~107p 참고) 한 개의 안약으로 효과가 없을 때는 복합제나 여러 개의 안약을 처방할 수도 있다.

약물은 처방한대로 정확히 사용하는 것이 매우 중요하다. 단 몇 번이라도 안약 점안을 게을리 한다면 시신경은 심한 손상을 받을 수 있다. 어떤 안약은 하루에 한 번만 점안하기도 하지만, 어떤 안약은 하루에 여러 번 점안해야 할수도 있다. 약물상호작용으로 인해 원치 않는 일이 생기지 않도록, 사용하고 있는 다른 약물에 대하여 의사에게 알려야 한다.

일부 안약은 혈액 속으로 흡수되기 때문에, 환

녹내장의 응급치료
Emergency care for glaucoma

급성폐쇄각녹내장(acute angle-closure glaucoma)은 응급의료 상황이다. 환자가 이러한 상황으로 병원에 도착했을 때 의사는 환자의 안압을 가능한 한 빨리 낮추려고 하며, 때로 주사 치료를 하기도 한다.

일단 안압이 조절되면 홍채절개술(iridotomy)이라는 시술을 받을 수 있다. 이 시술은 레이저를 이용하여 홍채에 작은 구멍을 만드는 것이다. 이는 방수(aqueous humor)가 전방(anterior chamber)으로 좀더 자유롭게 배출되게 하고, 섬유주(meshwork)에 정상적으로 다다르게 한다.

만약 방수가 섬유주에 한 번 도달하면 액체 유출이 정상적으로 이루어지게 된다. 이런 환자들에서는 수년내에 녹내장 발작이 일어날 위험성이 매우 높기 때문에, 많은 의사들이 이들에게 반대쪽 눈에 대해서도 홍채절개술 시술을 권유한다.

녹내장 안약 Eyedrops for glaucoma

안과 의사는 환자에게 한 종류 이상의 안약을 처방할 수 있다. 만약 한 개 이상의 안약을 사용한다면 수분 정도의 간격을 두고 다른 안약을 사용한다. 주로 사용하는 안약의 종류는 다음과 같다.

명칭 Name	기능 Function	성분명 Drug names (상품명)
베타차단제 (beta blockers)	방수의 생성을 감소시켜서 안압을 낮춘다.	Betaxolol(Betoptic S : 베톱틱 에스), carteolol levobunono(Betagan : 베타간, 미켈란엘에이), timolol(Timoptic : 티몹틱, 리스몬티지, 티모베타롤엘에이)
알파아드레날린 약물 (alpha-adrenergic agents)	방수의 생성을 줄이고, 눈으로부터의 방수 유출을 증가시킨다.	Aprclonidine(Iopidine : 아이오피딘), brimonidine(Alphagan P : 알파간피, 알파몬, 브리딘티)
탄산탈수효소억제제 (carbonic anhydrase inhibitors)	방수의 생성을 감소시킨다.	Brinzolamide(Axopt : 아좁트), dorzolamide(Trusopt : 트루솝)
복합 안약 (combination eyedrops)	대개 안압조절을 위해 한 개 이상의 안약이 필요한 경우 여러가지 안약을 사용하는 대신 처방을 하게 된다.	Timolol & dorzolamide(Cosopt : 코솝, 로이옵, 에스솝), timolol & brimonidine(Combigan : 콤비간), brimonidine & brinzolamide(Simbrinza : 심브린자)
프로스타글란딘제제 (prostaglandins)	눈으로부터 방수의 유출을 증가시킨다.	Latanoprost(Xalantan : 잘라탄, 옵티잘탄, 라타스트, 라타로, 잘로스트), bimatoprost(Lumigan : 루미간), tafluprost(타플로탄), travoprost(트라바탄)
축동제(miotics : 요즘에는 잘 쓰이지 않는다)	방수의 배출을 증가시킨다.	Pilocarpine(Isopto Carpine : 이솝토카르핀, Pilopine HS 필로카핀)

자에게 눈과 관련 없는 부작용을 일으킬 수 있다. 이러한 흡수를 줄이기 위해서 안약을 점안한 다음에 1~2분 동안 눈을 감고 있어야 한다. 환자의 코쪽에 가까운 눈구석 부위를 가볍게 눌러서 눈물관(tear duct)을 막아주고, 눈꺼풀에 남아 있는 안약은 닦아내도록 한다.

경구 복용약
Oral medications

안약만으로 안압을 목표한 수치까지 낮추지 못하게 되면 안과 의사는 경구약을 처방할 수 있다. 이 경구약들은 대개 짧은 기간 사용하고 레이저치료나 수술 전에 일시적으로 처방한다.

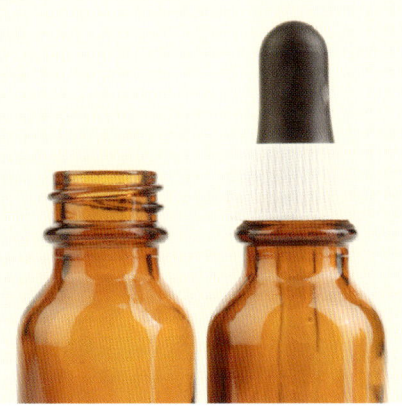

가능한 부작용 Possible side effects

사용 시 화끈거리고 따가운 느낌이 있고, 흐려지거나 건조증, 눈물, 가려움증 그리고 눈에 이물이 들어간 느낌이 있을 수 있으며 어지러움도 있을 수 있다. 만약 천식이나 만성폐쇄성호흡기질환, 심부전 또는 당뇨병이 있는 경우에는 다른 약을 사용하는 것이 좋다.

가려움증, 눈물, 눈불편감, 안검부종, 입마름과 눈에 이물감 등이 있을 수 있고, 부정맥, 고혈압, 피로감과 어지러움 등이 동반될 수 있다.

시력 흐려짐, 입맛 변화, 화끈거리고 따가움, 그리고 건조감이 있다. 내복약으로 복용할 경우에는 자주 화장실에 가게 되고 손가락과 발가락에 찌릿한 느낌이 흔하다. 설파계 약물에 거부반응이 있다면 다른 대안이 없지 않는 한 이 약은 쓰지 말아야 하며, 대안이 없어서 사용하게 되면 관찰하에 사용해야 한다.

복합제의 부작용은 각각의 독립적인 안약들의 부작용과 일치한다(상단의 약물부작용 참고). Simbrinza는 베타차단제에 관련된 부작용이 있는 경우 좋은 선택이 될 수 있다.

시력 흐림, 화끈거림과 따가움, 가려움, 통증, 눈에 이물감 홍채 색소침착과 눈썹이 길어지고 진해진다.

화끈거림과 불편함, 눈물흘림, 시력저하, 두통 그리고 근시(사용 초기에 더 심하다), 침흘림이 증가하고 드물게 소화장애가 있을 수 있다.

녹내장에 사용하는 가장 흔한 약물은 탄산탈수효소억제제(carbonic anhydrase inhibitor)이다. 이에는 아세타졸아마이드(acetazolamide)와 메타졸아마이드(methazolamide)가 있다. 이들의 부작용을 줄이기 위해 식사와 함께 복용한다. 또한 이 약들이 유발할 수 있는 칼륨의 소실을 최소화하기 위해 바나나 사과주스를 식사에 추가한다.

환자는 이들 약을 복용하기 시작하면서 소변이 자주 마렵거나 손가락과 발가락이 찌릿하는 느낌을 경험할 수 있다. 이 증상들은 대개 수일 후에 없어진다.

다른 가능한 부작용은 피부에 붉은 반점이나 함몰, 피로, 무기력감, 신결석, 배탈, 발기부전, 체중감소 그리고 탄산음료를 마실 때 입안에서 금

섬유주절제술(Trabeculectomy)

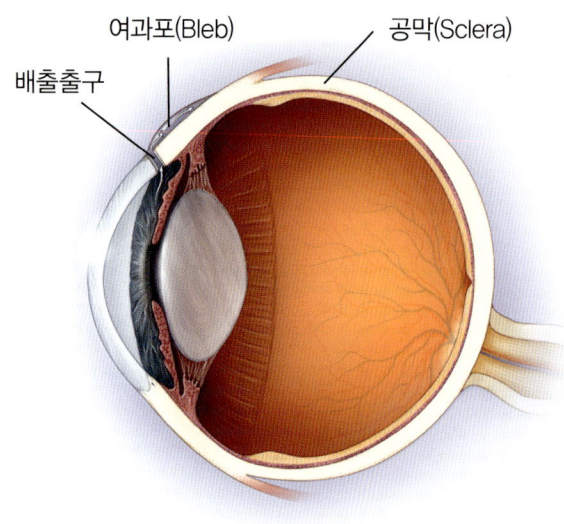

최소침습수술(Minimally invasive surgery)

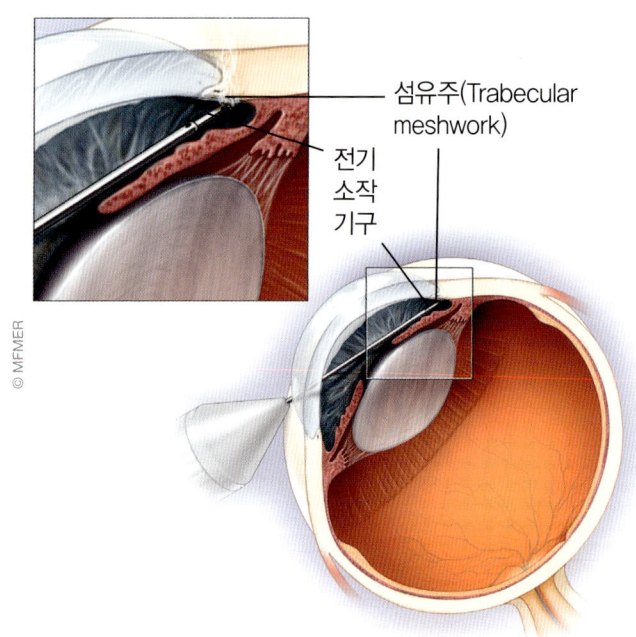

녹내장수술(Glaucoma surgery) 섬유주절제술(왼쪽)은 공막에 입구를 만들어서 방수의 배출을 증진시키는 것이다. 최소한의 침습수술 형태(아래 오른쪽)는 열을 가해서 섬유주를 열어주는 것이다.

속 맛이 느껴지는 것 등이다.

신경보호 약물
Neuroprotective drugs

환자의 안압을 목표 안압으로 낮추는 것은 일반적으로 녹내장으로부터 시력소실을 최소화하는 가장 효과적인 방법으로 여겨지고 있다. 그러나 종종 안압이 정상적으로 유지됨에도 불구하고 시력소실이 일어나는데, 압력 외에 다른 요소가 연관되어 있다는 것을 뜻한다.

과학자들은 신경보호적 접근으로 시신경을 치료하기 위해 연구하고 있다. Memantin(namenda® : 나멘다) 같은 약물의 임상적인 시도가 안압에 상관 없이 신경섬유를 보호할 수 있는지 연구되고 있으나 아직까지는 입증된 결론이 나와있지 않다.

레이저 치료
Laser therapy

섬유주성형술(trabeculoplasty)은 개방각녹내장(open-angle glaucoma)에서 안약이 안압을 낮추지 못하거나 부작용이 문제가 될 때 사용할 수 있다.

이 시술을 위해서 의사는 고에너지 레이저광선으로 섬유주에 자극을 주어 액체의 유출저항을 줄이고 안압을 낮춘다. 레이저 에너지는 특정 조직에만 흡수되고 반흔을 최소화한다. 섬유주성형술은 외래 시술로 10~20분 정도면 끝난다.

종종 불편 없이 곧바로 정상적인 활동을 할 수도 있으나, 안압이 하강하는 것을 확실히 확인하기 위해서는 몇 주 정도의 시간이 필요하다.

성공적인 레이저치료 결과는 녹내장 약물로 가장 잘 치료된 상태와 비슷하다. 안압의 저하는 수년간 지속되지만 점차적으로 사라진다. 이 시술은 반복해서 시행할 수 있지만 한편으로는 추가적인 약물이나 수술이 필요할 수 있다.

수술
Surgery

약물이나 레이저치료가 녹내장에 효과가 없거나 잘 조절되지 않는다면 수술을 요할 수도 있다. 수술은 방수의 배출저항을 줄이는 데 도움이 된다. 다른 방법이 시행될 수도 있지만 약물 사용을 완전히 없앨 수는 없다.

섬유주절제술
Trabeculectomy

섬유주절제술(trabeculectomy)은 환자의 안압을 조절하는 데 사용된다. 이 시술은 입원이나 외래 수술로도 시행될 수 있다.

수술 의사는 공막(눈의 흰색 부분)에 작은 출구를 구멍을 만들어 방수가 바깥층으로 많이 흘러나갈 수 있도록 한다. 공막(sclera)과 결막(conjunctiva) 사이의 공간에 작은 수포가 형성되며, 그곳에 많은 방수가 모이게 된다. 이 액체는 퍼져서 없어지며, 또한 눈의 작은 혈관들에 의해서 흡수된다. 액체 배출은 안압하강에 도움이 된다.

이후에 안과 의사는 환자에게 수차례 방문해서 검사받을 것을 권할 것이다. 의사는 새로 만든 구멍에서의 감염을 치료하고 반흔이 생기는 것을 막기 위해 항생제와 항염증 안약을 처방할 수 있다. 반흔은 젊은 성인이나 흑인 그리고 안과수술을 받은 과거력이 있는 경우에 문제가 될 수 있다. 안압 개선을 위해 시술 후에 봉합선을 절개하거나, 반흔을 막을 약물을 주입하기도 한다.

배출관
Drainage tubes

안과 의사는 안압을 낮추기 위해서 배출관을 환자의 눈에 삽입할 수 있다. 이 선택은 초기 수술에 실패하거나 다른 시술을 할 수 없을 정도의 반흔이나 염증이 있을 경우에 시행할 수 있다.

이 시술을 위해서 수술 의사는 실리콘으로 된 작은 관을 환자의 눈 앞쪽에 있는 전방(anterior chamber)에 삽입하고, 공막에 위치시킨 플라스틱판으로 가게 한다. 이 관을 통하여 방수(aqueous humor)가 전방으로부터 흘러나와, 결막의 작은 모세혈관들에 의해서 흡수된다.

수술 후에 24시간 정도 안대를 하고 감염과 반흔을 막기 위해 안약을 사용한다. 이후의 외래 관찰에 대하여 담당의사와 상의하도록 한다.

최소침습수술
Minimally invasive surgery

새로운 형태의 수술이 녹내장 치료에 사용되기 시작하였다. 이 수술들은 작은 절개, 빠른 회복, 그리고 시술로부터 발생하는 위험을 줄인 것이 특징이다. 현재 두 가지의 최소침습수술(minimally invasive surgery)이 시행되고 있다.

첫 번째 수술은 소작기구로 섬유주의 일부를 제거하여 방수 유출 통로를 다시 개방시키는 것이고, 두 번째 수술은 섬유주(meshwork)를 통과할 수 있도록 작은 금속관을 사용하는 것이다.

두 가지 수술 모두 전형적으로 백내장 수술과 함께 시행되고, 섬유주절제술(trabeculectomy)이나 배출관(drainage tubes) 수술만큼 안압을 낮추어주지는 못한다. 이 수술들은 경도에서 중증도의 녹내장 환자에게 적합하다.

어떠한 종류의 녹내장 수술이라도 감염, 출혈, 안압의 과도한 상승이나 하강, 그리고 경우에 따라 시력소실 같은 합병증의 위험이 있으며, 눈의 수술은 백내장의 진행을 빠르게 할 수도 있다. 대부분의 합병증은 효과적으로 치료가 가능하다.

예방
Prevention

현재 녹내장이 예방될 수 있는지는 명확하지 않다. 그러나 어떤 초기 연구에서는 특정 약물과 음식들이 녹내장 예방에 효과가 있을 가능성을 보였다. 확실한 효과를 확인하기 위해 보다 많은 연구가 필요하다.

어떤 연구에서는 심혈관계 질환이 있는 환자에서 콜레스테롤을 낮추는 스타틴(statins) 같은 약물을 장기 복용하면 개방각녹내장(open-angle glaucoma)의 위험을 낮출 수 있다고 말하고 있다. 이는 이미 약을 복용중인 사람에게만 효과적일 수 있으며, 보다 많은 연구가 필요하다.

정기적이고 포괄적인 눈검사가 녹내장을 초기에 발견할 수 있는 가장 좋은 방법이며, 검사를 통하여 안과 의사는 환자의 안압과 시력 변화를 감지할 수 있다. 환자는 안과검진 권장사항을 확인하도록 한다.

만약 녹내장이 있다면 환자 스스로 좋은 건강상태를 유지하고 처방받은 대로 약물을 사용하여야 한다. 일반적인 자가관리는 다음과 같다.

건강한 식단을 유지한다
Maintain a healthy diet

충분한 비타민과 미네랄을 얻기 위해서 과일과 야채가 풍부한 식사를 해야 한다. 짧은 시간에 1리터 이상의 물을 섭취하면 안압이 상승할 수도 있기 때문에, 하루 중 규칙적으로 소량의 적정한 수분을 섭취해야 한다. 카페인 섭취량은 저용량이나 중등도 정도로 낮추는 것이 도움이 된다(보통 하루 커피 1~2잔 정도는 큰 문제가 되지 않는다고 알려져 있다-역자註).

규칙적인 운동을 한다
Get regular exercise

개방각녹내장(open-angle glaucoma)이 있는 사람들은 규칙적인 운동을 하면 안압을 적정하게 낮출 수 있다. 그러나 폐쇄각녹내장(angleclosure glaucoma)은 운동에 영향을 받지 않는다. 색소녹내장(pigmentary glaucoma)이라고 알려진 녹내장에서는 운동 후에 급격히 안압이 올라갈 수 있다. 요가 같이 머리를 아래쪽으로 내리는 자세를 하는 특정 운동은 눈의 압력을 증가시킬 수 있다. 의사와 환자는 적절한 운동계획을 상의하여야 한다.

허브요법에 의존하지 않는다
Don't depend on herbal remedies

빌베리(bilberry, 월귤) 같은 많은 허브제품들이 녹내장요법으로 광고되어 왔다. 빌베리는 녹내장의 치료 또는 예방에 대하여 효과가 입증되지 않았으며, 다른 증명된 녹내장요법 제들도 치료를 대체하여 사용되어서는 안 된다. 이러한 허브제품들을 사용하기 전에 반드시 의사와 상의하여야 한다.

스트레스에 대처한다
Learn to cope with stress

과도하거나 만성적인 스트레스는 급성폐쇄각녹내장을 유발할 수 있다. 명상이나 근육이완 같은 이완요법이 스트레스 조절에 도움이 될 수 있을 것이다.

적절한 눈 보호장비 착용
Wear proper eye protection

눈의 외상은 안압을 증가시킬 수 있다. 운동을 하거나, 도구와 기계를 다룰 때 또는 화학약품을 다룰 때는 적절한 고글이나 보호안경을 착용해야 한다. 햇볕에 있을 때는 단 수분 동안이라도 자외선 차단 안경을 착용하도록 한다.

Chapter 6

백내장
Cataracts

백내장(cataracts)은 눈 안에 있는 정상적으로 투명한 수정체가 뿌옇게 되는 것이다. 라틴어로 cataracta는 "폭포"를 뜻하는데, 아마도 물줄기를 통해서는 보기가 힘들다는 것을 암시한 것 같다. 서리나 수증기가 뿌옇게 낀 창문을 통해서 본다는 것이 보다 좋은 비유일 것이다.

백내장이 시력을 흐리게 하고 진행될수록 점차 독서, 운전, 경치 즐기기, 장비나 가전제품 다루기 등이 어려워지고, 표정을 알아보기도 어려워진다.

이런 말은 더욱 듣기 싫겠지만, 나이가 들수록 수정체는 흐려지는 것이 정상이다. 모든 사람들은 백내장이 생기는 과정에 있는 것이다. 대부분의 백내장은 천천히 진행되며, 적어도 초기에는 보는데 방해되지 않는다. 그러나 미국안과의사회에 따르면 80세까지 절반 이상의 미국인이 시력에 영향을 줄만큼 현저한 백내장을 가지고 있다고 한다.

백내장을 어떻게 다룰 것인지는 백내장의 심각한 정도와 환자가 시력저하를 얼마나 잘 견디는지에 달려 있다. 초기에는 조명을 밝게 하거나 안경으로 시력소실을 보상하고 적응할 수 있으므로, 보통 치료하지 않고 지낼 수 있다.

그러나 시력이 중등도 이상으로 현저하게 소실되고 삶의 질을 위태롭게 할 때는 치료방법을 찾아야 할 것이다. 치료는 대개 수술을 받는 것이다. 다행스럽게도 백내장 제거는 가장안전하고, 가장 효과적이며, 가장 보편적인 수술 중 하나로써 수많은 사람들의 시력을 회복 시켜준다.

백내장에 대한 속설 Cataract myths

백내장은 눈의 흔한 질병이기 때문에 많은 오해가 있는 것 같다. 여기서 그 중 몇가지를 바로잡는다.

- 백내장은 눈 바깥쪽에 막이 덮히는 것이 아니다. 백내장은 눈 안에서 정상적으로 깨끗한 수정체가 흐려지게 되는 것이다.
- 눈이 깨끗해 보인다고 해서 백내장이 없는 것이 아니다. 대부분의 백내장은 특수한 기구를 통해서만 관찰할 수 있다.
- 백내장은 암에 의해서 생기지 않는다.
- 백내장은 양쪽 눈에서 같이 생기기도 하지만 한쪽 눈에서 다른 쪽 눈으로 퍼지지는 않는다.
- 과도하게 눈을 사용하는 것이 백내장의 원인은 아니다.
- 완전히 하얗게 되거나 과숙백내장이 될 때까지 백내장 제거 수술을 미뤄서는 안 된다.

백내장의 종류
Types of cataracts

백내장은 눈의 앞쪽에 있는 투명한 구조인 수정체에 생기는 질환이다. 백내장은 한쪽 눈 또는 양쪽 눈 모두에 생기며, 수정체 일부에 생길수도 있고, 수정체 전체에 생길 수도 있다.

수정체는 빛의 양을 조절하는 홍채 바로 뒤에 위치한다. 수정체는 중심이 두껍고 가장자리로 갈수록 얇아지는 볼록렌즈와 같은 모양을 가지고 있으며, 단단한 섬유 인대의 고리(ring)에 의해 홍채 뒤에 매달려 있다.

눈이 적절히 작동할 때는 빛이 각막과 동공을 지나서 수정체에 도달한다. 수정체는 이 빛을 중심에 모이도록 초점을 맞춘다. 초점이 맞춰진 빛은, 안구 뒷부분에 있는 빛에 민감한 막인 망막-사진기의 필름에 해당하는-에 깨끗하고 선명한 상을 만든다.

백내장이 생기면 정상적으로 깨끗한 수정체가 흐려지게 된다. 흐려짐은 빛을 분산시켜서 망막에 선명한 상이 맺히는 것을 방해하며, 흐려짐이 심해지면서 시력은 점점 더 떨어진다.

수정체에는 3개의 층이 있으며(116p 그림 참고), 수정체에 혼탁이 생기는 층에 따라 그에 상응하는 백내장의 종류가 있다.

수정체의 바깥 부분에는 낭(capsule)이라는 얇은 막이 있으며, 낭은 부드럽고 깨끗한 피질(cortex)을 둘러싸고 있다. 수정체의 단단한 중

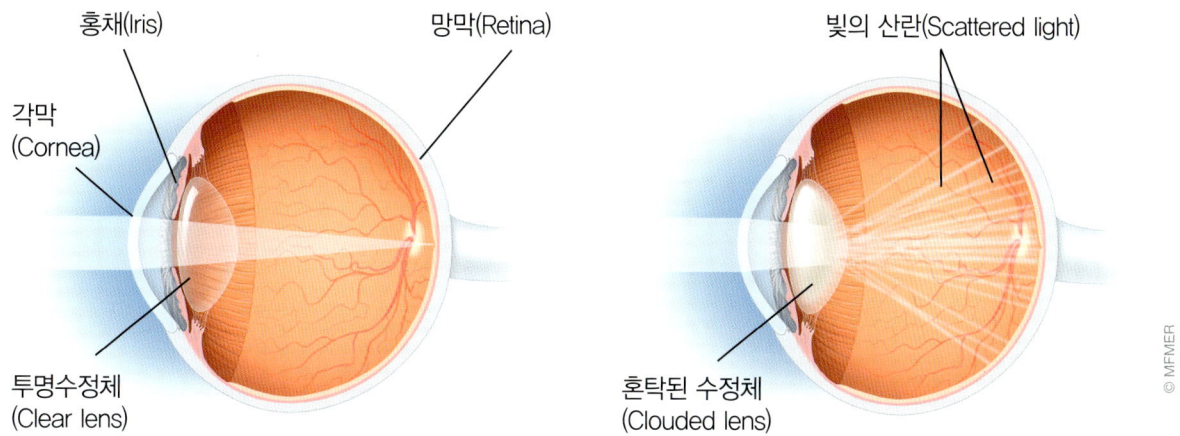

백내장은 어떻게 눈에 영향을 주는가(How cataracts affect vision) 백내장은 정상적인 눈에 있는 수정체가 뿌옇게 되는 것이다. 수정체가 뿌옇게 되면 수정체를 통과하는 빛이 산란되어 시력이 떨어지고, 이로 인해 망막에 적절하게 영상이 맺히는 것을 방해하게 된다.

알은 핵(nucleus)이라고 한다. 수정체를 과일이라고 생각한다면 낭은 껍질, 피질은 과육, 핵은 씨라고 할 수 있다.

각각의 백내장의 종류는 단독으로 생기기도 하고, 다른 종류와 함께 생기기도 한다. 두 개 이상의 백내장이 동시에 발생할 수도 있다.

핵
Nuclear

핵백내장(nuclear cataract)은 가장 흔한 백내장 형태로, 수정체의 중심에서 발생하며, 연령과 가장 관련이 깊다. 나이에 의한 정상적인 변화는 수정체의 핵을 보다 단단하고 딱딱하게 만든다.

초기에는 수정체의 변화에 따라 빛을 조절하는 데 변화가 생겨서 책 읽기가 편해지는 것을 경험할 수도 있다(이러한 현상을 2차 시력이라고도 한다-역자註).

어떤 사람은 더 이상 돋보기를 사용하지 않기도 한다. 불행하게도 소위 이 2차 시력은 수정체가 점진적으로 색이 변하고 흐려짐에 따라 사라진다. 백내장이 진행할수록 수정체는 갈색으로 변할 수 있으며, 어두운 곳에서 보거나 야간에 운전하는 것이 어려워질 수 있다.

피질
Cortical

피질백내장(cortical cataract)은 흰색의 쐐기모양의 줄들이 피질층의 바깥 가장자리에서부터 생겨난다. 백내장이 진행함에 따라서 이 선들은 수정체의 중심으로 퍼져나가 서서히 빛이 핵을 통과하는 것을 방해하기 시작한다. 원거리와 근거리 시력 모두 소실되며 흔히 조절장애와 왜곡이 나타난다. 눈부심 문제와 대비 감도 저하가 생길

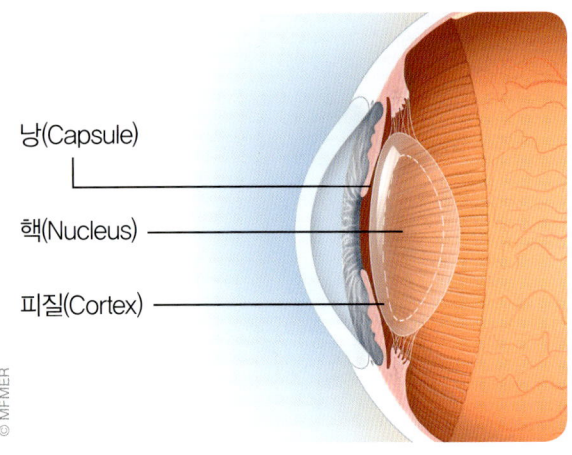

수정체의 층(Layers of the lens) 백내장은 정상적인 노화의 한 부분이다. 백내장은 핵, 피질, 낭 어느 부위에서든 발생할 수 있다.

수 있다.

당뇨병 환자는 피질백내장의 고위험군이다. 피질백내장은 자외선 노출과 관련하여 발생하는 유일한 백내장이다.

낭하
Subcapsular

낭하백내장(subcapsular cataract)은 전형적으로 낭 껍질(capsule shell) 바로 안쪽에 있는 작고 혼탁한 영역에서 시작한다. 낭하백내장은 보통 수정체의 뒷부분에 발생하며(후낭하 백내장) 망막으로 가는 빛의 통로에 위치한다. 낭하백내장은 양쪽 눈에 생길 수도 있으나 주로 어느 한쪽에 더 심하게 생기는 경향이 있다. 이것은 독서를 방해하고, 밝은 빛에서의 시력을 감소시키며, 야간에 빛무리나 빛번짐을 일으킨다.

당뇨병(diabetes)이 있거나, 근시(nearsightedness)이거나, 코르티코스테로이드(corticosteroid) 약물을 복용했거나, 눈손상이나 눈수술을 경험한 사람이라면 낭하백내장이 생길 가능성이 더 높다.

소견과 증상
Signs and symptoms

백내장은 대개 서서히 발생하며 통증을 유발하지 않는다. 처음에는 수정체의 매우 작은 부분만이 흐려지고, 시력변화를 느끼지 못할 수있다. 그러나 시간이 흐르면서 백내장이 진행하고 커질수록 수정체의 더 많은 부분을 침범하게 된다. 이러한 혼탁으로 인해서 망막에 도달하는 빛이 현저하게 줄어들 경우 환자는 시력에 문제가 있음을 알게 된다.

백내장의 소견과 증상은 다음과 같다.

- 시력이 흐려지고 뿌옇게 되거나 침침하다.
- 야간시력저하가 생긴다.
- 빛에 민감해지고 눈부심이 생기며 이것이 점차 심해진다.
- 빛 주변에 빛무리(halos)가 보인다.
- 독서나 그 밖의 일을 할때 보다 밝은 빛을 필요로 한다.
- 안경이나 콘택트렌즈를 자주 교체한다.
- 색이 흐리게 보이거나 노랗게 보인다.
- 한쪽 눈으로 볼 때 둘로 보인다.

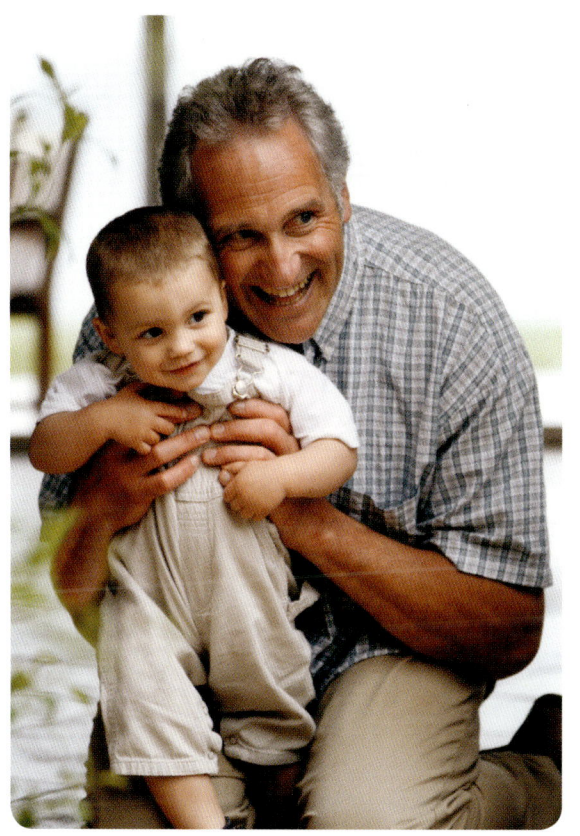
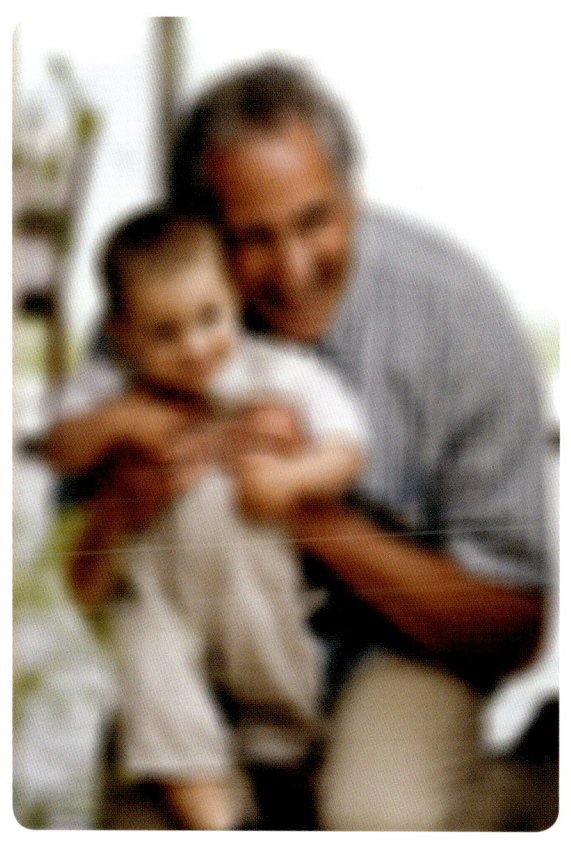

백내장으로 본 시력(Vision with cataracts) 백내장에 의해서 수정체가 흐려지면 점차적으로 깨끗한 정상시력(왼쪽 사진)이 흐려지고 침침한 상태(오른쪽 사진)로 변하게 된다.

백내장 때문에 햇빛, 독서등 또는 차의 전조등 같은 것이 너무 밝거나 강하게 느껴질 수 있다. 눈부심과 불빛 주변의 빛무리로 인해 야간 운전 시 매우 위험하고 불편을 느낄 수 있다. 또한 눈의 긴장감이나 피로를 느낄 수 있으며, 좀 더 선명하게 보기 위해서 자신이 눈을 자주 깜빡인다는 것을 느낄 수도 있다.

통증, 출혈, 가려움, 자극감 또는 눈꼽 같은 것은 백내장이 아닌 다른 질환과 관련이 있을 가능성이 많다.

백내장은 완전히 하얗게 변하지 않는 한 눈건강에 위험한 질환은 아니다. 하지만 지나치게 성숙한 백내장(과숙백내장, hypermature)은 파열될 수 있으며, 염증, 통증, 두통 그리고 녹내장을 유발할 수 있다. 과숙백내장은 드물지만, 가능한 한 빨리 제거되어야 한다.

원인
Causes

수정체는 대부분 수분과 단백질섬유(protein

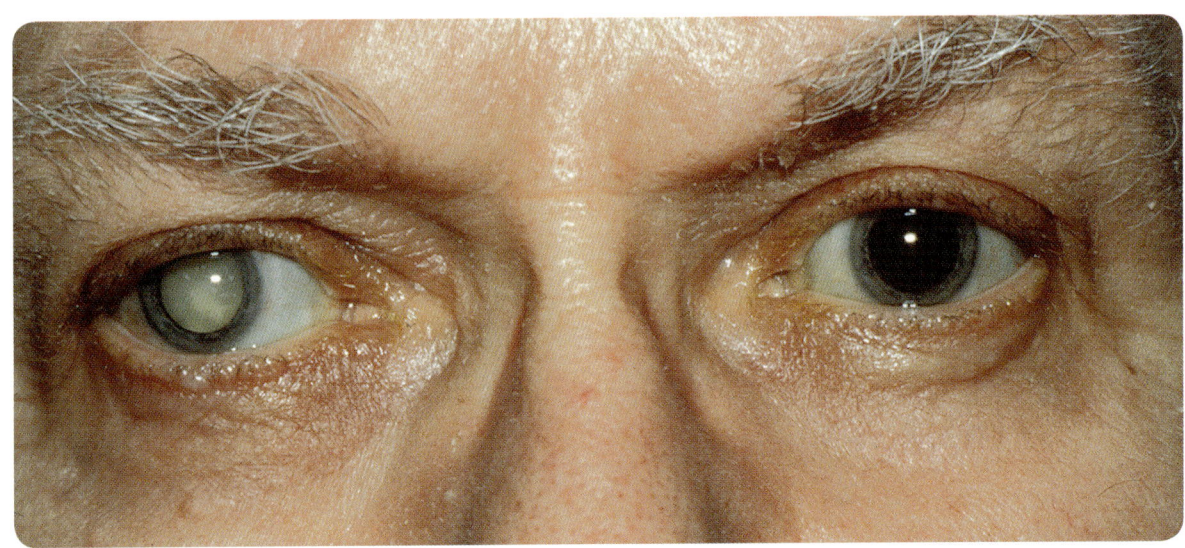

과숙백내장(Hypermature cataract) 지나치게 성숙한 백내장(과숙백내장, hypermature)은 수정체를 완전히 뿌옇게 만들어, 동공이 하얗게 보이게 된다. 이 상태는 반드시 신속하게 치료 되어야 한다.

fibers)로 이루어져 있다. 단백질섬유는 빛의 통과를 방해하지 않도록 정확하게 배열되어 있으나, 나이가 들면서 수정체 성분은 변화하고 단백질섬유의 구조는 파괴된다. 어떤 섬유는 뭉쳐서 수정체의 작은 영역을 뿌옇게 만들며, 이런 수정체는 더욱 두꺼워지고 유연성이 떨어지게 된다. 백내장이 진행될수록 흐려짐은 더욱 심해지고 수정체에서 보다 넓은 영역이 침범된다.

과학자들은 왜 이러한 변화가 발생하는지 아직 잘 알지 못한다. 한 가지 가능성은 자유라디칼(free radicals)로 알려진 불안정한 분자에 의해서 손상받는 것이다. 흡연과 자외선 노출이 자유라디칼의 원천이 된다. 일반적인 자연 손상도 변화의 원인이 될 수 있다. 노인에게만 백내장이 있다고 생각하면 안 된다. 젊은 나이에도 백내장이 생길 수 있다. 그러나 이러한 백내장은 작고 천천히 진행하는 경향이 있어서, 종종 60세 이상이 될 때까지 시력에 영향을 끼치지 않는다.

어떤 경우에는 어린아이 때 백내장이 생기거나 백내장을 가지고 태어나기도 한다. 대부분 이러한 백내장은 시력에 영향을 주지 않지만 일부는 출생 후 1년 동안 아이의 눈과 뇌의 신경전달을 방해하여 영구적인 시력소실을 유발할 수 있다.

어린이의 눈에서 백내장으로 인한 시력장애가 발견된다면, 가능한 한 빨리 수술적 제거를 해야 한다. 굴절이상은 교정렌즈나 인공수정체를 사용하여 복구할 수도 있다.

위험인자
Risk factors

노화는 백내장의 영구적인 위험인자이기 때문에 누구나 백내장의 발생 위험을 가지고 있다. 시력에 장애가 없더라도 65세의 미국인 중 약 절반이 백내장으로 인한 수정체 혼탁을 가지고 있다. 백내장은 남성보다 여성에서 조금 더 흔하고, 백인보다는 흑인에서 더 흔하다.

백내장의 위험인자에는 다음과 같은 것이 있다.

- 당뇨병(diabetes)
- 백내장의 가족력
- 안과 수술의 과거력
- 이전에 눈손상이나 염증이 있었던 경우
- 코티코스테로이드의 장기 사용
- 과도한 햇빛 노출
- 흡연
- 과도한 음주

검진과 진단
Screening and diagnosis

백내장이 있다면 완전한 검사를 통해서만 질병을 찾아낼 수 있다. 산동 안약으로 동공을 확대한 후, 안과 의사는 수정체에 백내장 소견이 있는지, 백내장이 있다면 얼마나 혼탁이 심한지 진단할 것이다. 또한 망막과 시신경에 문제가 있는지, 녹내장이 있는지 진찰할 수도 있다.

백내장이 시력에 문제를 일으키면 환자는 의사와 치료 방법에 대하여 의논하게 된다. 백내장이 다른 심각한 눈 상태와 동반되어 있으면 백내장을 제거하여도 시력이 호전되지 않을 수 있음을 인지하고 있어야 할 것이다.

치료
Treatment

백내장에 대한 유일하고 효과적인 치료는 수술이다. 수술은 혼탁해진 수정체를 제거하고 깨끗한 시력을 복구할 인공수정체를 이식하는 것이다. 백내장은 약물, 보조식품, 운동 또는 안경같은 광학적 도구로는 치료되지 않는다.

백내장의 초기에는 환자의 협조가 치료의 기본이며, 무엇보다 상황을 잘 이해하고 적응하려는 의지가 필요하다. 다음은 증상에 대처하는 단계이다.

- 안경이나 콘택트렌즈를 착용한다면 가능한 한 정확한 처방으로 맞춰야 한다.
- 독서 시 돋보기를 사용한다.
- 조절이 가능한 할로겐등이나 100~150W 밝기의 전구 같은 밝은 등을 써서 집안의 조명을 올리고 보다 밝은 등을 사용한다.
- 낮에 밖에 나갈 때는 빛번짐을 줄이도록 선글라스를 사용한다.
- 야간운전을 삼간다.

이러한 방법은 일시적으로 시력소실을 보상하는데 도움이 될 수 있으나 백내장이 진행되면 시력도 계속 악화된다.

의사는 환자가 일상생활에 방해가 되고 삶의 질에 영향을 주게 되면 백내장수술을 권유할 것이다. 백내장으로 독서, TV 시청 또는 운전에 제한이 있는가? 주방에서 조리도구나 가전제품을 사용할 때 어려움이 있는가? 두려움이 나 넘어짐

역사 속의 눈 An eye on history

수년 전에는 백내장수술이 며칠 동안 병원에 입원해서, 고통스럽게 눈을 봉합하고, 모래주머니로 머리를 고정한 채 등을 대고 누워서 회복을 기다려야 하는 시련이었다. 또한 두꺼운 안경으로 눈속 렌즈의 굴절력을 대체하기도 하였다. 다행스럽게도 이 과정은 극적으로 개선되었다.

현대의 백내장수술은 영국의 안과 의사인 아놀드 리들리 박사(Harold Ridley, M.D.)에 의해서 1949년에 안내 렌즈(intraocular lens)가 개발됨으로써 시작되었다. 리들리 박사는 세계 2차대전 동안 왕립공군조종사를 치료한 안과 의사로 기억된다. 비행기가 파괴되면서 조종사의 눈안에 단단하고 작은 플라스틱 조각이 들어가 박힌 경우가 있었는데, 리들리 박사는 이 조각이 조종사의 눈에 아무 문제도 일으키지 않은 채 오랫동안 남아 있는 것을 보고 놀라워 하면서, 눈안에 이식할 수 있는 플라스틱으로 인공수정체를 만들게 되었다.

1960년대 미국 안과 의사인 찰스 켈만 박사(Charles Kelman, M.D.)는 수정체를 둘러싸고 있는 낭(capsule)은 남기면서 백내장을 초음파로 제거할 수 있는 초음파유화술(phacoemulsification)이라는 수술법을 개발했다. 이는 작은 절개와 작은 도구들을 수정체에 적용하여 회복 시간을 획기적으로 줄였다.

수술 기술과 인공수정체의 발달로 백내장수술은 이제 가장 안전하고 효과적인 시술의 하나가 되었다. 수백만 건의 백내장수술이 해마다 시행되고 있으며, 전반적인 인구의 고령화로 인해 그 숫자가 증가 하고 있다.

미래에는 어떤 기술이 있을까? 시력변화를 조절할 수 있는 능력을 가진 전자 안내 렌즈가 개발될 것이다. 백내장 수술에 사용되는 더욱 더 특별한 도구인 펨토초레이저(femtosecond laser)는 초단파(ultra-short), 초정밀 파장을 발사하게 될 것이다.

없이 안전하게 집주위를 돌아다니거나 계단을 오르내릴 수 있는가? 이러한 것들이 백내장수술을 고려하게 만드는 요소들이다.

백내장수술을 받은 대부분의 사람들은 개선된 시력과 삶의 질을 즐긴다. 오늘날에는 해마다 250만 예의 백내장수술이 미국에서 이루어진다. 백내장수술을 받은 사람들은 다른 쪽 눈에 대해 이전에 비해 보다 빠르고 보다 많이 백내장수술을, 종종 첫번째 눈을 수술 받은지 수개월만에 받는다.

올바른 백내장수술 시기 선택
Choosing the right time for surgery

백내장수술의 선택은 환자와 안과 의사가 함께 결정하는 것이다. 환자는 서두르지 말고 신중하게 선택사항을 고려할 시간을 가져야 한다.

대부분의 경우 백내장수술이 눈에 손상을 일으키지 않을 것이라는 마음의 준비가 될 때까지 기다리도록 한다. 백내장의 일반적인 진행하는 속도를 감안하면, 수년 내로 수술이 필요하지 않을 수도 있다. 그러나 당뇨병이 있다면, 백내장이 보다 빨리 진행될 수 있다.

시력소실 정도와 일상생활의 역할과 능력에 기준을 두고, 백내장이 일상생활에 얼마나 영향을 미치는지 생각해보고 결정한다. 시력저하가 활동적이고 독립적인 삶에 얼마나 영향을 주는가?

이에 대한 답변은 다양하다. 은퇴한 성인은 활동적인 젊은 성인보다 선명한 시력이 덜 필요하므로, 은퇴인들은 치료를 늦추는 것을 선택할 수 있다. 반면에 백내장으로 인한 적은 시력손상도 빛 번짐이나 복시 같은 문제를 유발할수 있는데 이로 인해서 수술을 선택할 수도 있다.

종종 백내장은 심각한 시력소실이 없어도 제거할 수 있다. 연령관련 황반변성(age-related macular degeneration), 당뇨병성망막병증(diabetic retinopathy) 또는 망막박리(retinal detachment) 등을 치료하는 데 방해가 되는상황이 그러한 예이다.

만약 양쪽 눈에 백내장이 있고, 수술을 결정해야 한다면 안과 의사는 보통 한 번에 한쪽씩 백내장을 제거할 것이다. 이는 두 번째 백내장수술을 하기 전에 첫 번째 수술한 눈이 적절히 회복할 수 있도록 하기 위함이다.

수술 과정
The surgical procedure

이식할 수정체의 정확한 초점력을 결정하기 위해서는 수술 전에 조심스런 준비가 필수적이다. 수술 의사는 각막의 굴절력과 함께 안구의 크기(안축장 길이)를 측정하고 인공수정체를 결정할 것이다. 보다 세밀한 측정을 위해서는 레이저 간섭측정기(laser interferometry)로 알려진 정밀 기술을 사용한다.

백내장수술은 원래 한 시간이 안 걸리는 외래시술이다. 대부분의 사람들은 수술하는 동안 국소마취만 한 상태로 편안하게 긴장을 풀고 있으면

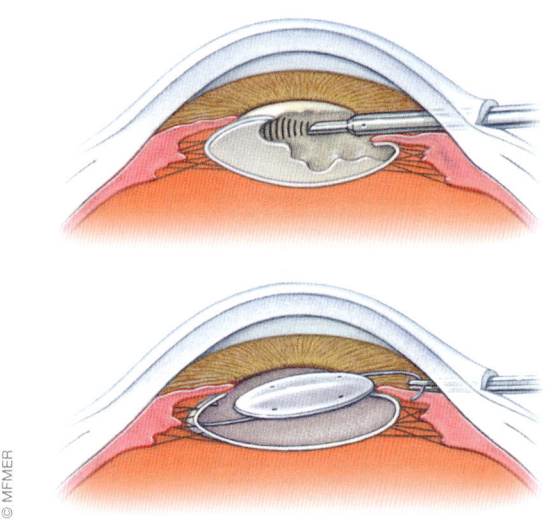

수정체유화술(Phacoemulsification) 수정체유화술 동안 초음파 탐침의 끝이 빠르게 진동하면서 백내장을 부수면 수술 의사는 이것을 흡입해 배출한다(위 사진). 혼탁한 수정체를 제거한 다음 수술 의사는 조심스럽게 이 과정 뒤에 남겨진 비어 있는 낭에 인공수정체를 삽입한다(아래 사진).

된다. 드물게 어떤 환자는 전신마취를 필요로 하기도 한다.

백내장수술을 하는 데에는 간혹 다른 수술 과정이 필요할 수도 있다.

수정체유화술
Phacoemulsification

수정체유화술(phacoemulsification)은 가장 흔히 사용되는 백내장수술법이다. 이 시술에서 수술 의사는 대부분의 수정체 외부층(낭)을 남겨둔채로 백내장을 부수고 제거한다. 낭은 인공수정체를 삽입하였을 때 인공수정체를 지지하는 역할을 할 것이다.

수술 의사는 눈의 바깥층인 각막과 결막이 만나는 부위에 3mm 정도의 작은 절개를 만들고, 바늘처럼 가는 초음파 탐침을 이를 통해 삽입한다. 수술 의사는 수정체 내에서 탐침으로 조작을 하고 초음파로 백내장을 파괴(액화)한 후, 이 조각들을 흡입해낸다.

낭외적출술
Extracapsular cataract extraction

또 다른 백내장제거수술은 낭외적출술(extracapsular cataract extraction : ECCE)이다. 수정체유화술보다 커다란 절개부위를 통해서 수술 의사는 수정체낭을 열고 핵을 제거하고, 수정체 피질을 흡입하고, 낭을 남긴다. 합병증의 위험성이 크기 때문에 이 시술은 특수한 상황에서만 드물게 사용한다.

둘 중 어떤 수술이든지 백내장을 제거하고 나서, 혼탁한 수정체가 제거된, 비어 있는 낭에 대개 인공수정체를 삽입한다. 이 인공수정체는 플라스틱, 아크릴 또는 실리콘으로 만들어지며 영구적으로 눈의 일부가 된다.

어떤 인공수정체는 단단하며 이식한 절개부위를 봉합하여 닫는다. 그러나 많은 인공수정체는 유연해서 작은 절개를 통해서 넣을 수 있으며, 인공수정체를 접어서 낭속으로 집어 넣으면 그곳에서 다시 펴지며 자리를 잡는다.

백내장수술 이후
After cataract surgery

수정체유화술과 접힘 인공수정체를 사용할 경우, 수술 절개창은 대개 매우 작고 흔히 봉합이 필요하지 않다. 모두 잘 진행된다면 매우 빨리 호전된다. 보다 큰 절개와 봉합을 필요로 한 수술에서는 회복이 좀더 늦어질 수 있다.

일반적으로 수술을 받은 당일로 집에 갈 수 있지만 운전은 할 수 없으므로 미리 집에 갈 방법을 준비하는 것이 좋다. 안과 의사와 다음 방문을 언제할 지 의논한다. 수술부위가 아물고 있는지 그리고 시력은 호전되는지를 확인하기 위해 안과 의사는 수술 다음 달에도 1~2회 이상 진료를 할 것이다.

정상적인 치유는 4~6주가 소요된다. 이 기간 동안에 약간의 불편은 정상적인 것이다. 눈을 비비거나 누르는 것은 삼가해야 한다. 부드러운 화장지나 면봉으로 눈꼽 같은 분비물을 제거하고, 눈썹을 잘 닦아야 한다.

눈이 치유되면서 다음과 같은 증상이나 소견을 보인다면 정상이다.

- 시력흐림
- 눈의 분비물
- 가려움증
- 가벼운 눈물
- 이물감이나 눈썹이 눈 안에 있는 느낌.
- 빛이나 바람에 민감해짐

백내장수술 후 수주 동안 감염 예방과 염증조절 그리고 안압을 조절하기 위해 안약을 사용해야 한다. 수일 후에는 불편함이 눈에서 사라지기 시작할 것이다.

환자는 안과 의사의 다른 지시가 있을 때까지 눈 보호를 위해 안경을 착용하거나 낮에는 안대를 대고, 밤에는 안구보호대를 착용하도록 한다.

수술 후에 해서는 안 되는 것들

- **눈 충격** : 천천히 조심스럽게 다니고 특히 계단을 조심한다.
- **눈 비비기** : 눈을 비비면 수술부위에 문제가 생기고 적절한 치유에 방해가 될 수 있다.
- **운전** : 의사가 운전을 허락할 때까지 운전하지 않는다.
- **수술 후 1~2주 동안 적절한 치유가 확인될 때까지 육체적으로 힘든 행동** : 의사는 이런 행동을 다시 할 수 있을 때 권유할 것이다.
- 수술 후 2주 동안 더러운 곳과 먼지가 많은 곳에 노출되는 것은 눈을 자극하고 치유를 더디게 할 수 있다.

환자는 다음과 같은 것을 할 수 있다.

- 독서, TV 시청 그리고 편안한 어느 정도의 컴퓨터 작업.
- 신발끈을 묶기 위해 구부리는 것
- 몸을 씻거나 샤워하는 것이 첫 주에 가능하지만 수술받은 눈으로 물이 직접 들어가서는 안 된다.
- 걷기
- 의사로부터 운전해 볼 것을 권유받았다면 시도해 본다.

안구내 렌즈의 새로운 선택
New options with intraocular lenses

백내장(cataracts)으로 혼탁된 원래의 수정체를 대체할 다양한 인공수정체가 사용 가능하다. 백내장수술을 하기 전에 안과 의사와 그 선택에 대해서 논의한다. 예를 들어 안경착용 필요성을 줄이거나 난시를 치료하는 등 환자가 어떤 것을 원하느냐에 따라 선택할 수도 있다.

이식 가능한 인공수정체는 3가지 종류로 나뉜다.

단초점인공수정체(Monofocal lenses) : 원거리나 근거리 둘 중 한 곳에 고정된 초점을 갖는다. 원거리수정체가 삽입되어 있다면 독서를 위해서 근거리 안경을 사용하거나 콘택트렌즈를 사용해야 한다. 만약 근거리수정체가 삽입되어 있다면 운전 시 안경이 따로 필요할 것이다. 백내장의 원거리 교정을 위해서는 대부분 단초점인공수정체가 사용되며, 부가적으로 독서용 돋보기를 사용한다.

다초점인공수정체(Multifocal lenses) : 안경의 이중초점(bifocal)이나 누진초점(progressive)렌즈와 유사하다. 다초점수정체(multifocal lenses)를 삽입할 경우 대부분의 일들을 수행할 때 교정안경을 사용할 필요가 없을 수 있다. 다초점인공수정체는 원거리와 근거리 모두 잘 볼 수 있도록 설계되어 있지만, 다초점인공수정체를 경험한 사람 중 일부는 번져보임이나 빛주변의 무리짐 그리고 특히 밤이나 어두운 곳에서 대비감도(contrast sensitivity)가 저하되는 문제를 경험한다. 또한 다초점인공수정체를 사용하면 원거리 시력이 호전되기는 하지만, 단초점인공수정체의 원거리만큼은 아닐 수도 있다.

조절인공수정체(Accommodative lenses) : 단초점인공수정체에 비해 보다 동적인 방법으로 전체 범위에 시력을 제공하려는 시도이다. 조절인공수정체는, 원래의 수정체가 초점을 조절하는 능력을 가진 것과 유사하게 안구의 근육 움직임에 반응하여 인공수정체가 움직여지는 것이다. 조절인공수정체는 다초점인공수정체처럼, 단초점인공수정체를 대체하고 있지만, 대비감도를 포함한 몇 가지 문제점이 있으며, 인공수정체를 삽입한 후에도 여전히 돋보기를 사용할 수도 있다. 현재 미국에는 한 가지의 조절인공수정체 제품이 있지만 보다 많은 제품들이 연구 중에 있다.

환자와 의사는 또 다른 선택을 할 수 있다.

난시교정인공수정체(Toric lenses) : 단초점인공수정체는 원거리 또는 근거리 시력을 교정함과 동시에 각막의 불규칙한 모양에 의해서 시력저하를 유발하는 난시를 교정한다. 이것은 고도난시일 경우에 추천될 수 있다.

윤부이완절개술(Limbal relaxing incisions) : 수술 의사는 백내장수술 중에 각막에 작은 절개를 함으로써 각막 모양을 더욱 둥글거나 대칭이 되도록 하여 난시를 치료할 수 있다. 이 방법은 난시가 심하고 다초점인공수정체를 선호할 경우에 좋은 선택이 될 수 있다.

단안시력(Monovision) : 돋보기 사용을 피하기 위해 안과 의사는 단초점인공수정체를 혼합해서 쓰는 것을 권할 수 있다. 한쪽 눈(대개 우세안)은 원거리에 맞추고, 다른 눈은 근거리에 맞추는 것이다. 이를 단안시(monovision)라고 한다. 이 수술의 성공은 깨끗한 상의 눈에만 주의를 기울이고 흐린 상의 눈은 무시할 수 있는 환자 두뇌의 능력에 달려 있다. 만약 환자가 단안시력 콘택트렌즈를 사용했었다면 좋은 방법이다.

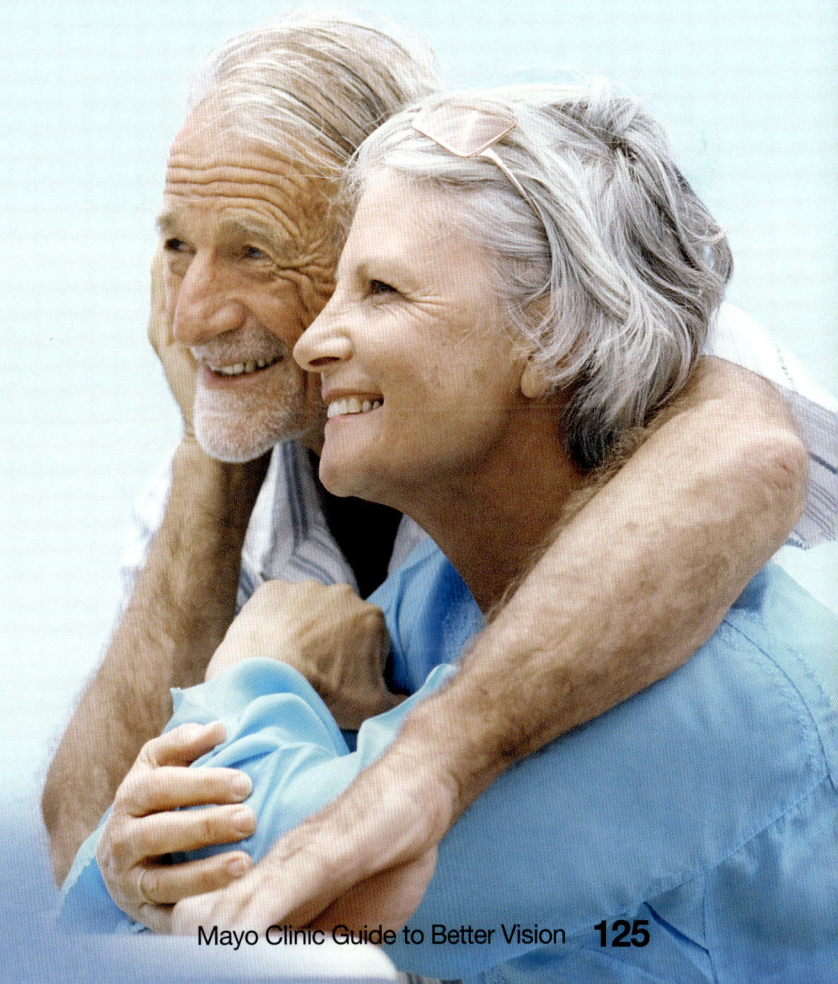

이차백내장 Secondary cataracts

일반적인 백내장수술 시 수정체낭의 뒤쪽 반은 남게 되며, 이 구조는 인공수정체를 넣었을 때 그것을 지지하는 역할을 한다. 이차백내장(secondary cataracts) 또는 후발백내장(after cataract)은 이러한 후낭이 혼탁하게 되어 원래의 백내장처럼 시력이 흐려진 것이다. 이 현상의 또 다른 이름은 후낭혼탁(posterior capsule opacification : PCO)이다. 혼탁은 첫 수술 이후 수개월이나 수년 후에 생길 수 있다.

이차백내장은 야그(YAG)레이저 수정체낭절개술(capsulotomy) 등으로 치료를 한다. 이 술기는 특수한 레이저로 혼탁이 생긴 후낭에 작은 열개를 만들어 그곳을 통해서 빛이 통과하게 하는 것이다. 여기서 후낭절개술이라는 것은 후낭을 잘라낸다는 뜻이다. 야그레이저의 야그(YAG)는 이트륨(yttrium), 알루미늄(aluminum), 그리고 가넷(garnet) 머리 글자의 합성어이다.

레이저 수정체낭절개술은 빠르고, 통증이 없는 외래 시술이다. 이 시술 후에는 일반적으로 병원에서 잠시 동안 기다린 후 안압이 상승하지 않았음을 확인한다. 일부 사람들, 특히 녹내장이 있거나 심한 근시가 있는 경우, 야그레이저 시술로 안압이 오를 수 있다. 또 다른 합병증으로는, 드물지만 황반부가 붓거나 망막박리가 일어나기도 한다.

수술 후 다음과 같은 증상이나 소견이 있을 때에는 신속히 의사를 찾아가야 한다.

- 시력이 악화될 때
- 진통제를 복용해도 통증이 지속될 때
- 눈에서 충혈이나 분비물이 현저히 심하게 증가할 때
- 번쩍거림이나 여러 개의 떠다니는 부유물이 시야에서 새롭게 나타날 때
- 오심, 구토 또는 과도한 기침이 날 때

안경이 필요할지 여부는 눈에 어떤 종류의 인공수정체를 넣느냐에 달려 있다. 다초점인공수정체(multifocal lens)를 사용하면 교정안경 없이 다양한 거리에서 선명한 초점을 가질 수 있다. 단초점인공수정체(monofocal lens)라면 원거리에 있는 물체는 깨끗하게 볼 수 있지만 독서 시에는 돋보기가 필요할 것이다.

과거에 난시 때문에 안경을 착용했었다면, 수술 후에도 난시가 발생할 수 있다. 이 문제는 수술의사의 결정을 돕는, 각막지형도 같은 정밀기술에 의해서 다루어져왔다. 시술 후에 눈이 아물고 나면 안과 의사는 교정안경이 필요한지 판단할 것이다.

백내장에 의한 합병증은 드물며 대개 치료가 가능하다. 합병증으로는 염증, 감염, 출혈, 부종 등

이 있는데, 다른 안질환이 있거나 심각한 의학적 문제가 있는 사람은 위험성이 커지게 된다.

종종 백내장은 녹내장이나 황반변성 같은 기존에 있던 상태로 인해서 시력호전에 실패할 수 있다. 백내장수술을 시행하기 전에 이러한 눈 문제를 먼저 치료하는 것이 필요할 수 있다.

장 위험성을 증가시킬 수 있으므로 잘 치료한다.

연구자들은 백내장을 예방하고 치료할 수 있는 새로운 방법을 모색하고 있다. 새로운 방법이 나타나기 전까지는 백내장수술로 시력을 완전히 회복할 수 있고, 이 백내장수술은 다른 눈질환이 없다면 훌륭한 치료 방법이다.

예방
Prevention

대부분의 백내장은 나이가 들면서 자연적으로 발생하는 것이기 때문에 모두 피할 수는 없다. 정기적인 눈검진이 초기에 이를 발견할 수 있는 열쇠이다. 다음과 같은 방법으로 백내장을 늦추거나 예방할 수 있다.

- **금연(don't smoke)** : 흡연은 자유유리기(free radicals)라고 알려진 불안정한 분자를 만들어 내어 백내장 위험을 증가시킨다.
- **건강한 식사, 균형잡힌 식단(eat a healthy, balanced diet)** : 채소와 과일이 풍부한 식사를 한다. 연구에 의하면 항산화제(antioxidants)가 많이 들어 있는 음식은 백내장의 진행을 늦출 수 있다.
- **자외선차단(use sun protection)** : 자외선은 백내장의 발생을 조장한다. 가능한 한 야외에서는 선글라스를 사용하여 자외선 A와 자외선 B를 차단한다.
- **다른 건강 문제를 돌본다(take care of other health problems)** : 당뇨와 다른 질병은 백내

At a glance

흔한 눈질환
Common eye conditions

눈은 예민한 기능과 많은 섬세한 부분을 가진 복잡한 기관이다. 교정안경이 있건 없건 간에 눈은 대부분의 시간 동안 신뢰할 수 있는 정보를 제공한다. 그러나 상처, 감염, 알레르기 반응, 전반적인 소모나 손상 또는 연령관련 변화 등, 시력에 영향을 줄 수 있는 문제들은 매우 많다.

흔하게 생기는 많은 눈질환들이 고질적이다. 눈은 충혈되고, 가렵고, 자극을 느끼거나 건조하게 된다. 눈꺼풀은 경련이 일어나고 붓거나 늘어진다. 눈물관(tear ducts)은 너무 많거나 너무 적은 액체를 생산한다. 이 문제들 중 어떤 것은 깨끗하게 보는 데 영향을 줄 수 있고, 종종 두 가지 이상의 문제를 동반하기도 한다. 하지만 이러한 것들이 고통스럽기는 해도, 대개는 시력에 영구적인 손상을 주지는 않는다.

언제든지 시력이 나빠졌다는 것을 느끼게 되면, 그것이 별 문제가 아닌 것 같더라도 안과의사를 만나서 상담을 하는 것이 좋다. 왜냐하면 눈의 심각한 문제가 항상 곧바로 드러나는 것은 아니기 때문이다. 의사를 만나는 것을 미룬다면 손상을 악화시키고, 어쩌면 영구적인 손상을 일으킬 지도 모른다.

이 챕터에서는 가장 흔한 눈 문제들에 대하여 다룬다. 안과 의사와 상담하고 그의 조언에 주의를 기울이는 등의 적절한 조치를 통해 증상은 완화되고 깨끗한 시력을 회복할 수 있을 것이다.

이번 섹션에서 기술된 모든 상태는 대부분 집에서 관리할 수도 있다. 그러나 적극적으로 치료에 참여하는 것이 필요하며, 재발을 막기 위해 조치를 취해야 한다.

아프고 가렵거나 자극된 눈 Painful, itchy or irritated eyes

결막염
Conjuctivitis

갑작스럽게 눈이 분홍이나 붉은색으로 변하면서, 자극이나 눈물이 동반된다면, 보통 분홍눈(pinkeye)이라 부르는, 결막염(conjuctivitis)이라는 염증의 신호일 수 있다.

결막염은 바이러스, 세균 또는 알레르기 반응에 의해서 유발될 수 있다. 바이러스성과 세균성 결막염은 매우 감염성이 높으며, 감기나 인후통(sore throat)이 자주 동반되기도 한다. 알레르기성 결막염은 눈을 자극하는 물질인 알레르기 유발항원에 노출되어 생긴다.

모든 형태의 결막염은 공통적인 증상이 있다. 특히 염증은 결막(conjunctiva : 눈을 감싸는 깨끗하고 탄력있는 막)에 있는 작은 혈관들을 커지게 만들어 눈이 붉거나 분홍색으로 보이게 한다.

이 상태에서는 눈이 가렵고 눈물이 나게 된다. 눈을 깜박일 때 눈꺼풀에 작은 모래가루가 박혀 있는 것처럼 긁히는 증상을 느낄 수 있다. 아침에 눈꺼풀이 눈의 분비물로 인한 눈꼽으로 덮혀 있을 수 있다. 시력이 떨어질 수도 있고, 빛에 민감해지기도 한다.

이러한 불편함은 젖은 찜질을 해서 완화시킬 수 있다. 바이러스성(viral conjunctivitis)과 세균성 결막염(bacterial conjunctivitis)에는 온찜질이 가장 좋지만, 알레르기성결막염(allergic conjuctivitis)에 의한 가려움증은 냉찜질이 완화에 도움을 준다. 깨끗한 천을 물에 적셔서 짜낸 다음 눈 위에 덥고 10분간 유지한다.

바이러스성결막염
Viral conjunctivitis

바이러스성결막염(viral conjunctivitis)은 오염된 눈물이나 코 분비물과의 접촉에 의해서 전파된다. 증상은 감염 후 7~10일 정도에 나타나며, 묽고 점액 같은 분비물을 만들어낸다. 감염이 한쪽 눈에서 생기면 종종 다른 눈으로 옮아간다.

불행하게도 바이러스성결막염은 그 과정이 다하고 저절로 없어질 때까지 2~3주를 기다려야만 한다.

세균성결막염
Bacterial conjunctivitis

세균성결막염(bacterial conjunctivitis)은 자극이 동반되며 바이러스성 결막염의 분비물보다 끈적거리는 황녹색의 분비물을 만들어낸다. 아침에 일어나면 딱딱한 분비물이 눈꺼풀에 엉겨 붙어 눈이 잘 떠지지 않을 것이다. 감염은 자주 한쪽에서 시작해서 다른 쪽으로 퍼져간다.

세균은 여러가지 경로로 결막에 염증을 일으킨다. 일반적으로 감염이 있는 사람으로부터, 오염된 체액이나 손과 눈의 접촉에 의해, 사람에서 사람으로 전파된다. 보통 항생제를 사용하면 7일 이내에 치유된다.

안과 의사는 세균성결막염의 치료를 위해서 안약이나 연고를 처방할 수 있으나 바이러스성 감염에 대해서는 마땅한 치료법이 없다.

전파 방지
Stopping the spread

철저한 위생관리는 결막염의 전파를 막는 데 필수적이다.

- 손으로 눈 주위를 건드리지 않도록 한다.
- 손을 자주 씻는다.
- 화장지는 사용한 후에 바로 폐기한다.
- 다른 사람이 사용하던 수건, 행주, 베갯잇, 손수건, 콘택트렌즈, 렌즈세척액 또는 안약을 함께 사용하지 않는다.
- 눈에서 분비물이 나오지 않을 때까지 직장, 학교 또는 사회적 활동을 삼가고 집에 머무른다.
- 염증이 호전되면 사용하던 마스카라를 버리고 새로 구입한다.

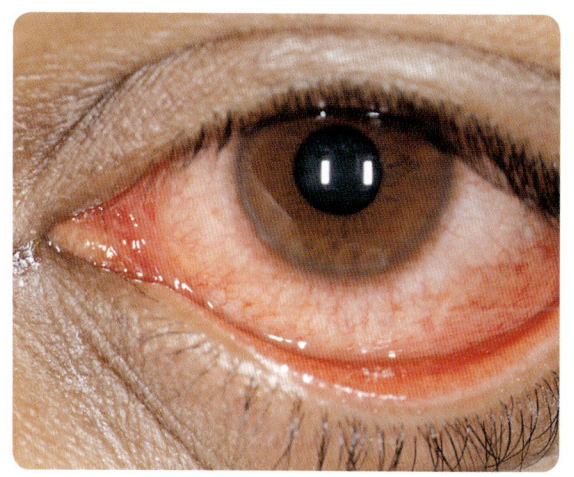

바이러스성결막염(Viral conjunctivitis) 눈의 바이러스 감염은 결막의 혈관들을 크게 만들어 결막이 붓고, 붉게 되며 눈물이 보이게 된다.

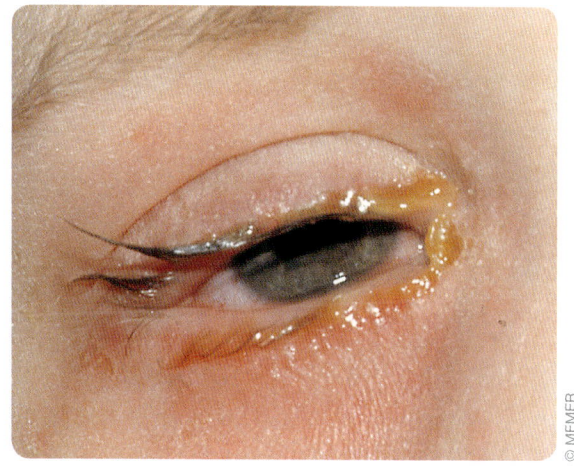

세균성결막염(Bacterial conjunctivitis) 세균성결막염은 바이러스성처럼 충혈과 부종을 유발하지만 바이러스성보다 전형적으로 진한 점액질의 분비물을 만든다.

아프고 가렵거나 자극된 눈 Painful, itchy or irritated eyes

알레르기성결막염
Allergic conjuctivitis

감염에 의해 발생되는 바이러스성, 세균성 결막염과 달리 알레르기성결막염(allergic conjuctivitis)은 신체의 알레르기 유발물질(눈을 자극하는 물질)에 의해서 발생한다. 신체는 알레르기 증상을 유발시키는 히스타민(histamine) 같은 화학물질을 분비하면서 반응을 하게 된다.

흔한 알레르기 유발물질로는 꽃가루, 먼지, 곰팡이, 동물의 피부와 비듬, 일반적인 가재 도구의 화학물질, 분사 향수 그리고 특정한 종류의 약물 등이 있다. 매우 강한 알레르기 유발물질도 어떤 사람에게는 거의 또는 아무런 영향이 없을 수 있다.

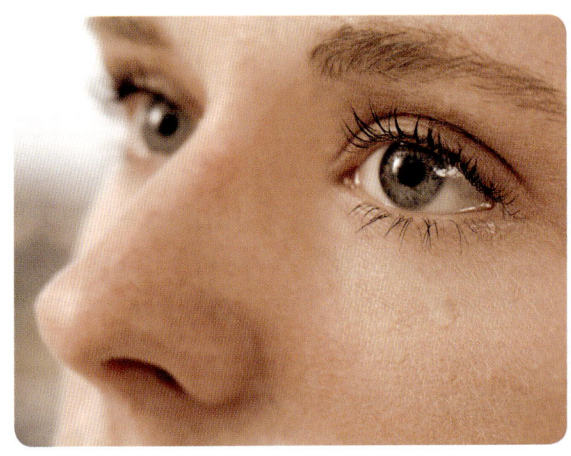

알레르기성결막염은 바이러스성이나 세균성결막염처럼 눈을 가렵고, 충혈되게 만든다. 다른 증상으로는 눈물이 심하게 나고, 콧물과 재채기가 날 수 있다. 이러한 증상은 흔히 양쪽눈에 동시에 나타난다.

알레르기 유발물질에 따라서, 치료는 염증을 빨리 낫게 할 수도 있지만, 단지 불편을 완화시키기만 할 수도 있다. 예를 들어, 고초열(hay fever)에 의한 결막염은 모든 계절에 지속되고해마다 반복될 수 있다.

다음과 같은 안약과 경구약이 알레르기 증상을 완화시킬 수 있다.

- 충혈완화제(decongestants)는 코의 충혈을 줄일뿐만 아니라 눈의 충혈도 감소시키는 성분을 포함하고 있다. 어떤 것들은 항히스타민제(antihistamine)와 복합되어 있다. 장기간 사용하게 되면 반사반응에 의해서 부종과 충혈이 증가될 수 있다. 녹내장(glaucoma)이 있다면 충혈완화제를 사용해서는 안 된다.
- 항히스타민제(antihistamine)는 많은 알레르기 증상의 원인이 되며, 면역계에 의해서 분비되는 화학물질인 히스타민(histamine)의 작용을 막는다.
- 이부프로펜(ibuprofen : Advil®, Motrin IB®)과 나프록센(naproxen : Aleve®) 같은 비스테로이드성항염증제(nonsteroidal antiinflammatory drugs : NSAIDs)가 염증이나 부종을 줄이는 데 도움이 될 수 있다.

- 비만세포안정제(mast cell stabilizer)는 알레르기를 유발하는 히스타민과 다른 화학물질을 분비하는 비만세포의 활동을 감소시킨다. 이 약들은 알레르기 유발물질에 노출되기 전에 사용해야 가장 효과가 크다. 어떤 안약에는 항히스타민제와 비만세포안정제가 같이 들어 있다.
- 항히스타민과 충혈완화제 약물로 알레르기 증상이 완화되지 않으면 코르티코스테로이드(corticosteroid) 안약이 처방될 수 있다. 이러한 강력한 약물은 장기간 사용할 경우 녹내장(glaucoma), 백내장(cataracts) 그리고 눈의 감염 위험성을 높일 수 있기 때문에 반드시 안과 의사의 처방에 따라서 사용되어야 한다.

알레르기성결막염을 다루는 가장 좋은 방법은, 비록 그것이 항상 쉽지는 않겠지만, 알레르기 원인물질을 최대한 피하는 것이다. 예를들어, 꽃가루에 알레르기가 있고 대기 중의 꽃가루 수치가 높아졌다면, 실내에 머물면서 문과 창을 잘 닫고 공기청정기를 사용해야 한다. 동물의 각질에 알레르기가 있다면, 털이 있는 애완동물을 피해야 한다. 사용중인 콘택트렌즈 용액에 알레르기가 있다면, 다른 제조사의 제품을 사용하거나 안경을 착용하도록 한다.

다른 알레르기 반응들
Other allergic reactions

어떤 알레르기 반응들은 눈의 충혈 없이 불편감만 주기도 한다. 이런 형태의 반응은 담배연기, 향수, 배기가스 같은, 진정한 알레르기 원인물질이 아닌 것에 노출되었을 때 생길 수 있다.

눈은 자극되고, 가렵고, 젖어 있을 수 있으며, 눈꺼풀은 부어오를 수 있다. 눈밑에 다크써클이 생기고, 눈 주위에 피부 비늘이 생기면서 피부가 붉어질 수 있다. 눈을 문지르고 싶어지지만, 눈을 문지르게 되면 더욱 자극되고 불편하게 될 것이다.

이러한 반응의 치료는 알레르기성결막염의 치료와 동일하다. 보통 항히스타민이 증상 완화에 도움이 되며, 냉찜질을 하루에 수차례 해준다면 눈 주위의 부종을 줄일 수 있다. 심한 경우에 의사는 스테로이드 연고나 크림을 처방하기도 한다. 눈 주위에 스테로이드를 바르는 것은 위험성이 있기 때문에 처방받은 대로 정확히 사용해야 한다.

아프고 가렵거나 자극된 눈 Painful, itchy or irritated eyes

공막염과 상공막염
Scleritis and episcleritis

공막은 안구의 벽을 형성하는 조직의 층이며, 그 바깥쪽에는 결막이 있고, 둘 사이에는 상공막(episclera)이라는 투명한 조직이 있다. 때로 이 공막이나 상공막에 염증이 생긴다.

눈에 붉은 반점과 부종 증상을 보인다. 상공막염(episcleritis)은 일반적으로 1~2주 후에 저절로 없어지는 가벼운 염증이다. 반면 공막염(scleritis)은 흔하지는 않지만 염증성장질환(inflammatory bowel disease)이나 류마티스관절염(rheumatoid arthritis)과 연관될 수 있는 보다 심각한 질환으로, 둔탁한 통증과 시력저하가 동반될 수 있다. 스테로이드 안약이나 연고로 염증을 줄일 수 있으며, 항염증 작용을 하는 경구약이 함께 사용될 수도 있다.

포도막염
Uveitis

포도막(uvea)은 안구벽의 층 중에서 중간층에 해당하며, 맥락막(choroid), 홍채(iris) 그리고 모양체(ciliary body)를 포함한다. 포도막의 염증을 포도막염(uveitis)이라고 하며, 염증이 일차적으로 홍채에 영향을 주는 경우 홍채염(iritis)이라고 한다. 눈통증과 충혈, 시력저하와 비문증 그리고 빛에 예민해지는 증상을 동반하며 갑작스럽게 발생할 수 있다.

이 상태는 류마티스관절염이나 염증성장질환, 그리고 매독(syphilis)이나 결핵(tuberculosis), 눈의 손상과 특정 암 같은 질환과 연관되어 나타날 수 있다. 포도막염은 치료되지 않으면, 영구적인 눈의 손상을 남길 수 있다. 시력손상 외에도 녹내장, 백내장 그리고 망막과 시신경 손상등을 포함하는 합병증이 생길 수 있다.

안과 의사는 주로 안약으로 된 코르티코스테로이드(corticosteroids) 같은 항염증제로 포도막염을 치료할 수 있다. 스테로이드는 경구약으로 처방할 수도 있고, 심한 경우에는 주사로 치료할 수도 있다. 만약 이러한 상태가 감염에 의해서 발생했다면 항생제가 투여될 수도 있다. 그리고 포도막염이 다른 질환에 의해서 발생했다면 그 원인 질환에 초점을 맞추어 치료를 할 것이다.

눈긁힘
Eye scratch

각막(cornea)은 눈에서 가장 바깥쪽에 위치하고 있으며 손상에 민감하다. 먼지, 모래, 나무 또는 금속 같은 작은 조각들이 각막에 닿으면 각막찰과상을 유발할 수 있고, 콘택트렌즈를 너무 오래 사용해도 발생할 수 있다. 보호하지 않는다면 햇빛의 자외선에 의해서도 각막은 손상될 수 있다.

손상 후에 눈 주위 조직들이 부어올라 눈 자체가 붉게 되고 아플 수 있다. 평상시보다 자주 눈을 깜박이게 된다. 어떤 사람은 수 시간 동안 증상을 느끼지 않지만 나중에는 매우 심한 불편을 느끼게 된다.

단순한 각막찰과상은 이물질을 제거함으로써 치료된다. 깨끗한 물이나 식염수로 눈을 세척해 내도록 한다. 눈을 문지르거나 면봉이나 족집게 같은 것으로 안구표면을 건드려서는 안되는데, 그렇게 하면 찰과상을 악화시킬 뿐이다.

눈은 저절로 아물게 둔다. 하루나 이틀 정도 걸리면 좋아진다. 안과 의사는 감염을 막기 위해 항생제를 사용하거나 통증완화를 위해 처방을 할 수도 있다. 보다 심각한 각막의 손상은 수술을 필요로 하기도 한다.

결막하출혈
Subconjunctival bleeding

거울을 볼 때 눈의 흰자 부위에 붉은 반점을 보게 되면 두려워질 것이다. 이 점은 대개 기침이나 재채기, 심한 구토를 한 경우에 결막의 혈관이 파괴되면서 출혈되어 생긴다. 눈의 외상도 이러한 출혈을 일으킬 수 있지만 대개는 확인이 불가

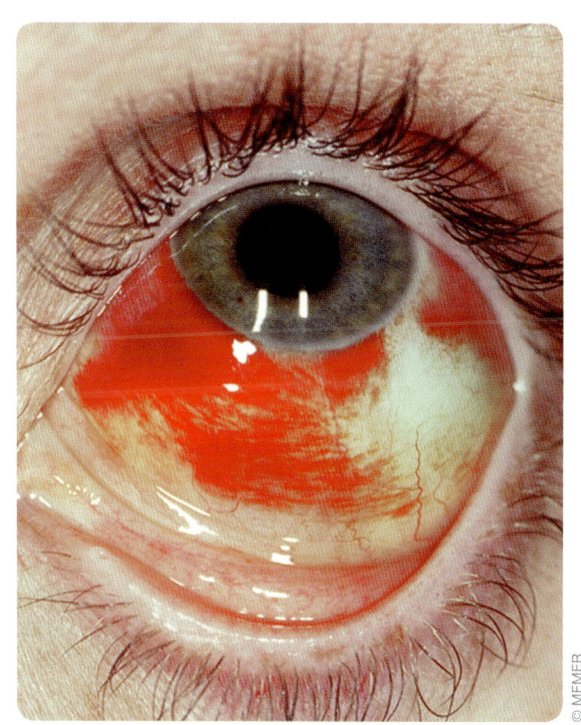

결막하출혈(Subconjunctival hemorrhage) 이 상태는 눈에 있는 작은 혈관이 파괴되어 발생한다. 보기에는 무섭지만 해롭지 않고, 보통 수일 내에 없어진다.

능하다. 이 상태는 저절로 호전된다. 만약 출혈이 자주 발생하거나 통증이 있다면 안과 의사를 찾아가야 한다.

눈꺼풀과 관련된 문제들 Eyelid-related problems

다래끼(맥립종)
Sty

다래끼(sty)는 눈꺼풀 가장자리에 생기는 종기나 여드름처럼 보이는 붉은 덩어리이다. 다래끼는 눈썹의 뿌리 부근에서 세균 감염에 의해 발생한다. 다래끼는 보통 해롭지는 않지만 고름이 차고, 만지면 통증을 느끼게 된다.

눈꺼풀이 붓고 수일에 걸쳐 점차적으로 진행된다. 처음 증상을 보인 후 1주가 지나면 다래끼는 대개 터지고 통증도 가라앉는다. 부종은 다음 한 주 동안에 가라앉을 것이다. 세균이 퍼져서 다른 모근을 감염시킬 수 있기 때문에 한 개 이상의 다래끼가 함께 생길 수도 있다.

다래끼를 터트리거나 고름을 짜내려 하지 말아야 한다. 그렇게 하면 감염을 퍼지게 할 수 있다. 저절로 터지게 두고, 터져 열리면 세균이 퍼지는 것을 막기 위해서 눈꺼풀을 전체적으로 세척해 주어야 한다.

통증을 줄이기 위해 눈을 감은 상태에서 따뜻한 천을 대거나 찜질을 해준다. 찜질은 한 번에 10~15분 정도 해 주는데, 이것을 하루에 수차례 시행하면 다래끼가 배출되는 데 도움이 된다.

만약 다래끼가 보는 것을 방해하거나 저절로 없어지지 않는다면 안과 의사와 상담해야 한다. 잘 없어지지 않는 다래끼의 경우에는 절개하여 배농을 하기도 한다. 만약 다래끼가 자주 생긴다면 의사는 항생제를 처방할 수도 있다.

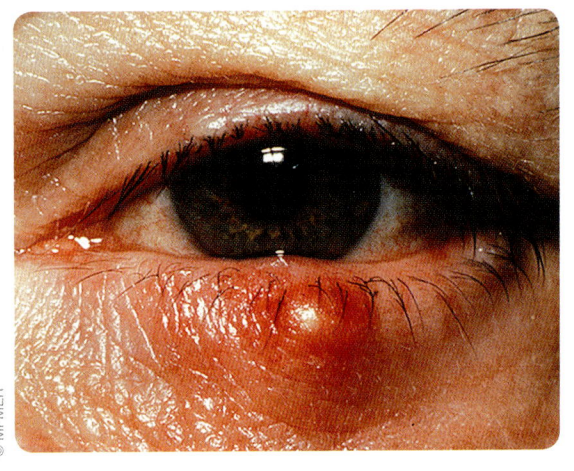

다래끼(Sty) 다래끼는 눈꺼풀 가장자리를 따라서 생기는 세균성 감염으로 통증을 동반한 붉은 덩어리이며, 대개는 해롭지 않다.

콩다래끼(산립종)
Chalazion

눈꺼풀에 생기는 또 하나의 형태는 콩다래끼(chalazion)이다. 다래끼(맥립종)와 달리 통증이 없고 눈꺼풀 가장자리에서 먼 곳에 생긴다. 콩다래끼는 감염에 의한 것이 아니라, 눈꺼풀의 작은 기름샘(oil gland)이 막혀서 생기는 것이다. 처음에는 매우 작게 시작하지만 완두콩만큼 커질 수도 있다.

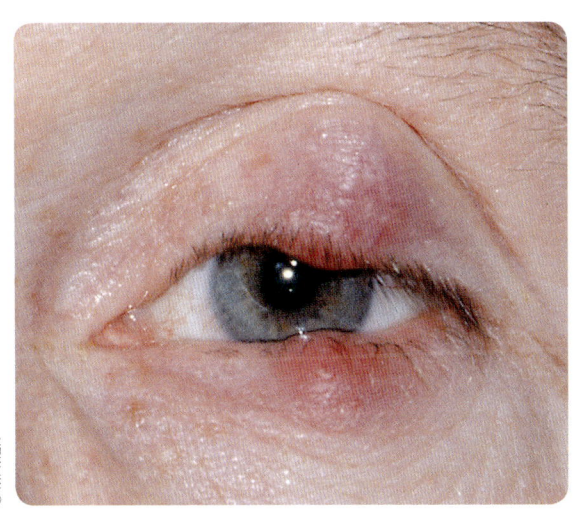

콩다래끼(Chalazion) 콩다래끼(위눈꺼풀)는 비교적 통증이 없는 덩어리로 기름샘이 막혀서 생기는 것이며, 대개 눈꺼풀 가장자리에서 떨어져 있다(다래끼(sty)가 아래 눈꺼풀에서 보이고 있다).

콩다래끼는 치료 없이 대부분 없어지지만 수주에서 수개월까지 지속되는 경우도 있다. 온찜질을 하루에 4번씩 10~15분간 해주면 치료에 도움이 된다. 이 덩어리를 없애기 위해서 마사지를 해줄 수도 있다.

콩다래끼가 시력에 영향을 줄만큼 커지면 의사는 항생제 연고를 처방할 수도 있다. 치료가 성공적이지 않거나 부종이 점차 커지면 수술로 배농해야 할 수도 있다.

눈꺼풀 경련
Twitchy eyelids

때로는 눈꺼풀이 저절로 움직이기도 한다. 의도하지 않은 경련은 보통 수초 동안만 지속되지만 반복될 수 있다. 이렇게 되면 환자들은 눈에 뭔가 이상이 있는지 걱정하게 될 수 있다.

눈꺼풀경련(twitchy eyelids)은 대개 해롭지 않으며, 손, 팔뚝, 다리나 발에서 종종 보이는 근육의 경련과 유사하다. 이러한 떨림은 피곤하거나 스트레스가 있는 경우에 자주 생기기는 하지만, 정확한 원인은 아직 알려지지 않았다.

매우 드물게 눈꺼풀경련이 근육이나 신경의 질환에 의해 발생할 수 있지만, 이 때의 경련의 형태는 일반적인 눈꺼풀경련과 다르다.

눈꺼풀을 부드럽게 마사지하는 것이 경련을 완화시키는 데 도움이 된다. 검지를 눈꺼풀의 앞과 뒤로 안쪽에서 바깥쪽으로 약 1분 정도 움직여주는데, 컴퓨터의 자판을 누르는 정도의 압력으로 해주면 된다. 10분 정도 따뜻한 찜질을 하고 나서 마사지를 해주면 더욱 효과가 좋을 수 있다.

눈꺼풀과 관련된 문제들 Eyelid-related problems

안검염
Blepharitis

안검염(blepharitis)은 눈썹이 자라는 눈꺼풀 가장자리를 따라서 생기는 염증으로, 눈썹의 바닥 쪽에 있는 작은 기름샘(oil gland)이 기능을 잘 못할 때 자주 발생하게 된다. 기름은 샘에서 세균이 자라기 좋은 환경을 제공해서 눈을 자극하게 만든다. 안검염은 미관상 좋지 않지만 시력에 영구적인 손상을 주지는 않는다.

안검염의 증상이나 소견은 가려움증, 화끈거림 또는 눈꺼풀부종, 젖거나 충혈된 눈, 눈에 거칠거리는 느낌, 빛에 민감함, 거품낀 눈물, 눈 주변의 피부 벗겨짐 등이다.

눈꺼풀은 기름이 많아 보이고, 비늘 같은 것이 딱딱하게 형성되어 눈썹에 달라붙어 있는데, 이것이 눈꺼풀을 끈적하게 하여 밤에 눈꺼풀을 서로 붙게 만든다.

이러한 끈적거리는 분비물로 인해서 아침에 눈을 뜨기가 어렵다고 너무 걱정할 필요는 없다. 때로는 아침에 눈 주위에 눈물 분비물이 말라 붙어 작은 모래가루처럼 느껴지기도 한다.

안검염은 기름샘의 기능이상보다, 다른 요인들에 의해 발생할 수 있는데, 머리와 눈두덩의 비듬(지루성피부염, seborrheic dermatitis)과 얼굴피부가 붉게 되는 피부 상태(딸기코, rosacea) 등이 안검염과 관련이 있다.

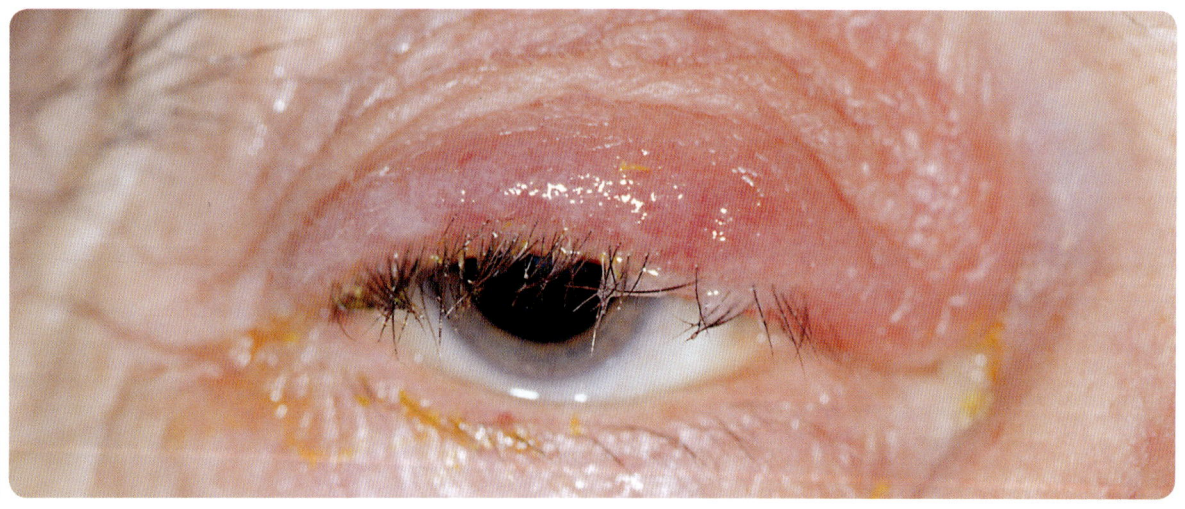

안검염(Blepharitis) 안검염이 있는 눈꺼풀은 붉고 부어 있으며 비듬, 지성의 조각들이 눈꺼풀 가장자리를 따라 동반될 수 있다. 안검염은 눈두덩이나 두피의 비듬과도 자주 연관된다.

안검염의 합병증으로는 눈썹소실, 비정상적인 눈썹의 성장, 다래끼나 콩다래끼의 발생, 과도한 눈물이나 안구건조증, 만성 충혈, 각막손상 등이 있다.

안검염은 치료하기 힘든 만성적인 상태인 경우가 자주 있다. 중요한 것은 청결이며, 이것으로 증상을 조절할 수 있다. 다음의 치료방법을 하루 1~2회 시행한다.

1. 눈꺼풀의 딱딱한 침착물을 완화시키기 위해, 감은 눈 위에 따뜻한 물을 적신 천으로 촉촉하게 약 10분 정도 찜질한다.
2. 찜질 후 바로 아기샴푸를 이용해 눈썹 뿌리 부분에 있는 기름 때들을 씻어낸다. 이때 천으로 닦으면서 각막에 상처를 내지않도록 가볍게 눈꺼풀을 당겨서 안구에서 떨어진 상태에서 시행한다(최근에는 안검세척을 위한 세철제가 판매되고 있다 ex). 블레파졸(Blepha-sol)).
3. 따뜻한 물로 눈꺼풀을 헹궈내고, 깨끗하고 마른 수건으로 가볍게 두드려서 물기를 없앤다.

증상이 없어질 때까지 매일 규칙적으로 세척을 해주어야 한다. 세척하는 빈도를 줄일수는 있지만, 재발을 막기 위해서는 반드시 눈꺼풀 관리를 계속해서 해주어야 한다.

만약 안검염이 규칙적인 세척으로도 호전되지 않는다면 의사와 상의해야 한다. 의사는 항생제 연고나 크림을 처방할 것이다. 심한 경우에는 항생제와 스테로이드를 포함한 안약을 처방할 수도 있다.

눈꺼풀가려움
Itchy eyelid

눈 주위의 가려움증은 자주 계절성알레르기와 동반되기도 하지만, 접촉성피부염(contact dermatitis)인 경우도 있다. 이 염증은 손가락에 자극성 물질이 묻어 있는 상태에서 눈을 비볐을 때 발생한다. 화장품도 눈가의 예민한 피부에 알레르기 반응을 유발할 수 있다.

눈꺼풀이 가렵다고 지나치게 비비거나 긁으면 안된다. 비비면 결국 살에 습진이 생기고 가려움도 지속되며, 피부도 일어난다. 눈이 특정 화장품이나 다른 물질에 예민하다면 사용을 피해야 한다.

눈꺼풀과 관련된 문제들 Eyelid-related problems

안검내반과 안검외반
Entropion and ectropion

때로 눈꺼풀(주로 아래눈꺼풀)이 안구 쪽으로 말려 있기도 하는데, 이런 경우 눈꺼풀과 눈썹이 안구의 표면을 비비게 되며, 이러한 상태를 안검내반(entropion)이라고 한다. 안검내반은 자극 외에도 눈물, 충혈, 분비물, 눈꺼풀의 딱지 그리고 눈에 뭔가 들어 있는 듯한 느낌을 유발한다. 심한 경우 이렇게 안으로 말려 있는 눈썹이 각막을 긁어서 감염을 유발하기도 한다.

선천적이지 않은 안검내반은 대부분 노화로 인하여 눈꺼풀의 조직이 약해져서 발생한다. 초기에는 아침에 눈에 자극이 생겼다가 대개 낮에는 없어지는데, 자극감은 점차 자주 발생하며 지속되기도 한다.

안검외반(ectropion)은 눈꺼풀이 바깥쪽으로 향하여 늘어지는 것으로 대개 아래눈꺼풀에 생긴다. 결과적으로 눈꺼풀은 더 이상 안구에 정상적으로 붙어있지 않게 된다. 적절한 보호가 없다면 눈의 표면이 노출되어 마르고 염증이 발생하게 된다. 눈물이 눈구석에 모이게 되고 눈꺼풀로 흘러 넘친다. 눈을 비비면 더욱 자극이 된다.

안검내반처럼 안검외반은 나이가 들면서 눈꺼풀 조직이 약화되어 생긴다. 또한 안면신경의 이상이나 외상, 종양 또는 이전의 안검수술로 인해

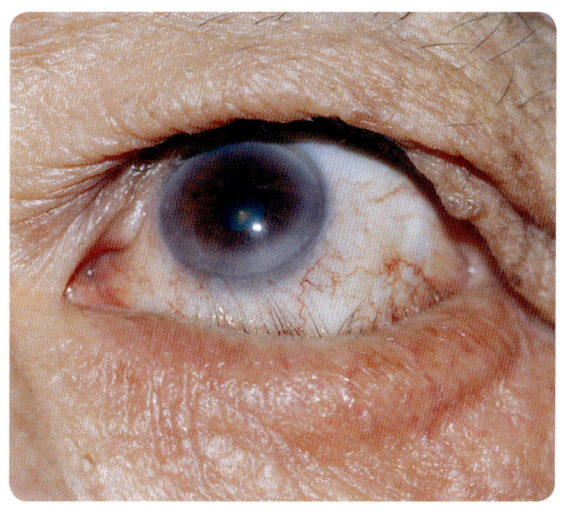 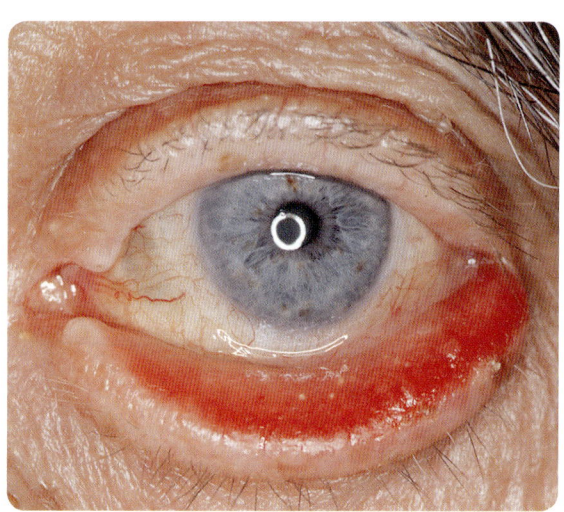

안검내반과 안검외반(Entropion and ectropion) 안검내반(왼쪽 사진)으로 눈꺼풀이 안쪽으로 향하고 있어 눈썹이 안구를 비비고 자극을 주는 상태이다. 안검외반(오른쪽 사진)으로 안구에서 먼쪽으로 눈꺼풀이 늘어져 있다. 안구보호와 윤활이 부족하게 되어 눈은 충혈되고 자극받게 된다.

서 생기기도 하며, 종종 아토피성피부염(atopic dermatitis) 또는 루프스(lupus) 같은 기저 질환과 연관되어 생길 수도 있다. 안검외반은 치료받지 않는 경우 감염이나 각막의 손상을 초래할 수 있다.

인공눈물 또는 안연고가 각막에 윤활작용을 해주고 자극을 일시적으로 완화시켜 준다. 눈 보호대를 밤에 착용하여 수분을 유지시키거나, 잠자는 동안 눈꺼풀에 투명테이프를 붙여서 눈꺼풀이 제자리에 덮일 수 있도록 시도하기도 한다.

안검내반과 안검외반의 일차적인 치료 방법은 수술을 통해 눈꺼풀을 재위치시키는 것이다. 일부 조직을 제거하여 눈꺼풀의 근육이나 힘줄을 팽팽하게 하는 수술도 그 중 하나인데, 이간단한 시술은 국소마취를 통해 외래에서 시행할 수 있다. 수술 후에 하룻밤 정도 안대를 할수 있고, 일주일 정도 수술 부위에 항생제 연고를 바를 수도 있다.

안검이완
Dermatochalasis

나이가 들수록 눈꺼풀피부가 지방의 축적과 근육의 탄성 감소로 당겨지고, 늘어지고, 처질 수 있다. 이를 안검이완(dermatochalasis)라고 하며, 보통 양쪽 눈에 동시에 발생한다.

위눈꺼풀이 처지면 주변 시야를 가리거나 눈을 완전히 떠지는 것이 것을 방해받을 수 있고, 아래눈꺼풀의 경우 늘어지게 되면, 눈의 아래쪽에 주머니(bag)를 형성할 수 있다.

눈꺼풀성형술(blepharoplasty)은 과도한 피부, 근육 그리고 지방을 제거함으로써 늘어진 눈꺼풀을 바로잡는 수술이다. 이 시술은 일반적으로 안전하고 외래에서 시행될 수 있다. 부종이나 멍은 2~4주 내에 모두 없어진다. 경미한 경우에는 조직을 제거하지 않고 레이저수술을 통해서 팽팽하게 치료할 수도 있다.

수술 후 일부에서는 이러한 눈꺼풀처짐이 재발하기도 하지만, 많은 사람들이 수술 결과에 만족감을 표시한다. 보험 혜택 여부는 이 상태가 시야를 가렸는지에 따라 결정된다.

눈꺼풀과 관련된 문제들 Eyelid-related problems

안검하수
Ptosis

안검하수(ptosis)는 눈꺼풀을 끌어 올려서 눈을 뜬 상태로 유지해주는 눈꺼풀 조절 근육의 약화로 발생한다. 안검이완(dermatochalasis)은 눈꺼풀의 피부만 늘어지는 반면, 안검하수는 눈꺼풀 전체가 처진다.

위눈꺼풀이 처지면 시야가 감소하게 되고, 이를 보상하기 위하여 눈썹을 계속해서 들어올리게 된다.

안검하수는 종종 가족력이 있으며, 한쪽 또는 양쪽 모두에서 발생할 수 있다. 어떤 아이들은 태어날 때부터 있을 수 있는데, 이경우 대개 한쪽만 영향을 받는다. 성인에서 안검하수는 노화나 손상 또는 중증근무력증(myasthenia gravis), 당뇨병(diabetes), 뇌종양(brain tumor) 같은 신경과 근육이 이환되는 질환에서 생길 수 있다.

눈꺼풀처짐이 갑자기 생기는 경우에는 뇌경색(stroke)이나 다른 급성 문제의 신호일 수 있으므로 신속한 대처가 필요하다.

만약 안검하수가 시력과 외모에 영향을 주지 않는다면 이 상태를 치료하지 않을 수도 있다. 만약 눈꺼풀이 시야를 감소시킨다면 그 원인을 찾기 위해 전반적인 눈검사가 필요할 수 있다.

눈꺼풀처짐이 신경이나 근육의 문제 때문이라면 그 기저 질환을 치료하는 것이 도움이 될 수 있다. 눈꺼풀처짐이 노화나 손상 때문이라면 의사는 근육을 팽팽하게 하는 수술을 권유할 수 있다. 이는 복잡한 수술이므로 반드시 전문의에게 치료를 받아야 한다.

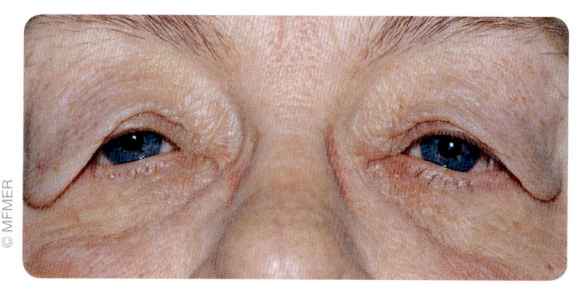

안검이완(Dermatochalasis) 윗눈꺼풀(upper eyelid) 피부의 이완은 눈꺼풀을 속눈썹 위로 처지게 하고 시야를 방해한다.

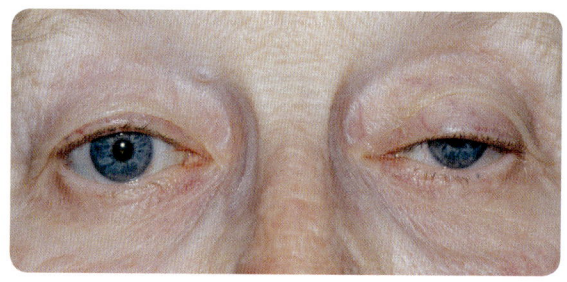

안검하수(Ptosis) 약화된 근육이 윗눈꺼풀(upper eyelid)을 들어올려서 눈꺼풀 전체가 눈 위로 처질 수 있다(왼쪽 눈).

눈물관련질환 Tear-related problems

건강한 눈은 얇은 눈물층(tear film)에 덮혀 있다. 이 눈물층은 눈꺼풀을 넘쳐남 없이 눈의 표면을 적셔준다. 대부분의 눈물을 만들어내는 눈물샘(tear gland)은 위눈꺼풀 속에 있으며, 눈꺼풀의 부속 눈물샘들도 눈물의 성분들을 만들어낸다.

눈물은 위눈꺼풀에서 구멍을 통하여 눈으로 나온다. 눈을 깜박이면서 눈꺼풀은 눈물을 눈 표면에 펼쳐주는 한편, 여분의 눈물을 눈물관(tear duct)으로 쓸어넣는다. 이것은 코로 흘러들어간다. 이와 같은 이유로 사람이 울 때 콧물도 같이 흐르게 된다. 기본눈물분비(basic tearing)는 지속적이고, 일정한 속도로 분비되며 눈이 마르는 것을 막고, 선명한 시력을 유지해 준다.

반사눈물분비(reflex tearing)는 갑작스런 자극이나 강한 감정에 반응하여 많은 양이 만들어지며, 흘러 넘치기도 한다. 예를 들어 눈이 연기에 영향을 받았다면 이물을 씻어 없애기 위해 추가로 눈물이 필요할 때이다. 슬픈 영화나 즐거운 결혼식도 눈물을 흐르게 할 수 있다.

눈물을 흐르게 하는 또 다른 원인으로는 알레르기 반응, 눈이나 코의 감염, 그리고 코의 문제 등이 있다. 종종 눈물관의 문제가 지속적인 눈물 흐름의 원인이 될 수도 있다.

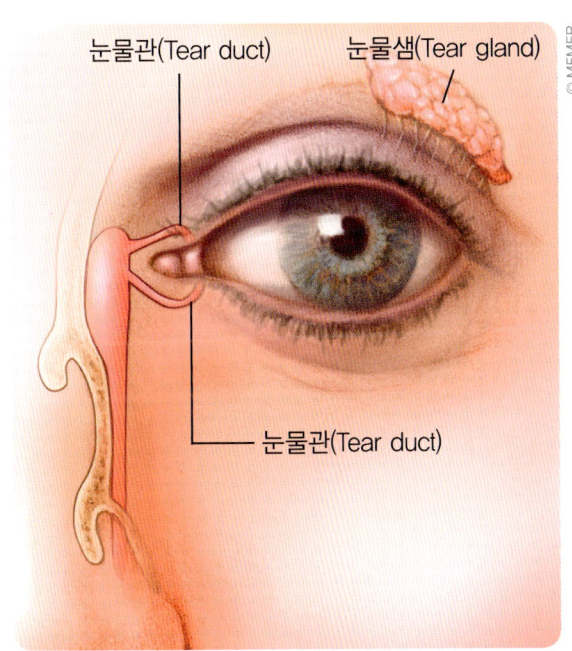

눈물계(The tear system) 눈물샘(tear gland)은 안와에서 각각의 눈 위에 위치하고, 지속적으로 눈물을 공급한다. 눈물은 눈꺼풀의 깜박거림에 의해서 눈 표면에 퍼지게 된다. 얇은 눈물막이 눈의 표면에 영양을 공급하고 윤활작용을 하며 찌꺼기들을 씻어낸다. 눈꺼풀의 작은 샘에서 나온 기름이 눈물에 섞여서 눈물이 너무 빨리 마르지 않도록 돕는다. 과도한 눈물은 눈의 가장자리에 있는 관을 통해서 제거되고 코로 흘러 들어가거나 눈꺼풀 밖으로 흘러 넘치게 된다.

눈꺼풀과 관련된 문제들 Eyelid-related problems

안구건조증
Dry eyes

나이가 들수록 눈물 생성이 감소하게 되고, 눈물 감소는 눈물막(tear film)을 불안정하게 하며 눈의 표면에 마른 점을 만들고, 이로 인해 눈은 자극받고 시력은 감소된다. 눈물의 양은 정상적이나, 눈에 윤활작용을 하는 필수 구성 성분의 부족 등 눈물 성분의 구성이 좋지 않은 경우도 있다. 눈꺼풀의 문제가 건조증을 유발할 수도 있다.

눈물의 질
Tear quality

눈물은 단순히 '물' 그 자체가 아니다. 눈물은 지방유(fatty oils), 단백질(proteins), 전해질(electrolytes) 그리고 항균 성분들을 포함한 복잡한 혼합물이다. 이러한 정확한 혼합이 눈을 촉촉하고 부드럽고 깨끗하게 유지하는 데 필수적이다.

눈물막은 3개의 기본 층으로 이루어져 있다.

- **점액(Mucous)** : 점액으로 이루어진 안쪽 층으로 눈의 표면에 고르게 눈물이 퍼질 수 있도록 해준다.
- **수분(Water)** : 중간층은 대부분 수분으로 이루어져 있고, 약간의 염분을 포함한다. 눈을 세척하고 자극을 주는 이물질들을 씻어내는 역할을 한다.
- **지방(Oil)** : 바깥층으로 눈꺼풀의 가장자리에 있는 샘에서 생성되고 지방유를 포함한다. 기름은 눈물을 부드럽게 하고 중간 눈물층이 마르는 것을 느리게 해준다.

종종 이 성분들의 혼합에 균형이 깨지면 눈물은 너무 빨리 마르게 된다. 특정 질환은 눈물의 지방층과 점액층(mucous layers)에 변화를 준다. 어떤 피부질환은 기름층의 생성을 파괴한다. 이들 중 어떤 것이라도 눈 표면의 건조증을 유발할 수 있다.

의학적 용어로 안구건조증은 "건성각결막염(keratoconjunctivitis sicca)"이다. 따가움증, 화끈거림 또는 긁히는 느낌, 부종, 충혈 그리고 눈주위의 점액성 끈적거림 등을 포함하는 소견과 증상을 갖는다. 눈의 피로, 그리고 빛에 대한 민감도가 훨씬 더 커지게 된다.

이 상태는 주로 양쪽 눈에 같이 오고, 동시에 나타난다. 폐경기 이후 여성에서 더욱 흔하다. 안구 건조증은 류마티스성 관절염(rheumatoid arthritis)과 쇼그렌증후군(Sjögren's syndrome) 같은 특정 질환과 동반되기도 한다.

안구건조증은 영구적인 시력손상을 유발하지는 않지만, 환자들은 불편함 때문에 신속한 치료를 원하게 된다.

눈이 건조하면 왜 눈물이 날까?
If my eyes are dry, why are they watering?

모순처럼 보일 수도 있지만 안구건조증(dry eyes)이 있는 경우, 눈물이 넘쳐 흘러내릴 수 있다. 눈이 건조하여 자극을 받으면 눈물샘이 반응해서 반사눈물을 흘리게 된다.

반사눈물분비는 기본눈물분비 성분과 달리 수분이 많고 기름 성분이 적어서 빨리 말라버리기 때문에 건조증에는 도움이 되지 않는다. 과도한 눈물은 눈물관(tear duct)으로 내려가는 한편 눈꺼풀 너머로 넘쳐 흐르기도 한다.

만약 눈이 건조하고 자극을 받는다면 의사는 눈물의 성분과 양을 검사할 수 있다. 셔머검사(schirmer test)는 잉크가 묻은 종이 띠를 아래 눈꺼풀에 걸어서 눈물에 의해서 얼마나 종이가 젖는지 측정한다. 다른 방법으로는 특수 염색된 안약을 이용하여 눈 표면 상태를 확인하고 눈물이 증발하는 속도를 측정하게 된다.

안구건조증 치료의 목적은 정상적인 눈물층을 회복하고, 건조에 의한 나쁜 결과를 줄이는 것이다.

- **눈물보충(adding tears)** : 경미한 안구건조증은 인공눈물로 치료될 수 있다. 윤활 안약이 완화를 위해 필요한데, 방부제가 들어 있지않은 안약이 가장 좋다.
- **눈물의 유지(conserving tears)** : 작은 실리콘 마개로 부분적으로 또는 완전하게 눈물관(tear duct)을 폐쇄하여 눈물의 저류를 도울수 있다. 보다 영구적인 방법으로 누관의 입구를 가열하여 수축시킴으로써 반흔을 형성하여 눈물관을 막을 수 있다.
- **약물(medications)** : 만성 안구건조증에 인정을 받은 유일한 약물은 사이클로스포린(cyclosporine : Restasis®) 제제이다. 이 약물은 염증을 줄이고 눈물의 생성을 돕는다. 어떤 사람은 이 약을 사용할 때 화끈거리는 느낌이 들기도 한다.

다른 종류의 액체처럼 눈물도 공기 중에 노출이 되면 증발하게 된다. 다음과 같이 증발을 줄이는 간단한 방법들이 있다.

- 헤어드라이기, 에어컨, 선풍기 등의 바람으로부터 눈을 피한다.
- 바람이 많은 날에는 안경을 착용하고, 수영할 때는 수경을 착용한다.
- 실내 습도를 30~50% 정도로 유지한다.
- 눈을 비비는 것을 삼가한다. 이는 눈을 더 자극할 수 있다.
- 눈을 깜빡거리는 것을 잊지 않는다. 깜박임은 눈물이 보다 고르게 퍼지도록 돕는다.

눈꺼풀과 관련된 문제들 Eyelid-related problems

눈물흘림
Overflowing tears

대부분의 고령자에서 과도하게 눈물이 생성되는데, 이는 노화나 코의 손상과 연관되어 있다. 또한 눈의 찰과상, 눈꺼풀의 감염, 눈썹이 안쪽으로 자람, 알레르기 또는 코의 문제 등으로 과도하게 눈물이 생성될 수 있다. 이렇게 되면 눈물이 차고 넘쳐 뺨을 타고 흘러내리게 된다.

과도한 눈물은 눈물관(tear duct)의 배출 기능이 적절하지 않아서 발생하기도 한다. 눈물관은 감염이나 작은 먼지 또는 관에 쌓인 떨어져 나온 피부세포들이 관에 쌓여 막힐 수 있다.

수일 이상 지속적으로 눈물이 넘쳐 흐른다면 의사를 찾아야 한다. 만약 문제가 막힌 눈물관에 의한 것이라면 외래에서 간단한 눈물관세척(누낭세척술)을 할 수도 있다.

다. 눈물은 더 이상 코로 흘러 들어가지 않고 과도하게 흘러나오게 된다.

의사는 감염에 대해서 항생제를 처방할 수 있다. 온찜질을 하루에 수차례 눈에 해주는 것이 불편감을 완화시키는 데 도움이 될 수 있다.

만약 증상이 심하고 약물치료로 호전되지 않는다면 의사는 새로운 눈물관을 만들기 위해서 수술을 권유할 수도 있다. 수술한 후에는 새로운 관이 아물 때까지 가느다란 실리콘 관을 넣어 유지한다. 드물기는 하지만 인공적인 눈물관을 이식할 수도 있다. 이 눈물관은 부서지지 않는 유리로 만들어져 있다.

눈물관 감염
Infected tear duct

종종 눈물관은 저류된 눈물에 쌓인 세균에 의해서 감염된다. 이러한 상태를 누낭염(dacryocystitis)이라고 한다. 누낭염이 발생하면 눈과 콧대 사이의 조직이 붓고, 붉게 되며 압통이 생긴

Chapter 7

시력보호
Protecting your vision

나이가 들어갈수록 시력이 나빠지는 것은 피할 수 없는 것인가? 꼭 그렇지는 않다. 모든 사람들의 시력은 나이가 들면서 변하게 되어 있고, 모든 눈의 문제나 손상을 피할 수는 없지만, 시력을 보호하고 눈질환의 위험을 줄일 수 있는 방법들은 있다.

사실 눈의 손상과 시력 문제를 예방하기 위해 매일 할 수 있는 것들이 많이 있다. 시력을 정기적으로 검사하고, 시력에 영향을 줄 수 있는 당뇨병, 고혈압 등의 만성 질환들을 가능한 한 최상의 조절 상태로 유지하는 것이 그러한 방법들이다.

눈을 해롭게 할 수 있는 상황에서는 눈보호장비를 착용하고, 좋은 작업 습관을 익혀 눈의 피로감을 피해야 한다. 심지어 먹는 것으로도 차이를 만들 수 있다.

이번 챕터에서는 현재의 시력을 최적화하고, 미래의 시력을 보호하는 데 도움이 될 건강한 습관에 대해서 배울 것이다. 이 챕터를 읽으면서 현재 습관과 추천하는 습관을 비교하며 고민해 보기 바란다.

안과 의사에게 정기적으로 진료를 받고 있더라도 야외에서 선글라스를 쓰는 것을 자주 잊을 수 있다. 또 이미 눈에 좋은 음식을 먹고 있을 수 있지만, 일반적인 직장인이라면 근무시간의 대부분을 눈을 찡그리고 컴퓨터 화면을 보면서 보내고 있을 것이다.

이미 건강한 선택을 하고 있다면 스스로 축하하라. 그리고 나서 향상되는 자신을 인식하고, 긍정적인 변화를 위한 목표를 정하라. 생활습관을 바꾸는 것은 힘들겠지만, 시력을 보호한다는 목적이 훌륭한 동기가 될 것이다.

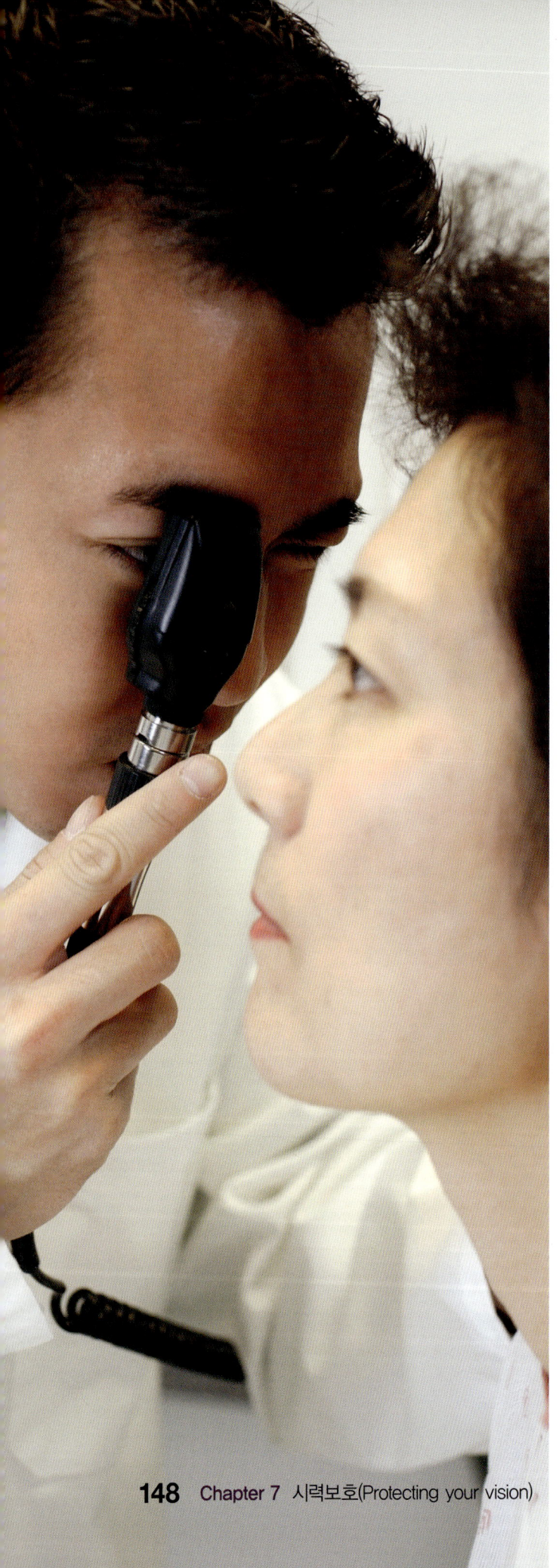

정기적으로 눈검사를 해라 Get regular eye exams

정기적인 눈검사는 시력을 보호하는 가장 좋은 방법 중 하나이다. 일련의 검사를 포함한 완전한 눈검사를 통해서 다른 측면의 시생리(visual physiology)와 눈건강을 평가할 수 있다.

안과 의사는 눈의 외양을 검사하고 렌즈를 통해서 다양한 물체를 보도록 요구할 수 있다. 동공을 키우기 위해 특수한 산동 안약을 사용할 수도 있는데, 이는 안과 의사가 밝은 빛을 사용하여 안구 안쪽을 검사하고 망막을 잘 볼 수 있도록 도와준다.

이러한 모든 검사는 시력(visual acuity), 심도(depth perception), 색각(color vision), 안구운동, 주변시야(peripheral vision), 안압(eye pressure) 그리고 빛에 반응하는 동공의 양상 등에 대한 중요한 정보를 제공한다. 이것들은 눈의 문제를 치료 가능한 초기에 진단할 수 있도록 도와준다.

정기적인 눈검사로 의사는 다음과 같은 것을 할 수 있다.

- 나이에 따라 변해가는 시력을 교정한다.
- 눈의 긴장과 피로의 원인을 인식하고 줄이도록 한다.
- 눈을 치료할 수 있는 정보를 제공한다.
- 시력이 필요한 만큼 좋다는 확신을 준다.

만약 증상이 진행되어 버릴 때까지 의사를 찾아

가지 않는다면 너무 늦을 수도 있다. 이는 황반변성(macular degeneration), 녹내장(glaucoma), 당뇨병성망막병증(diabetic retinopathy) 같은 많은 안과 질환들이 어떤 증상을 인식하기 전에 이미 심각하고 회복이 어려운 시력 손상을 일으키기 때문이다.

눈검사 일정
Eye exam schedules

얼마나 자주 눈검사를 해야 하는지는 나이, 건강 그리고 눈질환이 발생할 수 있는 위험성 등 몇 가지 요소에 따라 다르다. 이에 대해 미국안과학회(American Academy of Ophthalmology)에서 제시하는 일반적인 안내서를 따를 수 있다.

어린이
Young children

영아기와 유아기에는 건강한 눈 성장과 발달을 위협할 수 있는 시력 문제와 위험요소를 찾아내기 위해 눈검사가 중요하다. 대개 소아과 의사나 일차진료에서 아이들의 눈검사를 맡는다(한국의 경우에는 이러한 검사는 전적으로 안과에서만 받을 수 있다-역자註).

사시(strabismus), 약시(amblyopia), 안검하수(ptosis) 등과 같이 아동기에 흔한 눈 문제를 선별하는 것은 아동기 정규검사의 일부이다. 3살이면 아이는 근시(nearsightedness), 원시(farsightedness), 난시(astigmatism) 같은 굴절이상에 대한 시력검사를 받을 수 있다. 일반적으로 어린이는 다음 시기가 되면 눈 검사를 받아야 한다.

- 생후에서 3개월까지
- 생후 6개월에서 1년까지
- 3살 때
- 5살 때

학령기 아동
School-age children

5세 이후에 아이가 눈질환의 증상이 없고 시력 문제의 가족력이 없다면 매 1~2년마다 눈 정기검진을 권장한다. 만약 시력 문제가 있는 가족력이 있거나 아이가 당뇨병(diabetes) 또는 갑상선질환(thyroid disease) 같은 눈에 위험이 되는 질병에 걸린 상태라면 보다 자주 안과 검진을 받을 필요가 있다.

일반 소아과 의사나 일차진료 제공자는 이 연령대의 아이들이 지속적인 검사를 받도록 권유할 것이다. 아이가 구조적인 문제나 시력 문제가 발생한다면 안과 전문의에게 의뢰 되어야 한다.

성인기
Adult

일반적으로 건강하고 눈질환의 증상이 보이지 않는다면 다음과 같은 간격으로 검사한다

- 20~30대: 매 5~10년
- 40~54세 : 매 2~4년
- 55~64세: 매 1~3년
- 65세 이후 : 매 1~2년

다음과 같은 경우에는 보다 자주 검사를 하여야 한다.

- 안경을 착용하거나 콘택트렌즈를 착용하는

경우
- 눈질환의 가족력이 있는 경우
- 당뇨병처럼 눈에 위험을 끼칠 수 있는 만성질환이 있는 경우

만약 유색인종이고, 40세가 넘었다면 녹내장(glaucoma)의 위험성이 훨씬 높기 때문에 보다 자주 눈검사를 받을 것을 권장한다. 녹내장은 정기적인 검사로만 발견할 수 있는 주요 실명 원인이다.

만약 당신이 안경이나 콘택트렌즈를 착용하고 싶지 않다면, 안과 의사에게 정기검진 받는 것을 소홀히 하면 안 된다. 안과 검진은 시력을 평가하고 눈건강을 확인할 수 있는 최선의 방법이다. 그래야만 위험을 최소화하고, 필요한 경우에는 시력을 호전시킬 수 있는 행동 계획을 세울 수 있다.

이 계획에는 안경이나 콘택트렌즈가 포함될 수 있지만 항상 그렇지는 않다. 만약 가벼운 시력문제가 있지만, 운전면허 신체검사를 통과하고 일상생활을 안전하게 수행하는 등 생활에 큰 불편이 없다면, 굳이 교정안경을 착용할 필요가 없으며, 교정안경을 착용하지 않는다고 시력이 더 나빠지는 것은 아니다.

누가 안과검사를 해주는가?
Who gives eye exams?

미국에는 안과검사와 정기검진을 하는 다음의 세 가지 직종이 있다 : 안과 의사, 검안 의사, 안경사(한국의 경우 안과검사는 안과 의사만 가능하며, 검안 의사 제도는 없고, 안경사는 안경의 조제판매를 맡고 있다-역자註)

안과 의사(안과 전문의 : Ophthalmologists) : 안과 의사(안과 전문의)는 눈에 대한 전문교육을 받은 의사이다. 그들은 진료와 수술을 시행할 수 있는 면허를 받았다. 안과 의사는 의과대학을 졸업하고 적어도 4년 이상 눈에 대한 해부학, 생리학 그리고 질병에 초점을 맞춘 수련 과정을 거친다. 어떤 안과 의사는 녹내장 같은 특정 분야의 눈 보호와 치료를 선택하기도 한다. 이 경우 추가적인 수련이 필요하다.

안과 의사는 안과검사를 하고 처방을 하며 교정안경이나 렌즈를 처방한다. 그들은 복잡한 눈 이상들을 진단하고 치료할 수 있으며, 교정수술을 할 수 있다. 어떤 안과 의사는 특정 수술이나 특정 질환 치료로, 그들의 진료 영역이 제한될 수 있다.

검안의사(Optometrists) : 대학 졸업후 다시 4년 간의 검안대학교(대학원)를 마치면 검안의사(Doctor of Optometry : O.D.) 자격을 얻게 된다. 이들은 시력을 감별하고 교정안경을 처방하여 일반적인 안과 질환을 진단하고 특정 안과질환에 대한 처방과 치료를 하는 등 다양한 눈관리를 위한 수련을 받고 면허를 얻는다. 눈에 복합적인 문제가 있거나 수술을 받을 상황이라면 안과 전문의에게 의뢰할 수 있다. 한국에는 안과 의사가 검안 의사의 역할도 하고 있다.

안경사(Opticians) : 안경사는 처방된 콘택트렌즈와 안경을 조제하는 수련을 받은 기술자이다(한국도 해당됨-역자註). 이들은 시력을 검사하거나 처방을 하지는 않지만 검안 의사와 안과 전문의에 의해 처방된 약을 제공할 수 있다(한국은 해당없음-역자註).

안과 진료 예약 시 준비해야 하는 것
Be prepared for your eye appointment

검사를 하는 동안 안과 의사는 환자에게 개인적인 질병과 가족의 병력을 물어볼 것이다. 또한 눈을 검사하면서 다양한 검사를 시행할 것이다. 다음의 질문들에 대하여 가능한 한 정직하고 완전하게 답변해야 한다, 특히 지난 방문이 수년 전이라면. 필요하다면 진료 시에 다른 진료 내역을 가지고 간다.

- 최근에 어떤 시력 문제가 있었는가? 과거에는 어떠한 문제가 있었는가?
- 안경이나 콘택트렌즈를 착용한다면 그것에 만족하고 있는가? 그렇지 않다면 무엇이 불편하게 하는가?
- 만성질환으로 진단받은 적이 있거나 다른 건강 문제가 있는가? 있다면 어떤 것인가?
- 최근에 약을 복용한 적이 있는가?
- 어떤 알레르기가 있는가?
- 황반변성(macular degeneration)이나 백내장(cataracts), 녹내장(glaucoma) 같은 눈 질환의 가족력이 있는가?
- 당뇨병이나 고혈압 또는 심장질환 같이 시력에 영향을 줄 수 있는 만성질환의 가족력이 있는가?

이러한 모든 정보는 의사가 눈질환의 위험성과 눈 건강을 진단하는 데 도움이 된다.

- 한국의 경우 안경사는 안과에서 처방한 안경을 조제 할 수 있다(-역자註).

눈 치료를 위한 이러한 세 가지 형태의 전문직은 가능한 한 가장 좋은 치료를 제공하기 위해서 종종 함께 일하기도 한다. 눈 치료를 시행할 개인이나 단체를 선택할 때에는 경험과 제공되는 서비스 같은 질을 고려해야 한다.

눈 보호장치를 사용한다
Use protective eyewear

눈을 가장 효과적으로 보호하는 방법 중에 하나는 눈이 손상받을 수 있는 가능성이 있는 경우, 안전용 안경이나 장비를 착용하는 것이다. 국립실명예방협회의 연구에 의하면 적절하게 눈을 보호했을 때 눈손상을 거의 90%까지 예방할 수 있다고 한다.

응급 눈질환의 징후 Signs of an eye emergency

응급 눈질환의 경고 증상을 인식하고 신속한 주의를 강구하는 것은 눈 건강을 유지하는 데 매우 중요하다. 만약 다음과 같은 소견이나 증상 중 어떤 것이라도 나타난다면, 최근에 안과 검사를 한 적이 있다 하더라도 가능한 한 빨리 안과 의사의 진료를 받아야 한다.

- 갑작스럽게 시력이 흐려지거나 번져 보일 때
- 눈통증
- 번쩍거림, 검은 점이나 거미줄 같은 것이 시야에 있을 때
- 불빛 주변으로 빛무리나 무지개가 보일 때
- 선이나 사물의 모서리가 삐뚤어지거나 굴곡져 보일 때

작업 중
At work

분산(splashes) 화학물질, 증기(fumes) 살충제, 비산(flying particles)되는 금속, 유리, 나무등의 조각은 작업장에서 눈을 위협할 수 있는 해로운 것들이다. 만약 농업이나 공업 사업장 또는 화학실험실에 근무한다면 그곳에서 실제적으로 눈에 심각한 손상을 입을 가능성이 항상 존재한다.

작업 중에는 눈이 위험하다는 것을 염두에 두고, 항상 적절한 눈 보호장비를 착용해야 한다. 또한 작업을 시작하기 전에 화학연기 보호복, 기계 보호기, 작업 가리개 또는 다른 공학적 조절(설비) 등을 이용하고 적절히 훈련함으로써 위험 요소를 제거해야 한다.

만약 작업 중에 눈에 손상을 입을 위험이 있다면, 고용주는 법적으로 보호안경을 제공해야 한다. 어떤 종류의 눈 보호장치가 필요한가는 어떤 일을 하느냐에 따라 다르다.

측면 보호 장치가 있는 보호안경이나 보호고글, 안면보호대 또는 헬맷 같이 일하고 있는 작업에 대한 올바른 장비가 있는지 확인한다. 그리고 충실히 착용한다.

집에서
At home

과거에는 대부분의 심각한 눈손상이 작업장 환경에서 발생하였으나 오늘날에는 전체 눈손상의 절반 가량이 집에서 일어나고 있으며 그 수가 점차 늘어나고 있다.

잔디를 깎거나 울타리나 덤불 가지치기를 할때, 또는 모든 종류의 동력을 이용한 기구를 사용할 때 눈손상이 발생할 수 있으며, 세척제와 그밖의

화학물질을 이용하여 일할 때, 경성 기름이나 연성 기름이 튀는 음식을 만들 때, 정원에 화학물질을 뿌리거나 샴페인 뚜껑을 열 때도 발생할 수 있다.

모든 기기들을 안전한 상태로 보관하고, 가능한 한 프라이팬에 기름덮개를 덮는 것 같은 안전 예방책을 사용하도록 한다.

많은 일반 가정용품들은 눈에 닿을 경우 극도로 위험하다. 세척제, 배수관 청소제, 살균제, 용해 물질, 오븐 세척제, 그리고 표백제, 암모니아, 염소, 알칼리 그리고 가성소다 같은 것을 포함한 모든 제품 등이 그것인데, 이런 제품들을 사용할 때는 사용 방법을 따르고 항상 조심해야 한다. 세척제들은 절대로 함께 섞어서는 안 된다.

집에서 눈에 위험 가능성이 있는 수리를 하거나, 취미생활을 하거나 활동을 할 때에 눈 보호기구를 사용하는 것이 좋다. 차를 수리하거나 집에 페인트칠을 하거나 차고를 청소할 때 눈에 들어갈 수 있는 먼지나 철가루, 페인트 가루 그리고 다른 작은 조각들로부터 보호하기 위해서 안전 안경을 착용해야 한다. 만약 아이들이 함께 있다면 아이들 역시 눈 보호장비를 반드시 같이 챙겨주어야 한다.

놀이 중에
At play

빠른 속도로 던진 공을 눈에 맞았을 때 심각한 손상을 유발할 수 있다. 경기 중에 의도하지 않은 손가락 찌름은 각막(검은눈동자 부위)에 긁

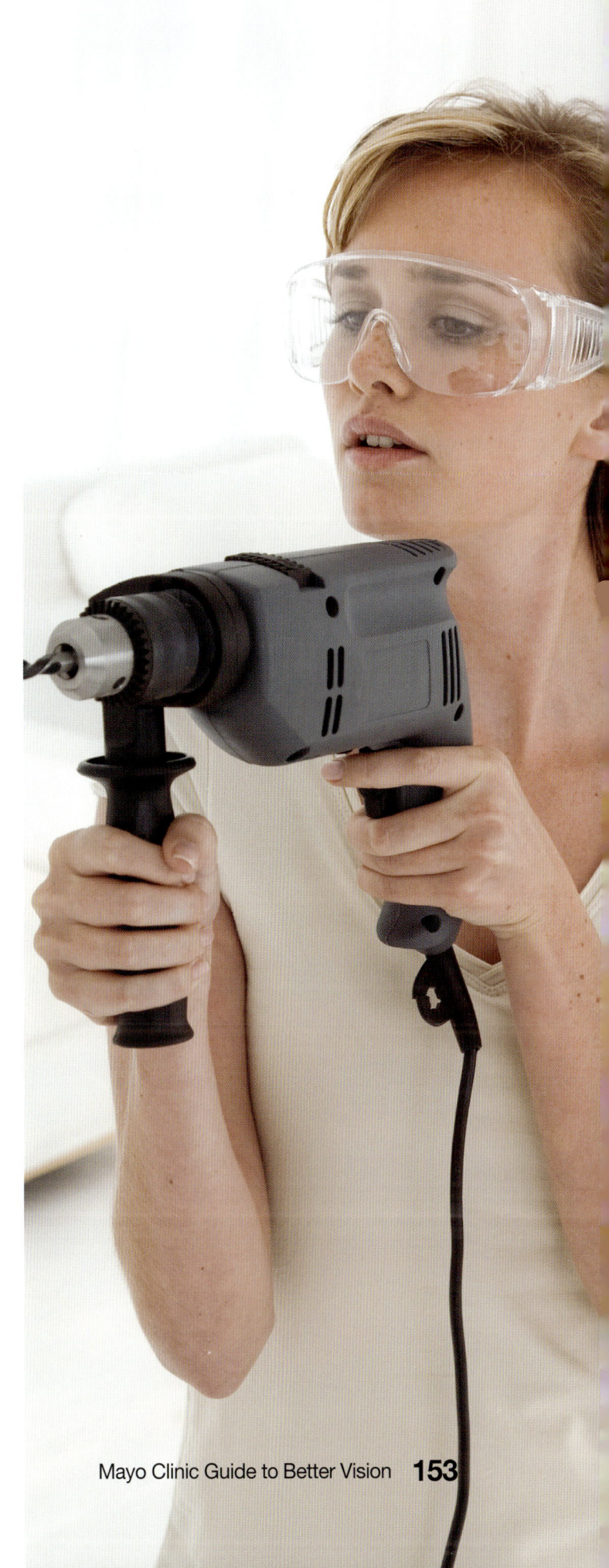

힘이나 눈물이 나게 할 수 있다. 눈 외상은 걸려 넘어지면서 발생할 수도 있다. 사실 운동이나 여가활동과 관련되어 발생하는 사고가 매년 수만 사례에 이른다.

눈손상은 야구, 농구 그리고 라켓을 가지고 하는 운동 등에서 흔하다. 권투와 무술 역시 심각한 눈손상을 유발할 수 있는 운동이다.

적절한 보호를 하면 많은 눈손상을 예방할 수 있다. 일반적인 안경으로는 충분하지 않다. 적절한 눈 보호방법은 활동에 따라서 다양하다. 농구, 라켓을 가지고 하는 운동이나 필드하키 등을 위해서는 폴리카보네이트(polycarbonate) 플라스틱으로 만든 충격에 강한 눈 보호기구를 착용하는 것이 좋다. 야구, 아이스하키 그리고 라크로스(lacrosse : 10명의 선수로 이뤄진 두 팀이 그물채 같은 것으로 공을 던지거나 잡으며 하는 하키 비슷한 경기) 등에서는 튼튼하고 잘게 바스러지지 않으며 경량인 안면보호대나 철사로 된 보호대가 있는 헬멧이 필요하다. 수영장에서는 수경을 착용하여 눈을 자극하는 염소같은 화학물질을 막는다.

심한 운동은 눈 보호기구에 김이 서리게 할 수 있다. 이때에도 어떤 이유에서든지 운동 중에 눈 보호기구를 벗어서는 안 된다. 쉬는 시간이나 경기에서 빠질 때까지 기다려야 한다.

선글라스를 착용한다
Wear your sunglasses

햇빛에서 나오는 자외선(Ultraviolet ray : UV ray)은 피부는 물론 눈에도 손상을 입힌다. 자외선에 장시간 노출되면 백내장(cataracts)이나 연령관련 황반변성(age-related macular degeneration) 같은 안과 질환의 위험성을 증가시킨다. 용접기나 선탠 램프 같은 인공 빛도 눈의 각막과 결막에 화상을 유발할 수 있다.

햇빛으로부터 눈을 보호하는 가장 좋은 방법은 자외선을 차단하고 눈부심을 없애도록 만들어진 선글라스를 착용하는 것이다. 선글라스는 비싸다고 효과가 좋은 것은 아니다. 자외선 A와 자외선 B 모두를 99~100% 차단할 수 있는 안경을 선택한다. 머리에 두르는 구조를 갖거나 얼굴에 밀착되어야 보다 효과적이다.

수분 이상 야외에서 활동한다면 언제든지 선글라스를 착용해야 한다. 흐린 날도 마찬가지이다. 구름이 햇빛을 차단할 수는 있지만 자외선은 차단하지 못한다.

가시광선(visible light)을 가려주는 어두운 렌즈를 사용한다면, 도로나 물, 모래, 눈 등의 매끈한 표면에서 반사되어 나오는 빛으로 인한 눈부심도 줄일 수 있다. 편광렌즈(polarized lenses) 역시 반사에 의한 눈부심을 줄일 수 있으나 편광만으로는 자외선을 차단하지는 못하므로 편광렌즈를 구입할 경우에는 최대한 자외선을 차단하는지 확인해야 한다.

눈을 다치면 어떻게 해야할까? How to handle an eye injury

눈의 손상이 경미한 것 같더라도 즉시 안과 의사에게 가거나 병원 응급실로 방문해야 한다. 손상 전체가 항상 분명하게 드러나는 것은 아니다.

만약 눈에 둔상(무딘 것에 의한 손상)이나 열상(날카로운 것에 의한 손상)이 있다면

- 절대로 눈을 비비지 말고(눈을 비빌 경우 조직 손상이 더 심해진다) 눈을 세척한다.
- 어떤 종류의 연고 또는 약물도 눈에 넣지 않는다.
- 눈에 붙어 있는 물체를 제거하려고 하지 않는다.
- 눈을 보호할 수 있는 도구로 조심스럽게 눈을 가리고 병원을 찾는다. 예를 들면, 비눗갑 받침 같은 것으로 눈을 덮어서 붙인다.
- 아세트아미노펜(acetaminophen : 타이레놀®), 이부프로펜(ibuprofen : 부루펜®), 나프록센(naproxen, 낙센®) 또는 아스피린 같은 것을 복용하면 안 된다. 이러한 약물들은 출혈을 증가시킬 수 있다.

만약 화학약품 등이 눈에 들어갔다면

- 미지근한 물로 즉시 씻어 남아 있는 화학물질을 신속히 제거한다. 할 수 있다면 눈꺼풀을 가능한 한 넓게 벌려서 흐르는 물에 15~20분간 눈을 대고 씻어준다. 화학물질이 손상되지 않은 눈으로 흐를 수 있으므로 머리를 다친 눈쪽으로 기울여야 한다.
- 눈을 씻어낸 다음에는 부드러운 천 등으로 눈을 덮어준다.
- 응급실로 찾아간다. 화학약품통을 가져가거나 통에 적혀 있는 제품의 이름이나 성분을 적어간다. 핸드폰으로 찍어 가도 좋다.

만약 이물질이나 조각이 눈에 들어갔다면

- 절대로 눈을 비비지 않는다.
- 만약 먼지처럼 매우 작은 것이라면 몇 번 눈을 깜박여 보고 눈물을 흘려서 씻겨 나가도록 해본다.
- 눈을 깜박여도 계속 증상이 있다면 이물질을 물로 씻어내도록 해본다. 작은 컵에 미지근한 물이나 식염수 등을 담아서 시도한다. 컵을 눈 가장자리에 대고 눈을 뜬 상태에서 눈에 붓는다.
- 안구에 박혀 있는 물체나 눈을 감기 힘들게 하는 물체는 절대로 제거하려고 하지 않는다.

햇빛에 현명하게 대처하기 Sun smarts

야외에서 선글라스를 착용하는 것 외에도 햇빛으로 부터 눈을 보호하기 위해서 다음과 같은 방법을 지킨다.

- 챙이 넓은 모자를 착용한다. 강한 햇빛이 머리 위로 쏟아지게 되면 선글라스를 비껴서 빛이 들어올 수 있다.
- 선글라스를 착용한 상태라도 절대로 햇빛을 직접 바라보지 않도록 한다. 이렇게 하면 눈에 영구적인 손상이 유발될 수도 있다. 물에 반사된 햇빛을 쳐다보고 있는 경우에도 눈은 손상될 수 있다.
- 눈꺼풀을 포함한 눈주위와 함께 얼굴에 자외선차단제를 바르도록 해야 한다.
- 태닝부스를 이용하지 않는다. 만약 이용하는 경우에는 업소에서 제공하는 특별한 보호 안경이 있는지 꼭 확인한다.
- 항생제, 항우울제, 이뇨제(diuretics), 콜레스테롤저하제(statins), 비스테로이드성항염증제(NSAIDs) 등을 포함한 많은 일반 약제들은 눈을 빛에 더욱 민감하게 만든다. 복용하는 약이 광과민 약제라면 반드시 알고 있어야 하며, 더욱 햇빛에 조심해야 한다. 야외에 갈 때는 선글라스와 모자를 함께 착용하도록 한다.
- 황반변성(macular degeneration) 같은 눈질환이 있다면 자외선과 관련된 눈손상이 훨씬 더 클 수 있다. 간단히 말해서 야외에 나갈 때는 항상 눈을 보호해야 한다.

눈의 과로를 방지한다
Avoid eyestrain

눈을 심하게 사용하는 모든 종류의 작업이나 활동-운전, 독서, 공예, 스마트폰이나 테블릿, 컴퓨터 등을 계속 응시하는 것 등-은 눈에 피로를 유발할 수 있다. 이는 영구적인 눈손상을 유발하지는 않지만 일상생활의 시력에 영향을 줄 수 있다.

눈 과로의 일반적인 소견과 증상은 다음과 같다.

- 눈의 피로감
- 건조, 가려움증, 유루증 또는 눈의 따가움
- 흐릿함 또는 겹쳐 보임
- 두통
- 목이나 등의 통증
- 빛에 민감해짐
- 찡그림

대상에 조명을 비춘다
Shed light on the subject

집중적으로 근거리 작업을 할 때에는 작업하는 곳에 빛이 올바른 방향으로 향하는지 확인한다. 그리고 필요하다면 주저없이 조도를 높인다. 정상 시력을 가진 사람에서는 일반적인 밝기로도 충분할 수 있겠지만, 눈질환으로 문제가 있는 경우에는 훨씬 더 밝은 조명이 필요할 수 있다. 높은 조도의 전구로 바꿀 때는 조명기구가 새로운 전구를 처리할 수 있는지 확인하는 것이 필요하다.

독서할 때 : 앉아 있을 때 광원이 등 뒤에 위치하도록 하고, 종이면에 직접 비춰지도록 한다. 빛은 밝아야 하지만 눈이 부시지는 않게 해야한다. 만약 책상에서 읽는다면 빛이 눈에 직접 비추어지는 것을 막도록 앞에 빛가리개를 설치한다.

TV 시청할 때 : TV를 시청할 때는 방안의 조명을 부드럽게 유지하고, 화면과 방안의 조명 밝기가 너무 차이나지 않게 한다. 주변이 어두운 경우는 눈에 피로를 유발할 수 있다.

디지털 기기에 의한 눈의 피로 대처
Dealing with digital eyestrain

만약 하루 중 대부분의 시간 동안 컴퓨터 모니터, 랩탑, 테블릿 또는 스마트폰을 보면서 지낸다면 어느 정도 눈의 피로를 경험할 것이다. 예를 들면 화면에서 눈을 떼어 다른 곳을 보았을 때 색무늬나 잔상을 볼 수도 있다.

연구자들은 이러한 활동이 장기적인 문제를 일으킬 것으로 생각하지는 않지만 그 증상은 불쾌하며 지장을 준다. 디지털 기기에 의한 눈피로

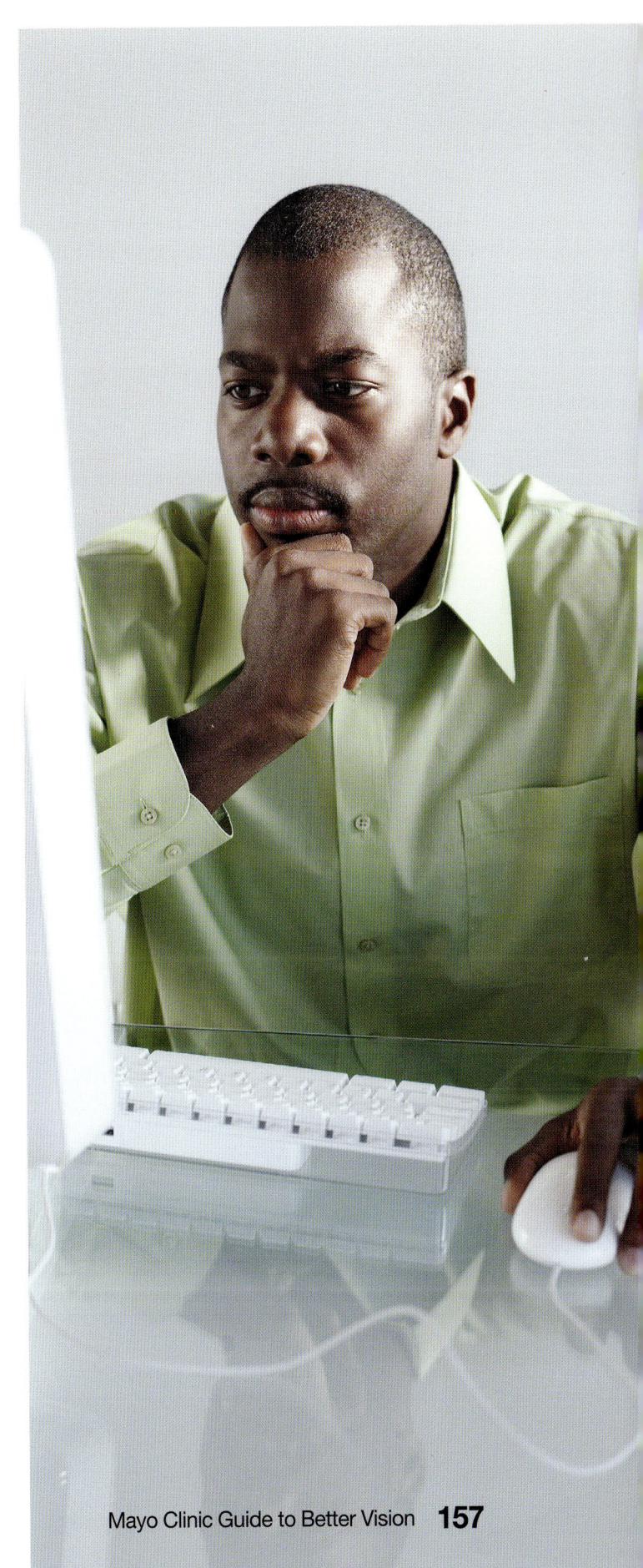

를 예방하기 위해서 다음과 같은 전략을 실천해 본다.

눈깜박임 휴식 : 많은 사람들은 컴퓨터나 그밖의 디지털 기기를 사용하는 동안 평소보다 적게 눈을 깜박이며, 이는 눈의 건조증과 자극감을 유발한다. 따라서 이들 기기를 사용하는 동안 보다 자주 깜박이도록 의식적으로 노력을 해야 한다. 이것은 눈을 촉촉하고 부드럽게 하는 데 도움이 되는 눈물을 생성한다. 눈을 깜박이는 것을 기억할 수 있도록 컴퓨터 모니터에 메모를 붙여둔다.

멀리 본다 : 이따금씩 모니터 화면이 아닌 다른 것에 초점을 맞추어 보도록 한다. 20-20-20 법칙을 따라서, 매 20분마다 테블릿이나 컴퓨터에서 눈을 떼고, 20피트(6미터) 정도 떨어져 있는 곳을, 적어도 20초간 바라본다.

자세를 바꾼다 : 한 시간에 적어도 한 번은 일어서거나 자세를 바꾸도록 한다. 휴식 시간을 이메일 답장을 보내거나 스마트폰을 보는 데 사용하지 않으며, 식수대를 다녀오는 등 모니터와 관련없는 행동을 한다. 하루에 적어도 몇 번은 등을 기대고 눈을 잠시 감고 있도록 한다.

자세에 주의한다 : 모니터 화면은 코에서 약 50~100cm 거리에 있어야 하며, 정면에 위치해야 한다. 화면의 중심은 약간 아래로 볼 정도로 눈의 바로 아래에 위치하도록 한다. 데스크탑 컴퓨터를 사용할 때는 키보드를 바로 모니터 앞에 두도록 한다. 만약 키보드가 구석이나 옆쪽에 위치한다면 눈은 초점을 이동해야 하므로 피로할 수 있다. 만약 작은 글씨를 읽기 위해 몸을 앞으로 기울일 필요가 있다면 글씨를키우거나 화면을 확대시키는 것을 고려해본다.

만약 집에서 다른 성인이나 아이들과 함께 컴퓨터를 사용한다면 모든 사람의 요구에 맞게 조절하는 것을 잊지 않아야 한다.

눈부심을 줄인다 : 데스크탑 컴퓨터의 모니터 위치를 현명하게 선택한다. 눈부심으로 인한 가장 나쁜 문제는 일반적으로 형광등과 햇빛을 포함한 광원이 위쪽이나 뒤쪽에서 오는 것이다.

실내의 빛 밝기는 보통밝기의 절반 정도를 유지하는 것이 좋다. 밝기 조절 스위치를 이용하고 창문 블라인드나 가리개를 닫는다. 모니터를 창문이나 흰벽 바로 앞에 놓는 것을 피해야 한다.

노트북이나 태블릿을 사용할 때 눈부심에 대해서 유념한다. 창문이나 머리 위로부터 들어오는 환한 빛을 피하는 자리에서 작업한다.

가능한 한 평면 화면을 이용하는 것이 좋다. 눈부심 줄임 화면이나 눈부심 방지 덮개 사용을 고려한다. 화면 밝기를 주변 밝기와 비슷하게 맞추도록 조절하고, 화면의 대비감도를 편안한 정도로 맞춘다.

화면을 깨끗하게 유지한다 : 전자 기기들의 먼지를 정기적으로 제거한다. 먼지는 대비감도를 저하시키고, 화면 눈부심을 증가시킬 수 있다.

적절한 안경을 착용한다 : 만약 안경이나 콘택트렌즈를 사용한다면 컴퓨터 작업에 적절한지 확인한다. 많은 렌즈들은 근거리 독서에 맞추어 져 있으며, 장시간 컴퓨터 화면을 보는 데 적합하지 않을 수 있다.

효과적인 안약 사용
Use eyedrops effectively

많은 약물들이 건조증과 눈의 자극감을 예방하거나 완화하는 데 도움이 될 수 있다. 안약은 알레르기나 다른 원인들에 의한 가벼운 눈의 불편을 완화시킬 수 있다(한국의 경우 대부분 안과에서 진료 후 처방을 받아 적절한 약을 사용하는 것이 필요하다-역자註).

윤활안약 : 윤활안약 또는 인공누액은 눈에서 나오는 눈물처럼 습기를 유지해주고 증발을 막아준다. 1~2방울의 인공누액은 눈의 자극을 완화해주고 윤활작용을 해서 편안하게 해준다. 만약 방부제가 들어 있지 않은 것을 선택한다면, 원할 때는 언제든지 사용할 수 있다. 이 인공누액은 컴퓨터 사용으로 인한 눈의 피로를 위해 좋은 선택이다.

충혈완화 안약 : 충혈완화 안약 또는 혈관수축제는 결막의 작은 혈관들을 수축시켜서 눈의 충혈을 줄여준다. 1~2방울로 수 시간 동안 효과를 볼 수 있으며, 자극감을 완화시킬 수 있다. 효과는 사용 즉시 나타나며, 만약 충혈이 호전되지 않는다면 보다 심한 질환과 연관된 신호는 아닌지 안과 의사에게 검진을 받아야 한다.

알레르기 안약 : 항히스타민(antihistamine)을

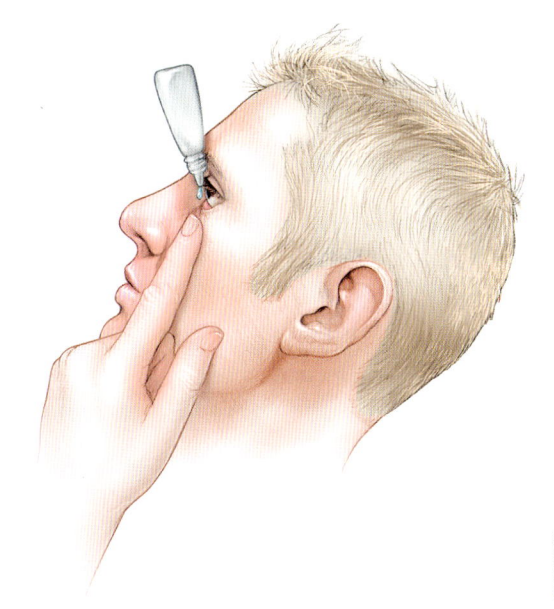

안약 넣기(Applying eyedrops) 아래눈꺼풀을 당겨서 안약을 넣을 수 있도록 주머니를 만든다. 안약을 넣고 나서 꽉 감지 않고 부드럽게 눈을 감는다. 눈의 안쪽 끝을 손가락으로 부드럽게 눌러서 안약이 천천히 배출 되도록 한다.

포함한 충혈완화 안약(decongestive eyedrops)은 건초열(hay fever) 같은 계절성알레르기를 완화시켜 준다. 알레르기 안약의 사용은 하루 2~3회를 넘지 않아야 하며, 안과 의사의 지시에 따르면 된다.

안약을 어떻게 사용할까
How to use eyedrops

적절한 안약 사용을 위해서는 다음과 같이 한다.

1. 머리를 뒤로 젖힌 다음, 아래눈꺼풀이 안구와 떨어지도록 부드럽게 당겨주어 주머니모양이

되도록 하고 이 공간에 안약을 떨어뜨린다. 안약병의 끝이 눈이나 눈꺼풀에 닿지 않도록 해야 한다.
2. 눈을 부드럽게 감아주며 깜박이지 않는다. 너무 세게 감으면 안약이 밖으로 넘쳐날 수 있으므로 눈을 너무 꽉 감지 않도록 한다.
3. 눈을 감은 상태에서 부드럽게 검지손가락으로 눈꼬리 안쪽을 눌러준다. 이렇게 하면 눈물관으로 안약이 빨리 빠져나가는 것을 막을 수 있다.
4. 약 1분 정도는 눈을 감고 있는다. 화장지를 사용해서 넘쳐난 눈물이나 안약을 닦아낸다. 그리고 나서 눈을 뜬다.

지는 않지만, 신뢰할 만한 온라인 조직이나 지역사회로부터 그에 대한 지식이나 방법 및 지원을 얻을 수 있다.

금연할 수 있는 자원
Resources to quit smoking

미국의 모든 주에서는 주에서 지원하는 금연코스가 있고, 세계 여러나라에도 그러한 것이 있다 (우리나라에서도 많은 의료기관 및 보건소에서 금연프로그램을 시행중이며, 치료 비용에 대한 국가 보조 제도가 시행중이다-역자註).

담배를 끊는다
Quit smoking

담배를 피우는 것은 대부분의 장기에 해를 끼치며, 눈도 예외는 아니다. 흡연은 다른 대기 오염물질과 마찬가지로 자신의 눈은 물론 다른 사람들의 눈까지 자극하고 충혈을 일으킨다. 더욱이 흡연은 백내장(cataracts), 황반변성(macular degeneration), 당뇨병성망막병증(diabetic retinopathy), 허혈성시신경병증(ischemic optic neuropathy) 그리고 망막혈관폐쇄(retinal vascular occlusions) 등의 위험인자이다.

흡연자라면, 시력을 보호할 수 있는 기회라는 것이 또 하나의 강력한 금연 이유가 된다. 금연을 도와주는 여러가지 금연 제품이나 약물이 있다. 이 책에서 필요로 하는 모든 금연 정보를 제공하

눈건강을 위한 식이
Eat for eye health

당근이 눈에 좋다는 것은 아마도 들어보았을 것이다. 눈을 위해서 어떤 것들이 또 있을까? 눈 건강을 보호할 건강 식이는 있는가?

과학자들은 비타민이나 카로티노이드(carotenoids), 지방 등을 포함한 특정 영양분의 부족이 황반(macula)이나 다른 눈 부위의 노화에 의한 악화를 시작하게 만드는 원인이 될 수도 있다고 생각한다. 이러한 영양소들의 섭취를 늘리면 연령관련 황반변성(age-related macular degeneration)과 다른 심각한 눈의 질환으로부터 눈을 보호하는 데 도움이 될 수 있을 것이다.

게다가 좋은 소식은 눈건강을 위한 좋은 음식들

설명서를 주의깊게 읽는다 Read labels carefully

처방전 없이 살 수 있는 어떤 안약은 완화를 위한 첨가제 또는, 마개를 개봉한 후에 세균 성장을 막는 화학 방부제를 포함하고 있다. 이러한 첨가제와 방부제는 눈을 자극하거나 알레르기 반응을 유발할 수 있다. 만약 점안한 후에 눈이나 눈꺼풀이 더 붉게 되고 가렵거나 붓는다면, 사용을 중단하고 안과 의사를 찾아가 상담을 해야 한다.

또한 사용하는 안약이 무엇이든지 간에 권장 용량을 확실하게 읽고 따라야 한다. 권장 용량보다 안약을 많이 점안할 경우에는 문제를 유발할 수 있다. 예를 들어 충혈제거제(decongestive eye drops)를 과도하게 사용할 경우 안약을 중단하였을 때 반사효과로 인해서 충혈과 자극감이 증가할 수 있다.

만약 폐쇄각녹내장(angle-closure glaucoma)의 위험성이 있다면 항히스타민(antihistamines)이 들어간 안약을 사용해서는 안 된다. 이 약들은 오심, 구토, 안통증 그리고 갑작스러운 시력 저하 같은 급성녹내장 발작을 유발할 수 있다.

은 식탁에서 찾기 힘들거나 맛이 없는 음식이 아니라는 것이다. 눈에 친화적인 음식은 또한 심장 질환과 당뇨병으로부터 보호해주고 건강한 체중을 유지하도록 도와주는 건강하고 균형잡힌 음식이기도 하다.

과일과 채소
Fruits and vegetables

카로티노이드(carotenoids)는 색이 많은 과일과 채소에서 볼 수 있는 영양소군이다. 이 영양소군 자체는 비타민이 아니지만, 이 중 어떤것들은 베타카로틴(beta carotene)이 비타민 A로 바뀌는 것처럼 인체에서 비타민으로 바뀌기도 한다. 카로티노이드는 망막에 고농도로밀집되어 있고, 황반이 손상되기 시작할 때 현저하게 저하된다.

카로티노이드는 항산화제(antioxidant)의 효능을 가지고 있다. 눈을 포함하여, 인체는 혈류에서 불안정한 분자들(자유라디칼, free radicals)과 싸우기 위해서 항산화제를 이용한다. 일반적으로 유리기는 인체에서 수많은 유용한 기능을 하지만 과잉될 경우에는 산화라고 부르는 과정을 통하여 정상 세포를 손상시킬 수 있다. 산화는 심혈관계질환과 암은 물론 황반변성, 녹내장 그리고 백내장 같은 눈의 질환들을 유발한다.

루테인과 제아잔틴
Lutein and zeaxanthin

연구 결과들에 의하면 루테인(lutein)과 제아잔틴(zeaxanthin)은 백내장(cataracts)과 연령관

어디에서 항산화제를 얻을 것인가?
Where to get antioxidants

다양한 신선식품들을 통하여 건강한 눈을 위해 필요한 항산화제(antioxidant)를 얻을 수 있다.

비타민 E(Vitamin E) : 비타민 E의 좋은 공급원은 식물성 기름과 그것으로 만든 다양한 제품들이다. 맥아, 견과, 아보카도 역시 비교적 많은 양의 비타민 E를 함유하고 있다.

비타민 C(Vitamin C) : 비타민 C의 좋은 공급원은 녹색과 붉은 피망, 콜라드(대형 양배추), 브로콜리, 시금치, 토마토, 감자, 딸기류, 오렌지, 자몽 그리고 그밖의 감귤류 과일이다.

카로티노이드(Carotenoids) : 카로티노이드의 좋은 공급원은 진한 노랑, 진한 초록 그리고 붉은 채소와 과일들이다. 여기에는 당근, 겨울호박, 토마토, 파파야, 칸탈루프(cantaloupe) 메론, 망고, 살구 그리고 수박 등이 포함된다. 베타카로틴(beta carotene)은 가장 잘 알려진 카로티노이드지만 다른 종류의 카로티노이드도 있다. 루테인(lutein)과 제아잔틴(zeaxanthin)은 시금치, 케일, 콜라드, 겨자, 근대, 물냉이, 파슬리 같이 진한 초록색 잎을 가진 채소들에서 찾아볼 수 있다. 붉은 피망과 상추는 이러한 두 가지 카로티노이드를 적게 함유하고 있다.

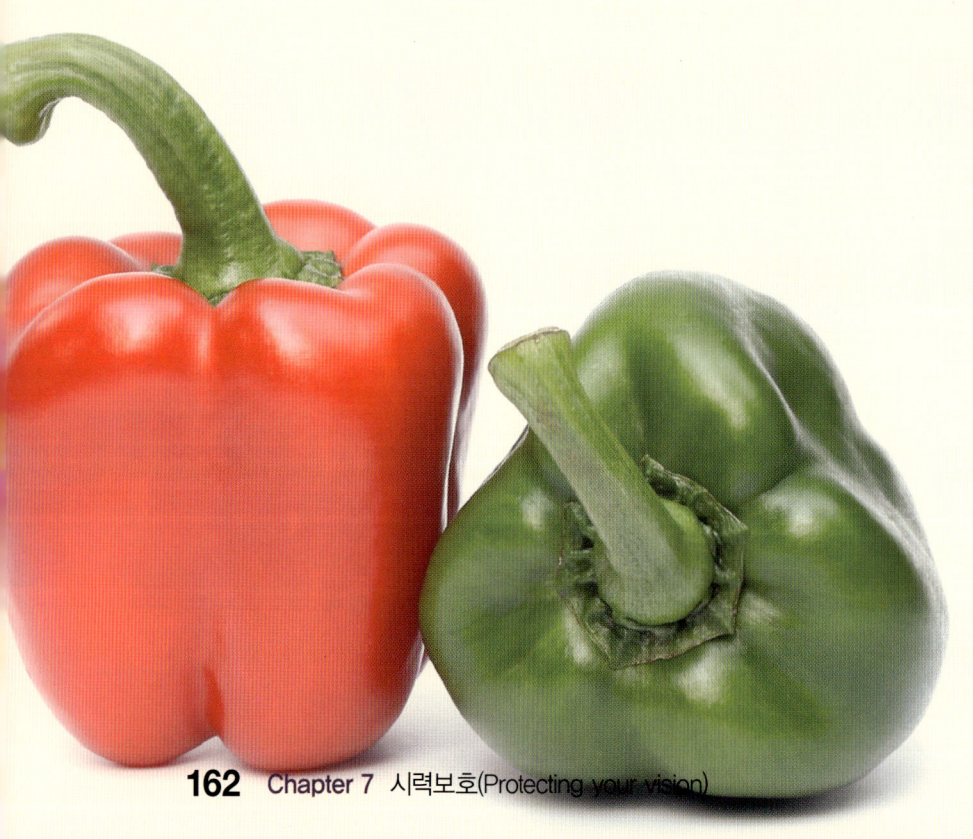

련황반변성(age-related macular degeneration)을 예방하는 데 매우 중요한 역할을 하는 것으로 여겨진다. 이 두 종류의 카로티노이드(carotenoids)는 황반부에 고농도로 밀집되어 있으면서 햇빛에서 나온 파괴광선을 걸러내는 것으로 보인다. 두 물질 모두 강력한 항산화(antioxidant) 기능을 가지고 있다.

루테인과 제아잔틴은 진한 초록색 잎을 가진 시금치, 케일(양배추의 일종), 근대, 물냉이 그리고 파슬리 같은 채소와 허브에 높은 농도로 들어있다. 카로티노이드는 오렌지, 피망과 계란 노른자에서도 찾아볼 수 있다.

다른 항산화제
Other antioxidants

눈건강을 위한 그밖의 항산화제(antioxidants)의 이점은 루테인이나 제아잔틴 만큼 명확하게 밝혀져 있지는 않다. 베타카로틴(beta carotene), 비타민 C, 라이코펜(lycopene : 토마토에 함유), 크립토잔틴(cryptoxanthin : 아보카도와 망고에 함유) 같이 눈건강을 위한 다른 영양소들의 효과에 대한 연구는 상반된 결과를 보여준다. 이러한 비타민이나 카로티노이드와 눈 질환의 예방과의 상관관계를 명확히 하기위해서는 보다 많은 연구가 필요하다.

아직까지는 다양한 종류의 과일과 채소가 포함된 식사를 하는 것이 눈건강을 촉진하는 훌륭한 방법인 것으로 알려져 있다. 하루에 적어도 5접시 이상의 과일과 채소를 먹도록 한다.

광범위하고 다양한 종류의 과일과 채소를 선택할수록 더 좋다. 가장 화려한 과일과 채소(노랑, 오렌지색, 빨강 그리고 진한 초록)는 눈에 대한 가장 고농도로 농축된 영양소를 가지고 있다. 그러나 이것은 반드시 섭취해야 하는 오직 한 가지를 뜻하는 것은 아니다. 대부분의 신선한 식품들이 건강에 이롭다.

생선
Fish

고농도의 오메가-3(omega-3) 지방산이 건강한 망막에서 발견된다. 또한 연구들에 의하면 생선과 오메가-3 지방산이 많은 음식이 진행된 황반변성(macular degeneration)의 위험성을 줄일 수 있다고 한다. 오메가-3 시방산은 연어, 참치, 넙치 같은 다양한 특정 생선에서 발견된다.

보충제와 비타민
Supplements and vitamins

만약 균형잡힌 식사를 한다면 눈이 필요로 하는 영양소를 모두 얻을 수 있을 것이다. 매일 비타민과 미네랄 보충제를 복용하는 것은 좋지만 보충제가 다양한 건강식을 대체할 수는 없다.

최근 연구에 의하면 비타민과 미네랄의 특정 조합은 눈의 이상 진행을 늦출 수 있지만 방지효과는 없다고 알려져 있다. 만약 보충제를 매일 먹는다면 의사가 특별히 권유하지 않는 한, 각 성분 일일용량의 100%를 넘지 않는 것이 좋다.

복합비타민(Multivitamins) : 실험 연구에 의하면 복합비타민은 백내장(cataracts)의 위험을 낮출 수 있지만 이러한 소견은 임상실험으로 증명되지는 않았다. 비타민을 섭취하는 사람들이 실천하는 다른 요소들에 의해서도 위험성이 낮아졌을 가능성이 충분이 존재하기 때문이다.

효과있는 보충제
Some success with supplements

2001년 미국 국립안연구소(National Eye Institute)에서 기금을 댄 연령관련눈질환연구(Age Related Eye Disease Study : AREDS)의 연구자들은 식단으로 시력을 보호할 수 있다는 고무적인 소식을 전했다. 각기 다른 단계의 건성황반변성(dry macular degeneration)을 가진 사람들을 대상으로 한 이 연구는, 일부 참여자들에게 비타민 A(베타카로틴, beta carotene), 비타민 C, 비타민 E, 아연(zinc), 구리(copper) 등이 포함된 고용량의 비타민 및 미네랄 보충제를 매일 제공하였고, 다른 사람들에게는 효과 없는 약(위약)을 주었다. 5년 이상 시행되었고, 참가자들은 자세히 관찰되었으며, 두 집단 간의 결과를 비교하였다.

보충제를 복용한 집단의 사람들에서는 진행된 연령관련 황반변성(AMD)의 위험이 25% 정도 낮아졌으며, 19% 정도에서는 시력소실의 위험이 감소했다. 그러나 중간 정도와 진행된 단계의 황반변성(macular degeneration)을 가진 참가자들만이 보충제로 효과를 얻었으며, 연령관련 황반변성이 없거나 초기 단계의 사람들에게는 별 이익이 없었다. 또한 이 보충제는 백내장 예방에는 효과가 없었다.

2006년에 같은 그룹의 연구자들은 개선된 조합이 있을지 결정하기 위해 ARES2라는 2단계 연구를 시작하였다. 그들은 베타카로틴을 제거하고 아연 용량을 낮추고, 오메가-3 지방산(omega-3 fatty acids)과 루테인(lutein)과 제아잔틴(zeaxanthin)을 보충제에 추가하였는데, 결과는 비슷하였다.

ARES와 AREDS2는 'PreserVision'이라는 이름으로 판매되었다(한국에는 상품으로 포스트레즈®, 오큐테인3® 등이 있다-역자註). 다른 경우에는 해당되지 않고, 중등도의 연령관련 황반변성이 한쪽 또는 양쪽 눈에 있거나, 진행된 연령관련 황반변성이 한쪽 눈에 있다면 이 조합을 복용하는 것을 고려할 수 있다. AREDS 조합이 황반변성을 예방할 수 있다는 증거는 매우 적다. 특히 이 질환의 가족력이 있는 사람들에서는 더욱 그렇다. 이 조합은 중등도 또는 진행된 황반변성이 더 심한 단계로 진행하는 것을 예방하는 효과가 있다는 것이다.

아연(Zinc) : 인체에서 가장 적은 미네랄 중 하나인 아연은 망막에 농축되어 있다. 아연이 눈에 어떤 역할을 하는지는 불확실하지만, 어떤 과학자들은 아연 부족이 황반변성(macular degeneration) 의 유발에 기여할 수 있다고 추측하고 있다.

건강한 식단은 대부분 적절한 양의 아연을 함유하고 있지만, 연구자들은 아연보충제의 장기간 효과에 대한 연구를 진행하고 있다. 고농도의 아연은 혈류로 구리 또는 철분이 흡수되는 것을 감소시킬 수 있기 때문에 위험성이 있다. 그러나 아연보충제의 섭취는 진행된 단계의 황반변성의 진행을 억제할 가능성이 있다.

길게 보도록 하자
Take the long view

시력을 보전하고 눈질환의 위험성을 줄이는 것은 하룻밤 사이에 이루어지지 않는다. 그것은 수년이 걸려야 효과를 볼 수도 있다. 그러나 이번 챕터에서 다루어진 것처럼 채소와 과일을 많이 섭취하고, 담배를 끊고 눈의 피로를 줄이는 것 같은 건강한 생활습관을 몸에 익힌다면 전반적인 삶의 질이나 장기적인 건강이 좋아질 것이다.

무엇을 기다리는가? 당장 시작해야 한다!

Chapter 8

시력교정
Correcting vision

만약 당신이 더 선명하게 잘 보기를 원한다면, 당신은 좋은 시대에 살고 있다. 1억 5천만 명 이상의 미국인(미국 인구의 거의 절반)이 더 잘 보기 위해서 안경이나 콘택트렌즈를 사용하고 있다. 좋은 시력은 운전, 독서, 걷기, 그리고 도구나 가전제품의 사용 등과 같이 매일 하는 행동과 다양한 일과를 위해서 필수적인 것이다.

다행히도 대부분의 사람들은 안경이나 콘택트렌즈를 이용하여 근시, 원시, 난시 같은 흔한 시력 문제를 해결하고, 쉽게 좋은 시력을 얻을 수 있다. 나이가 듦에 따라 가까운 것을 보기 힘들어지는데(노안), 이 또한 안경이나 콘택트렌즈로 효과적으로 해결할 수 있다. 취향과 유행에 따라 선택할 수 있는 다양한 모양과 기능의 제품들이 있다.

만약 안경이나 콘택트렌즈를 사용하기 싫다면, 시력교정을 위해 점차 그 선택이 늘고 있는 "굴절교정수술(refractive surgery)"을 선택할 수 있다. 라식(LASIK)수술은 가장 흔한 형태의 굴절교정수술이며, 상황에 따른 다양한 수술방법이 있다.

어떤 선택을 하든지 간에 안과 의사에 의한 완벽한 검사와 감별이 매우 중요하다. 각각의 사람들은 모두 눈 상태가 다르고, 가장 좋은 해결 방법은 자신의 특별한 상태와 요구를 충족시키는 것이다. 시력을 어떻게 호전시킬 것인가를 결정함에 있어서 의사는 개인의 선호도를 고려해야 한다. 다양한 선택사항들의 중요한 차이점을 이해하는 것이 자신에게 가장 잘 맞는 방법을 선택하는 데 도움이 된다.

일반적인 시력 문제
Common vision problems

본다는 것은 수많은 복합적인 상호작용이 관계된 복잡한 과정으로, 종종 이 과정에 이상이 생길 수 있다. 가장 흔한 시력장애는 대개 각막이나 수정체로 인한 초점 문제나 눈의 비정상적인 모양이 원인이다. 이러한 문제들은 안경이나 콘택트렌즈 또는 각막의 곡률을 교정하는 수술을 통해서 거의 대부분 교정될 수 있다.

각막과 수정체가 빛을 망막에 정확하게 초점이 맞도록 했을 때 선명하게 물체를 볼 수 있다. 만약 각막과 수정체가 초점을 맞추는 능력이 눈의 모양이나 길이와 완전하게 일치하지 않는다면 초점이 망막의 앞이나 뒤쪽에 맺히게 된다. 이렇게 되면 사물이 흐리게 보인다.

근시
Nearsightedness

근시(nearsightedness)는 가까이 있는 것은 선명하게 보이지만 멀리 있는 것은 흐리게 보이는 상태이다. 근시는 보통 정상보다 안구의 길이가 약간 길어진 경우에 나타난다. 이 때는 망막이 아닌 앞쪽에 초점이 맺히게 된다.

만약 각막이나 수정체의 굴절 각도가 너무 크면 망막의 앞쪽에 초점을 맺게 되므로 눈의 길이가 정상인데도 근시가 될 수 있다.

근시는 학령기에 주로 발견되는데, 다음과 같은 소견이나 증상이 나타날 수 있다.

- 눈을 계속 찡그린다.
- 텔레비전 등의 화면에 매우 가깝게 앉아서 본다.
- 독서를 할 때 책을 얼굴에 매우 가까이 대고 본다.

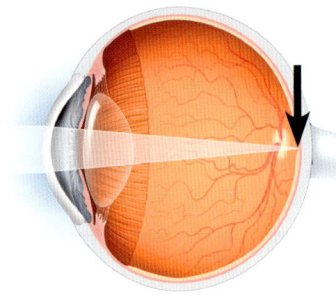 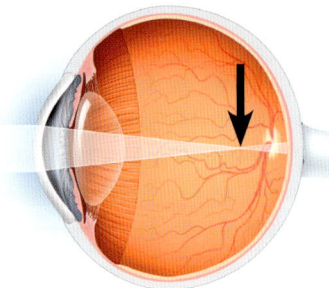 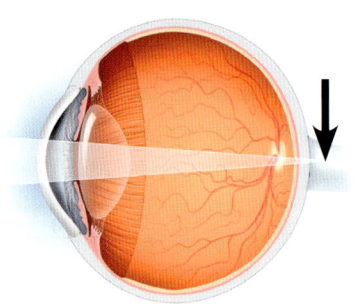

일반적인 시력 문제 정상 시력(왼쪽). 망막에 초점이 맺혀져서 맑고 선명한 상을 제공한다(화살표가 가리키는 곳). 근시(nearsightedness)(가운데)에서는 망막의 앞쪽에 초점이 맺히므로(화살표) 멀리 있는 사물이 흐리게 보이게 된다. 원시(farsightedness)(우측)에서는 초점이 맺히는 부위(화살표)가 망막의 뒤쪽에 형성되어 가까이 있는 물체는 흐리게 보이게 된다.

- 멀리서 일어나는 일이나 물체에 대해서 잘 모른다.

근시 상태는 남아와 여아에게 비슷하게 나타나며, 유전적인 경향이 있다. 초기에는 해마다 한 번 이상 교정안경을 바꾸어 줄 필요가 있지만 나중에는 점차 안정화된다.

원시
Farsightedness

원시(farsightedness)는 멀리 있는 것은 선명하게 보이지만 가까이 있는 것은 흐리게 보이는 상태이다. 흔히 원시가 있는 사람들은 정상적인 사람들보다 안구가 짧고 그래서 초점이 망막의 뒤쪽에 맺히게 된다. 원시는 각막이나 수정체가 평편해져서 굴절력이 약하게 되어 생기기도 한다.

원시는 보통 태어날 때부터 존재하며 유전적인 경향이 있다. 대부분의 젊은 사람들은 수정체가 유연하고 이 상황을 극복할 수 있기 때문에 원시가 있는 것을 잘 모른다. 성장함에 따라서 수정체는 탄력성을 잃고 조절을 하지 못하게 되므로, 결국 원시인 사람들은 근거리를 볼 때 교정안경을 사용하게 된다.

원시인 경우에는 다음과 같은 증상이나 소견을 보일 수 있다.

- 가까이 있는 사물이 흐리게 보인다.
- 선명하게 보려면 눈을 찡그린다.
- 눈이 화끈거리고 눈주위 통증이 있고, 드물게 두통이 생기는 등 눈의 피로감을 느낀다.
- 장시간 독서를 하면 눈과 눈두덩이에 불편감을 느낀다.

난시
Astigmatism

난시(astigmatism)는 각막이나 수정체의 굴절이 약간 불완전하여 모든 거리에 있는 사물이 흐리게 보이는 것이다. 정상적인 눈에서는 각막이나 수정체의 표면이 모든 방향에서 고르고 완만하게 굽어 있어, 농구공이 둥글고 원형으로 보인다.

때때로 각막이나 수정체는 일부 표면 골곡이 다른 표면 굴곡과 다를 수 있는데, 이는 시력에 문제를 일으킨다. 좀더 예리하게 꺾이는(가파른) 방향으로 들어온 빛은 눈안에서 가까운 곳에 초점이 맺히게 되고, 덜 꺾여진(평편한) 방향으로 들어온 빛은 보다 먼 곳에 초점이 맺히게 된다. 난시에 의해서 형성되는 서로 다른 초점이 시력을 흐리게 만든다.

대부분의 경우에 난시는 아동기에 형성되지만 손상이나 질병으로 인해 발생하기도 한다. 이것은 흔히 근시 또는 원시와 중복되어 나타난다. 난시는 일생을 통해서 거의 변하지 않는다. 난시는 흔하며 안경이나 콘택트렌즈 등으로 보충해서 교정할 수 있는데, 교정렌즈는 근시 또는 원시를 동시에 교정할 수 있다. 또 다른 선택 방법은 굴절수술(refractive surgery)이다.

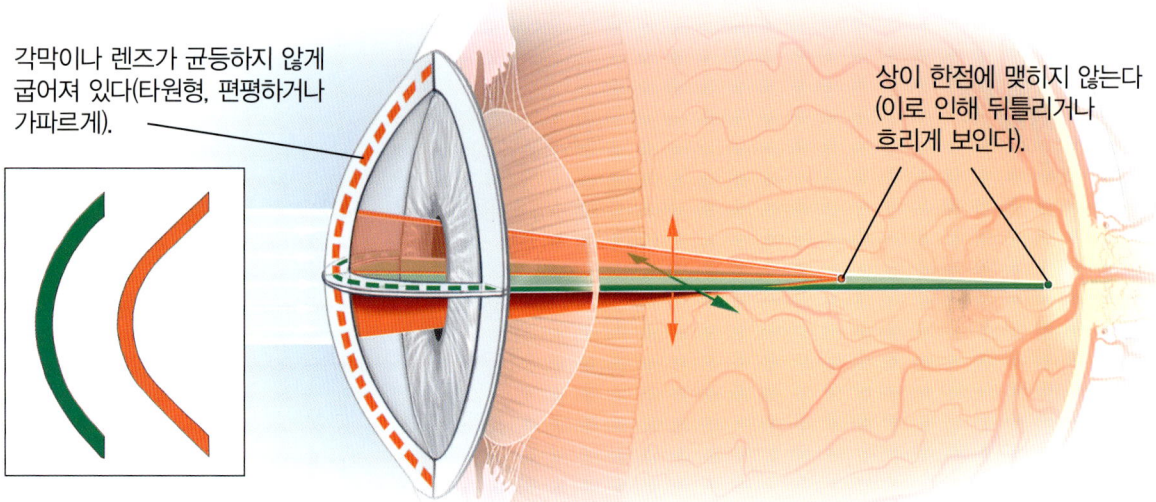

각막이나 렌즈가 균등하지 않게 굽어져 있다(타원형, 편평하거나 가파르게).

상이 한점에 맺히지 않는다 (이로 인해 뒤틀리거나 흐리게 보인다).

난시가 어떻게 시력에 영향을 끼치는가 난시는 각막이나 수정체의 불규칙한 굴절에 의해서 형성되며, 빛이 눈의 한 곳에 초점을 맞출 수 없는 것이다. 대신 굴곡에 따라서 빛이 여러 개의 점에 초점을 맺고, 시력의 뒤틀림이나 흐림을 유발한다.

노안
Presbyopia

노안(presbyopia)이라는 말은 익숙하지 않을 수도 있지만, 흔한 상태이다. 이것은 눈이 근거리에 초점을 맞추는 능력을 잃어가는 것이다. 이것은 정상적인 노화의 일부분으로, 대개 40세를 지나면서 평소에 책을 읽던 거리에서 독서가 어려워짐을 느끼게 된다. 더 먼 거리에서 글씨를 읽게 되고, 어떤 때는 명확히 보기 위해서 팔을 쭉 펴야 할수도 있다.

젊었을 때는 수정체가 매우 탄력이 있어서 넓은 범위에 초점을 맺을 수 있다. 즉, 가까운 거리의 작업을 할 경우 수정체가 두꺼워져서 망막에 바로 초점이 맺히는 것이다. 그러다 나이가 들어감에 따라 수정체가 탄력을 잃게 되어 근거리 사물에 초점을 맺기 어렵게 된다. 독서를 오래 하거나 타자를 오랫동안 칠 경우에는 눈의 피로나 두통을 경험할 수도 있다.

처방받거나 또는 처방전 없이 구입할 수 있는 돋보기나 콘택트렌즈로 노안을 교정할 수 있다. 노안은 나이가 들어감에 따라 대개 65세까지 점점 심해지며, 이때가 되면 대부분의 탄력성이 소실되어서 근거리 사물에는 더 이상 초점을 맞출수 없게 된다. 이때는 더 이상 안경의 처방을 바꿀 필요가 없다.

교정렌즈
Corrective lenses

안경이나 콘택트렌즈 또는 다른 형태의 교정렌즈(corrective lenses)는 근시, 원시, 난시 그리고 노안에 의해서 발생하는 굴절 이상을 해결하는 데 도움이 된다. 이러한 렌즈는 각각의 시력에 따라 주문 제작되며, 눈의 모양이나 각막 또는 수정체의 굴절 문제를 교정한다. 교정렌즈는 프리즘(prisms)들이 함께 혼합되어 있는 것이라고 생각할 수 있다. 프리즘을 통과한 빛은 항상 렌즈의 두꺼운 쪽으로 휘어져서(굴절되어서) 진행되는 과학적 원리를 가지고 있다.

오목렌즈(concave lens)의 경우에 처방에는 마이너스 표시로 나타내며, 주변부가 가장 두껍다. 이는 빛을 바깥쪽으로 휘게 한다. 이러한 종류의 렌즈는 초점을 좀더 멀리 맺히게 하므로 근시를 교정하는 데 사용한다.

볼록렌즈(convex lens)는 플러스 표시로 나타내며 중심부가 두껍다. 이는 빛을 안쪽으로 휘어지게 한다. 이러한 종류의 렌즈는 원시를 교정하는 데 사용된다.

일반 눈 검사를 통해 작성되는 렌즈의 처방에는 시력을 교정하는 굴절력이 적혀 있다. 그 숫자는 렌즈의 모양과 두께를 결정하는 것이며, 처방에서 숫자가 올라갈수록 더 강한 처방이다. 더 큰 굴절력이 필요하면 더 두꺼운 렌즈가 필요하다.

안경
Eyeglasses

안경은 여러 곳에서 구입할 수 있다. 작은 안경점이나 백화점, 할인점, 전국 안경 체인점 또는 인터넷에서도 구입할 수 있다. 다양한 종류의 렌즈와 안경테들 중에서 기호와 요구에 맞는 안경을 선택할 때는 여러가지 고려해야 할 점이 있다.

색약 Poor color vision

흔히 색맹(color blindness)이라고 알려져 있는 사람들이 사실 색깔을 전혀 구별하지 못하는 것은 아니다. 그들은 흑백으로만 구분할 수 있는 것이다. 그들의 문제는 특정 색깔의 명도 차이를 구별하는데 문제가 있는 것이다. 대부분의 색약(poor color vision)이 있는 사람들은 붉은색과 녹색의 명도 차이를 구분할 수 없다.

색약은 대개 유전되지만 어떤 눈질환과 특정 약물도 이러한 이상을 유발할 수 있다. 이러한 문제는 원추세포(cone cells)의 화학적 결핍 때 발생한다. 이화학적 결핍정도에 따라서 색약의 정도는 경미하거나 중간 정도일 수도 있고 심할 수도 있다.

렌즈 재질
Lens material

안경의 렌즈는 대부분이 플라스틱이나 유리로 만들어지고, 시력은 이 둘 중 하나로 교정이 된다. 재질은 보통 안전 요소와 생활방식에 기초하여 선택하게 된다. 대부분 유리렌즈보다 가벼운 플라스틱렌즈를 선택하지만, 유리의 장점도 있다.

플라스틱(Plastic) : 플라스틱렌즈는 유리렌즈보다 가볍고 더 강하며 색깔을 넣기도 쉽지만, 유리렌즈보다 쉽게 손상되기 때문에 손상되지 않도록 피막 처리를 한다. 고굴절(high-index) 플라스틱은 얇고, 가벼워서 중등도에서부터 강한 정도의 처방용으로 사용된다. 강도 높은(hard-resin) 플라스틱은 좀더 두껍지만 고굴절 재질보다 저렴하다. 폴리카보네이트는 사용 가능한 가장 강한 플라스틱이고, 활동적인 아이들이나 안전 안경용으로 주로 사용된다.

유리(Glass) : 유리렌즈는 플라스틱렌즈보다 긁힘이 적지만 거의 두 배나 무겁다. 큰 안경테에 맞추는 경우에는 특히 무게가 결점이다. 또 다른 결점은 유리가 파손되거나 조각이 빠져나갈 수 있다는 것이다. 그러나 유리는 가장 선명한 시력을 제공한다.

렌즈 코팅
Lens coatings

긁힘 방지(Scratch protection) : 긁힘에 좀더 강하게 만들기 위하여 플라스틱 코팅을 하곤 한다. 안경을 닦을 때 잘 손상되기 때문에 코팅은 양쪽 면을 모두 하는 것이 가장 좋다. 긁힘 방지 비용이 기본 가격에 포함되기도 하지만 추가 비용을 요구하기도 한다.

자외선 차단(Ultraviolet protection) : 자외선은 백내장(cataracts)과 황반변성(macular degeneration) 같은 연령관련질환과 연관이 있을 수 있다. 고굴절 재질 렌즈나 폴리카보네이트(polycarbonate) 플라스틱 렌즈는 일반적으로 자외선 차단 기능이 포함되어 있기 때문에 이 렌즈는

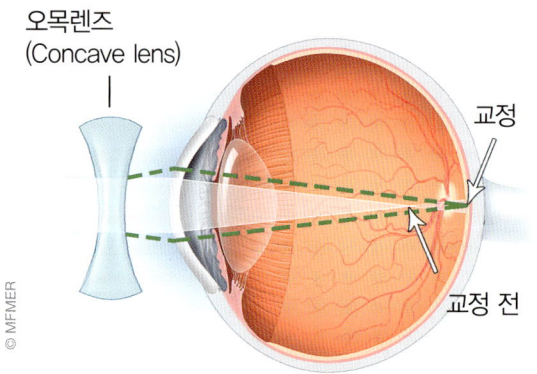
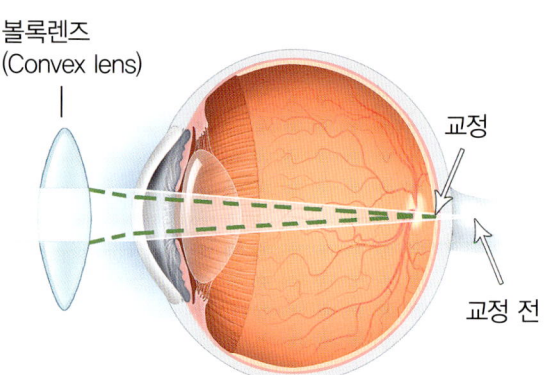

기본적인 렌즈 모양 오목렌즈(왼쪽)는 근시를 교정한다. 초록색 선은 교정렌즈가 어떻게 교정되지 않은 초점을 망막쪽으로 멀게 이동시키는지 보여주고 있다. 볼록렌즈(오른쪽)는 원시를 교정한다. 초록색 선은 교정되지 않은 초점을 어떻게 망막쪽으로 가깝게 이동시켜 주는지 보여주고 있다. 볼록렌즈는 돋보기로 많이 사용된다.

자외선 차단에 대한 추가 코팅을 고려할 필요가 없다.

반사방지코팅(Anti-reflection coating) : 반사와 눈부심은 높은 도수의 경우(이는 눈부심을 증가시킨다)에 특히 더 까다롭다. 반사방지코팅은 렌즈에서 반사되는 빛을 차단하고 시력을 향상시킨다. 또한 렌즈를 깨끗하게 하고 눈을 다른 사람들이 잘 볼 수 있게 해준다.

김서림방지코팅(Anti-fog coating) : 유망한 기술 중 하나가 김서림방지코팅이다. 차가운 외부에서 따뜻한 실내로 들어왔을 때 안경에 김이 서리는 것을 많이 경험했을 것이다. 연구자들은 이러한 문제를 방지할 방법을 찾고 있지만 아직 시도 단계에 있고, 일반적으로 넓게 사용되지는 못하고 있다.

렌즈 처리
Lens treatments

광변색(Photochromic) : 광변색렌즈(Photochromic lens)는 흔히 변이 렌즈라고도 하며, 밝기에 따라 다른 정도로 조절되도록 화학적으로 처리된 것이다. 밝은 햇빛 아래에서는 어두운 선글라스가 되고, 어두운 방안에서는 투명해진다. 광변색 렌즈는 어두워지거나 밝아지기 위해서 자외선이 필요하기 때문에 차 안에서는 변하지 않는다(유리창이 자외선을 흡수하므로). 자동차 안에서는 다른 선글라스를 하나 더 가지고 있어야 할 것이다.

착색(Tint) : 광변색 렌즈와 달리 착색 렌즈는 항상 같은 색을 유지한다. 안경에 색깔을 넣는다면 빛에 민감한 경우에 특히 도움이 될 수 있고, 유행에 따라 선택할 수도 있다. 선글라스는 회색이나 갈색을 주로 사용한다. 어떤 사람에게는 노란색이 대비감을 호전시켜주고, 사물을 세밀하게 보게 해준다고 한다.

안경테
Frames

새로운 안경을 맞추려고 할 때는 먼저 진열대에서 안경테를 고를 것이다. 처방전이 있다면, 어림짐작하는 수고와 시간을 절약할 수 있다. 안경처방은 일부 안경테에 대해 도움이 되는데, 예를 들어 난시를 처방받은 경우, 시선에서 가장자리로 갈수록 왜곡이 생길 수 있으므로 이를 줄이기 위해 렌즈가 둥글고 작은 안경테를 고르는 것이 좋다. 처방전이 있다면 숙련된 안경사가 요구에 맞도록 도와줄 것이다.

크기(Size) : 안경테의 크기는 시력은 물론 외모에도 중요하다. 어떤 안과 의사들은 안경테의 위쪽 끝이 눈두덩이 아래에서부터 시작하여 얼굴의 20~30%를 덮어야 한다고 한다. 안경테가 너무 크다면 렌즈는 머리 위쪽의 불빛에서 눈부심을 유발할 것이고, 너무 작다면 시야가 좁아질 것이다. 강한 도수가 필요하다면 렌즈가 두꺼워질 것인데, 그렇다면 작은 안경테가 안경의 전체적인 무게를 줄이는 데 도움이 된다.

재질(Materials) : 안경테는 금속과 플라스틱의 여러 종류가 있으며 대개 가격을 보고 결정하게 된다. 만약 필요에 따라 저렴한 안경테를 구입하려고 한다면 보다 낮은 질의 제품을 선택할 수 있다. 보통 얇은 금속 안경테는 가장 가볍고, 플라스틱 테는 좀더 내구성이 있으며 두꺼운 렌즈를 잘 지지해 준다.

안경처방 Your eyeglasses prescription

특별한 규약과 전문 용어가 교정렌즈의 처방에 사용된다. 만약 적혀 있는 숫자의 의미를 모른다면 처방전을 이해할 수 없을 것이다. 아래에 근시와 난시가 있는 사람의 처방전 예가 있다.

	Sphere	Cylinder	Axis
OD	−2.75	2.25	90
OS	−1.75	2.00	90
		+1.50 add	

OD(Oculus dexter) : 오른쪽 눈, 경우에 따라 **RE**라고도 쓴다.

OS(Oculus sinister) : 왼쪽 눈, **LE**라고도 쓴다.

Sphere : 교정되는 근시나 원시의 측정치이다. "−" 표시는 근시를 교정하는 오목렌즈(concave lens)를 나타내고, "+" 표시는 원시를 교정하는 볼록렌즈(convex lens)를 나타낸다.

Cylinder : 난시에 대한 측정치이다. 만약 교정이 필요하지 않을 정도로 경미하거나 난시가 없는 경우에는 비워져 있다.

Axis : 난시의 방향을 나타낸다. 이 방향은 수평선으로부터의 각도를 나타낸다. 1~180도까지 나타내며, 수직인 90도보다 많거나 적게 표시된다.

+1.50 add : 처방전의 아래쪽에 있는 숫자는 추가적인 도수를 나타내는 것으로 근거리를 보는데 필요한 도수를 보여주는 것이다.

"Sphere"와 "Cylinder"의 숫자는 "디옵터(diopter)"라고 하는, 빛이 렌즈를 통과할 때 굴절시키는 정도에 기준을 둔 렌즈 도수의 단위이다. 디옵터의 단위는 1/4(0.25) 단위로 증가하거나 감소한다. 처방전에서 더 높은 숫자는 시력을 위해 더 많은 굴절력이 필요하다는 것을 의미하며, 더 두꺼운 렌즈가 필요하다.

가장 저렴한 금속테는 니켈(nickel)을 포함한 합금으로 되어 있다. 어떤 테는 땀이나 인체에서 나오는 기름에 닿을 경우 부식될 수도 있다. 티타늄(titanium)과 탄소흑연(carbon graphite)으로 만든 더 비싼 안경테들은 좀더 강하다. 티타늄의 저가형 대체재인 베릴륨(beryllium)은 가볍고 유연하고 부식에 강하다. 티타늄 기반 합금인 플렉손(flexon)은 "형상기억(shape memory)" 기능이 있어 구부려지거나 비틀리더라도 다시 원래의 상태로 돌아온다.

플라스틱 테도 다양한 등급의 제품들이 있다. 프로피오네이트(propionate) 플라스틱은 저렴하며, 질(ZYL, zylonite) 플라스틱은 좀더 세련되고 색감이 있지만 잘 부서진다. 케플라(kevlar)는 군대에서 사용하는 헬멧에 사용되는 강력한 섬유 재질로 매우 견고하다. 옵틸(Optyl)이라고 불리는 합성수지로 만든 테는 손가락으로 비틀더라도 바로 원래의 모양으로 되돌아간다.

맞춤(Fit) : 만약 안경을 정확하게 맞추었다면, 귀 뒤에서 마찰이 생기거나 콧등을 자극하지 않으며, 편안하고 안정적일 것이다. 만약 안경테가 불편하다면 경첩이나 관자놀이 부위에 놓여지는 테의 다리 부분을 조절하여 맞출 수 있다. 또한 안경의 기울기를 바꾸거나, 눈쪽에 더 가까이 위치하도록 조절할 수 있다.

코는 안경 무게의 약 90%를 지지하기 때문에 안경 코다리는 안경을 편하게 느끼게 하는데 있어 중요한 요소이다. 가장 흔한 코다리는 코의 양쪽에 각각 얹어지는 조절 가능한 받침이다. 이 받침의 피부 접촉면에는 부드러운 실리콘 재질이 붙어있어 안경테가 미끄러져 내리는 것을 막아준다. 무거운 안경에는 말안장 모양의 코나리가 적합하다. 이것은 코위에 말안장처럼 올려지는 프라스틱 주형으로, 하나의 조각으로 되어 있으며 무게를 균등하게 분산시켜 준다.

안경다리는 귀에 편안하게 걸려 있어야 하며 시야를 가릴 정도로 두꺼워서는 안 된다. 벌어지는 각도가 정해져 있는 일반적인 경첩 외에, 스프링 경첩이 있다. 이것은 안경을 머리에 단단히 고정시켜주는 한편, 안경을 쉽게 끼거나 벗을 수 있도록 안경다리가 넓게 벌어진다.

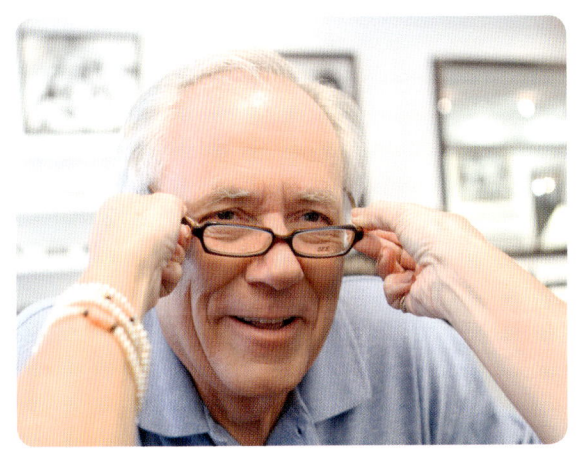
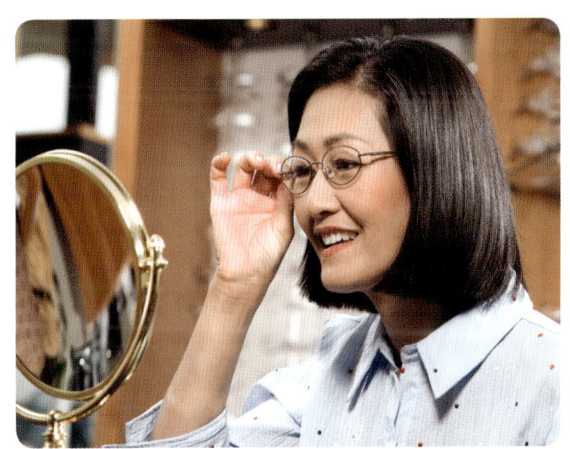

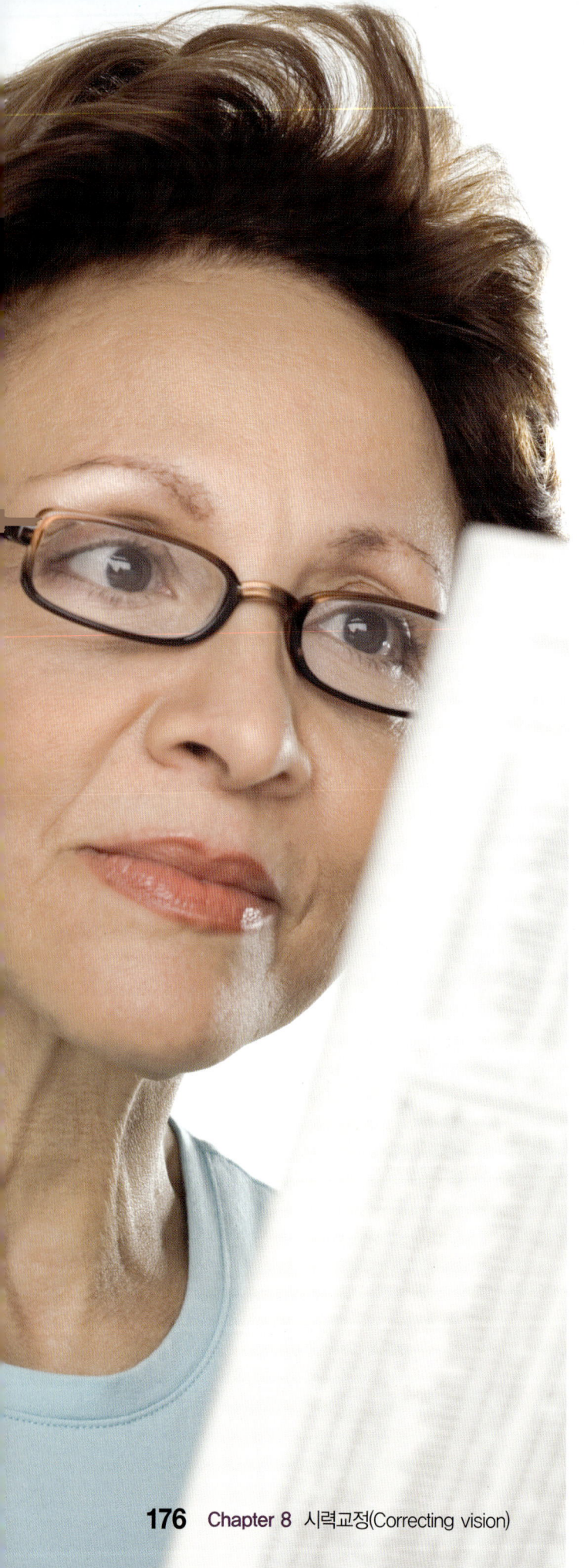

새로운 안경에 익숙해지기 위해서는 여러 날이 걸릴 수 있다. 이 기간 동안에는 눈의 통증을 느낄 수 있지만, 참을 수 없을 정도는 아니다. 만약 이것이 너무 고통스러워서 쓸 수 없거나, 고통이 2~3주 이상 지속된다면 안과 의사에게 검사를 받아야 한다. 처방과 정확히 맞는지 확인하는 것이 필요하며, 때로 안경테를 조절하는 것만으로 해결될 수도 있다. 안경은 매년 잘 맞는지 확인해야 한다. 아무리 안경이 튼튼하고 잘 관리하여도 안경은 쉽게 망가질 수 있다.

다초점렌즈
Multifocal lenses

어떤 사람들은 단초점렌즈(monofocal lenses)를 사용한다. 이는 근시, 원시 또는 난시 중에 한 가지 형태의 시력 결함만을 교정하는 안경을 사용한다는 것을 의미한다. 또 어떤 사람들은 다초점렌즈(multifocal lenses)를 사용하는데, 이 렌즈는 두 개 이상의 초점을 가지고 있어 응시하는 부분에 따라 다른 결함을 교정할 수 있다. 나이가 40세를 넘어가기 시작하면 다음과 같은 다초점렌즈 중 하나를 이용하게 될 수 있다.

이중초점(Bifocals) : 이름에서 알 수 있듯이 이중초점 형태는 하나의 렌즈에 두 개의 초점이 있다. 렌즈의 윗부분은 원거리에 맞추어져 있고, 아래쪽 부분은 독서할 때와 같은 근거리 시력에 맞추어져 있다.

삼중초점(Trifocals) : 삼중초점렌즈는 원거리 초점과 독서를 위한 근거리 초점의 사이에 중간거리 초점을 가지는 것이다. 이러한 추가 초점은 60~120cm 정도 거리에서 컴퓨터 모니터나 식료품점 선반안내글을 보는 데 도움이 된다.

누진초점(Progressives) : 삼중초점렌즈와 달리 누진초점렌즈는 초점에 따른 경계선이 존재하지 않는다. 대신에 눈이 위에서 아래로 이동함에 따라서 초점이 점진적으로 부드럽게 변한다. 어떤 사람들은 주요 중심초점에서 벗어난 주변이 흐리게 보인다고도 하는데, 최근 새로운 렌즈들은 이러한 왜곡을 줄였다.

다초점렌즈에 적응하는 데에는 어느 정도의 연습이 필요할 수 있다. 먼저 머리에 안경테가 잘 맞는지 확인해야 한다. 머리를 위 아래로 기울여 본다. 시선이 한 초점에서 다른 초점으로 움직이는 데, 두 눈이 정확히 동시에 부드럽게 이동해야 한다.

처방없는 돋보기안경
Nonprescription reading glasses

40대에 들어서면 단지 책을 읽을 때도 안경을 필요로 하게 될 것이다. 다양한 도수의 돋보기 안경은 일반적으로 안경점이나 대형 상점 등에서 구입할 수 있다. 돋보기는 원거리를 교정하는 콘택트렌즈를 착용한 상태에서도 같은 기능을 할 수 있다.

만약 안과 의사가 근거리 작업의 교정을 위한 도수를 말했다면 그 도수에 맞는 렌즈를 찾는다. 그렇지 않다면 편한 자세로 인쇄물을 볼 수 있는 거리(대개 30~45cm)에서 몇 가지 도수를 바꿔 착용해 보며 적절한 것을 찾는다. 글씨를 편하게 볼 수 있는 도수의 돋보기안경을 찾았다면 그 도수의 안경을 사용하면 될 것이다.

다음은 나이에 따른 일반적인 도수의 안내이다.

나이	도수
40~42	+1.00
43~46	+1.25
47~50	+1.75
51~54	+2.00
55~60	+2.25
61 이상	+2.50 이상

양쪽 눈이 다른 도수를 가지고 있다면 돋보기를 맞출 때 반드시 처방이 필요하다는 것을 기억해야 한다. 돋보기를 맞출 때 처방을 받든지 받지 않든지 간에 시력변화가 있을 때는 안과 의사를 찾아가는 것이 좋은 방안이다.

콘택트렌즈
Contact lenses

종종 안경이 골칫거리처럼 느껴질 때가 있다. 안경은 코에서 미끄러져 내린다. 또한 활동하면서 지저분해지고, 비가 오면 흐려지고, 추운 외부에서 실내로 들어오면 김이 서린다. 안경이 잘 유지되도록 항상 신경을 써야 하며, 또한 크고 작은 사고로 인해서 모양이 이상하게 변할 수도 있다는 걱정을 항상 가지게 된다.

콘택트렌즈는 안경을 대체할 수 있는 좋은 대안이다. 콘택트렌즈는 얇고, 눈의 각막부위에서 눈물에 덮인 채로 떠 있는 플라스틱 재질의 투명한 원판이다. 콘택트렌즈를 한번 사용해 본 사람들은 대부분 계속 사용하려고 한다.

소프트콘택트렌즈
Soft contacts

소프트콘택트렌즈는 미국을 비롯한 전세계에서 가장 대중적인 콘택트렌즈이다. 소프트콘택트렌즈는 다음과 같은 다양한 시력문제를 교정하는 데 사용된다.

- 근시(nearsightedness)
- 원시(farsightedness)
- 난시(astigmatism)
- 노안(presbyopia)

콘택트렌즈는 자신의 눈 모양에 맞는, 탄력있는 플라스틱으로 만들어진다. 이것은 편안하고 제자리에 잘 유지되므로 운동을 하거나 활동적인 생활을 할 때 좋은 선택이 될 수 있다.

소프트콘택트렌즈에는 다음과 같은 여러가지 종류가 있다.

매일 착용(Daily wear) : 매일 착용 렌즈는 일반적으로 가장 저렴한 형태이다. 낮에 착용하고 매일 밤마다 눈에서 빼내서 세척하고 소독을 한다. 얼마나 오랫동안 사용할 수 있는지는 제조회사에 따라 다르다.

장기 착용(Extended wear) : 수일 동안 소프트렌즈를 착용한 상태로 사용하며, 잠자는 동안에도 착용한다. 그러나 이러한 렌즈도 일주일에 한 번은 반드시 빼서 세척해 주어야 한다. 그러나 아무리 장기 착용으로 인증되어 있는 것이라도 잠자는 동안에 착용하는 것은 눈에 감염의 위험성을 높이기 때문에 주의해야 한다.

일회용(Disposable) : 일회용 렌즈는 소프트콘택트렌즈 중에서 가장 비싼 편이다. 낮에 착용을 하고 밤에 제거하게 된다. 이 렌즈는 세척하거나 소독하지 않는다. 하루 착용 또는 1주 착용 등 정해진 규격에 따라서 사용한 후 폐기하면 된다. 콘택트렌즈를 가끔 사용하거나, 소독제가 맞지 않거나, 편안함을 우선으로 생각한다면 일회용 렌즈를 고려해 볼 수 있다.

하드콘택트렌즈
Hard contacts

요즘에 사용되는 하드렌즈는 예전에 사용되던 렌즈와는 다르다. 요즘 하드렌즈는 플라스틱을 통해서 산소가 통과되도록 만들어져 있으며 눈 건강에 좋고 편하다. 정확한 명칭은 경성산소투과렌즈(rigid gas permeable lenses : RGP)인데, 주로 하드렌즈(hard contacts)라고 부른다. 깨끗하고 선명한 상을 제공하며, 대부분의 시력문제를 교정해 준다. 소프트렌즈 사용에 지쳤거나 다른 렌즈의 착용결과에 만족하지 못하였다면 매력있는 대안이 될 수 있다.

경성산소투과렌즈는 소프트렌즈보다 산소 투과력이 좋으며, 이 때문에 눈의 감염 위험을 낮추어준다. 경성산소투과렌즈는 주문에 따라서 맞출 수 있으며, 다른 콘택트렌즈를 사용할 수 없을 정도로 각막이 불규칙하거나 평탄하지 않은 사람들에게 좋은 대안이 될 수 있다.

하지만 경성산소투과렌즈는 단단하여 처음 사용할 때는 딱딱하다는 느낌을 가질 수 있으며, 적응하는 데 1주 정도 걸릴 수 있다. 경성산소투과렌즈는 소프트렌즈에 비해서 쉽게 중심 이탈이 될 수 있기 때문에 불편하게 되거나 시력이 흐려질 수도 있다.

대부분의 경성산소투과렌즈는 저녁에는 세척과 소독을 위해 눈에서 제거해야 한다. 만약 처방이 바뀌지 않고, 조심해서 관리한다면 2~3년까지 사용하기도 한다.

특수 콘택트렌즈
Specialized contact lenses

시력 요구에 따라서 다음과 같은 특수 렌즈를 고려해 볼 수 있다.

혼합 콘택트렌즈(Hybrid contact lenses) : 혼합 렌즈는 하드렌즈 또는 산소투과렌즈의 모양을 가지고 있지만 테두리를 부드럽게 만든 것이다. 혼합 콘택트렌즈는 각막이 불규칙한 곡률을 가지고 있을 때(원추각막, keratoconus)나 통상적인 산소투과렌즈에 문제가 있을 때 사용해 볼 수 있다

다초점 콘택트렌즈(Multifocal contact lenses) : 이 렌즈는 소프트와 하드 렌즈 둘 다에 가능하며, 근시와 원시 그리고 노안과 함께 나타나는 난시를 모두 교정할 수 있다. 새로운 이중초점렌즈는 렌즈의 주변부로 원거리를, 중심부로 근거리를 교정하거나 이와 반대로 렌즈의 주변부로 근거리를, 중심부로 원거리를 교정하기도 한다.

이러한 렌즈들을 착용하면서 이들이 만족스러운 시력을 제공하는지 평가해 본다. 초기 결과에 의하면 이러한 렌즈는 고무적인 결과를 보여주고 있다.

색조 콘택트렌즈(Tinted contact lenses) : 어떤 콘택트렌즈는 미용적 목적 또는 치료적 목적-색의 지각을 향상시키거나 색맹에 대한 보상-으로 색이 들어가 있다. 미용이나 분장을 위해 이들을 사용하는 것은 피해야 한다. 이 렌즈들은 눈을 손상시키고 심각한 감염을 유발할 수 있다.

눈의 감염을 피한다
Avoiding eye infection

어떤 종류의 콘택트렌즈를 사용하더라도 각막의 염증유발 위험은 증가하게 되어 있다. 이는 콘택트렌즈가 각막으로 도달하는 산소의 양을 감소시키기 때문이다. 그러나 눈의 감염이 필연적으로 오는 것은 아니다. 감염이 발생하는 것을 막기 위해 콘택트렌즈 사용을 조심스럽게 하고, 안과 의사의 말을 잘 따라야 한다. 아래의 사항들을 추가적으로 주의 한다.

청결을 유지한다 : 콘택트렌즈를 만지기 전에는 손을 씻고, 헹구고 말려야 한다.

잠자기 전에 콘택트렌즈를 제거해야 한다 : 이는 장시간 착용하는 콘택트렌즈를 사용할 경우에도 마찬가지이다. 취침 시 사용이 가능한 장시간용 콘택트렌즈를 사용할 경우에도 지속적인 렌즈의 착용은 감염의 위험성을 증가시킨다.

물과의 접촉을 최소한으로 한다 : 목욕을 하거나 수영을 하거나 욕조에 들어가기 전에는 콘택트렌즈를 빼낸다.

침으로 렌즈를 적시지 않는다 : 입으로 렌즈를 적시려는 생각은 금해야 한다.

노안을 위한 단안시 Monovision for presbyopia

나이에 따른 근거리 시력변화(노안, presbyopia)에 대한 치료로 단안시(monovision)가 있다. 단안시에서 렌즈 사용은 우세안(dominant eye)에 원거리 콘택트렌즈를 착용하고(만약 원거리 시력이 원래 좋다면 렌즈를 착용하지 않고), 근거리를 위한 콘택트렌즈를 비우세안에 착용하는 것이다. 우세안은 사진을 찍을 때 초점을 맞추기 위해 사용하는 눈이다.

수정된 단안시의 시도는 이중초점 콘택트렌즈(bifocal contact lens)를 비우세안(non-dominant eye)에 착용하고, 우세안에는 원거리 시력을 보게 하는 조합으로도 해 볼 수 있다. 이렇게 하면 원거리에 양쪽 눈을 모두 사용할 수 있고, 한쪽 눈은 독서에 사용할 수 있다. 사람의 뇌는 가까이 보거나 멀리 보는 것에 따라서 어떤 렌즈를 더 선호하는지 배우게 되므로 어떤 눈을 사용할 지 일부러 의식할 필요는 없다.

만약 라식(LASIK)수술(183~189p 참고)을 고려 중이라면 단안시가 시력을 교정하는 데 좋은 방안이 될 수 있다. 예를 들면 40대 이후에 근시 교정을 위한 라식수술을 계획하고 있다면 의사는 한쪽 눈은 원거리로 교정을 하고, 다른 쪽 눈은 독서를 할 수 있게 교정할 것이다. 모든 사람들이 단안시에 적응하거나 적합한 것은 아니지만 영구적인 수술을 시행하기 전에 콘택트렌즈를 사용하여 시도해 볼 수 있는 것이다.

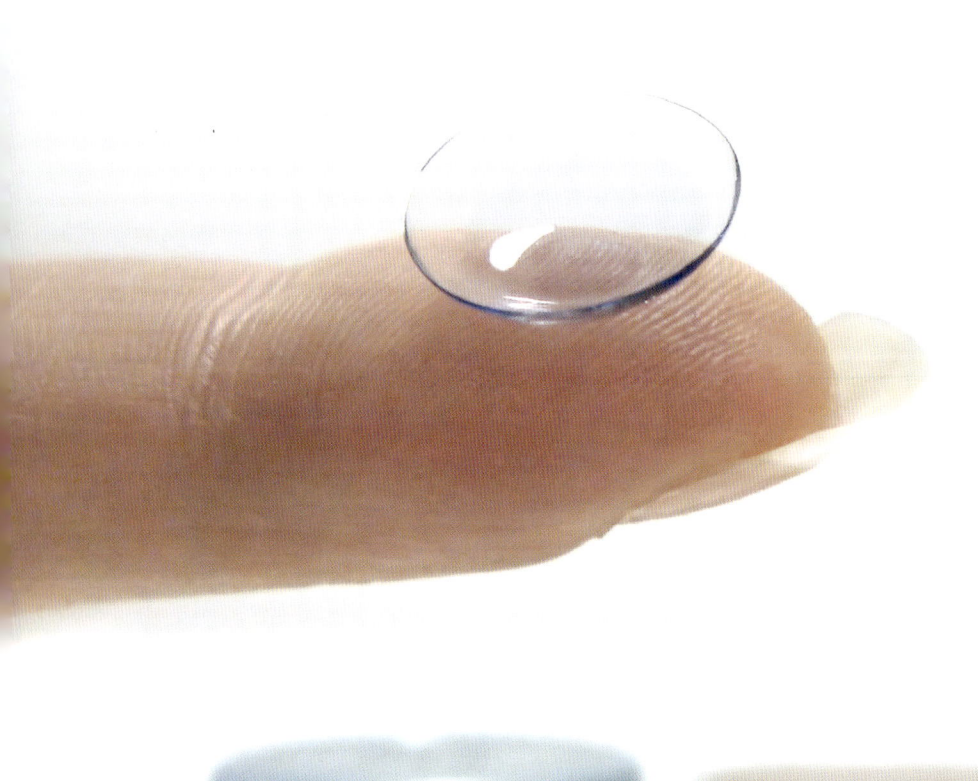

안팎이 뒤집히면? Inside out

소프트렌즈를 다루다 보면 안쪽과 바깥쪽이 뒤집히는 경우가 있다. 이런 상태로 눈에 착용하게 되면 이물감이 생기고 눈물이 흐르게 된다. 사실 급하게 렌즈를 착용하면 할수록 안팎이 바뀌는 경우가 많다.

자신의 눈에 착용하기 전에 안과 밖이 바뀌었는지 확인하는 방법은 두 가지가 있다. 첫 번째는 손가락 끝에 얹어 놓고 가장자리를 자세히 보면 된다. 가장자리가 그릇의 가장자리처럼 서 있다면 괜찮은 것이다. 만약 가장자리가 옆으로 펴져 있다면 이 렌즈는 안팎이 바뀐 것이다.

두 번째 방법은 렌즈를 손바닥의 손금에 놓고 부드럽게 손바닥을 잔모양으로 만들어 본다. 가장자리가 깔끔하게 서로 말리며 올바른 방향으로 되어 있는 것이고, 중앙에서 멀어지면 렌즈는 안팎이 바뀐 것이다.

콘택트렌즈 용액으로 관리한다 : 착용하고 있는 콘택트렌즈의 종류에 따라서 상업적으로 제조되고, 소독된 제품을 사용해야 한다. 물이나 집에서 만든 소금물을 사용하면 안 된다. 렌즈의 소독을 위해서 렌즈 케이스에 담았던 용액은 매번 버리고, 오래되고 뚜껑이 손상된 것은 사용하지 않아야 한다. 깨끗한 용액으로 렌즈 케이스를 헹구고 공기 중에서 말린다.

렌즈를 비비고 헹구어 준다 : 렌즈를 세척할 때는 부드럽게 비벼주고, 비비지 않아도 된다는 용액을 구입했더라도 비벼준다.

유효 기간이 지난 것으로부터 눈을 지킨다 : 유효기간이 지난 용액은 사용하지 않도록 한다.

렌즈와 케이스는 권장사항에 따라 교체한다 : 생산자의 안내에 따라서 렌즈를 교체해 준다. 렌즈 케이스의 경우 3~6개월마다 교체한다.

적절한 렌즈의 관리에도 불구하고 렌즈 착용자에서는 안구건조증이 발생될 수 있다. 눈이 가렵거나 충혈된다면 콘택트렌즈를 제거하고, 불편감을 감소시킬 수 있는 윤활제를 점안한다.

만약 시력이 흐려지고 통증이 생기거나 빛에 민감해지는 등의 문제가 생기면 콘택트렌즈를 제거하고 안과 의사를 곧바로 찾아가야 한다.

굴절수술
Refractive surgery

만약 잘 보이기 위해서 눈에 무엇인가를 착용하

는 것에 지쳐 있다면 대안으로 수백만 명이 관심을 가지고 있고, 점차 그 시술이 증가해 가는 굴절수술을 생각해 볼수 있다. 굴절수술은 각막의 곡률을 교정하여 시력을 호전시켜 주며 원시나 근시, 난시 같은 많은 시력문제들을 해결해 줄 수 있다. 그러나 40대 이후에 근거리 시력이 불편해지는 노안에는 도움이 되지 않는다.

굴절수술은 그 효과에 비해 인기가 적다. 이 수술은 실제로 수많은 사람들을 안경과 렌즈에서 해방시켜 주었다. 이 수술은 렌즈를 착용하고 먼지가 많은 곳에서 작업을 하거나 추운 날씨에 실내 외로 들락거리면서 뿌옇게 된 안경을 불편해 한다면 특히 효과적일 수 있다. 수영을 하거나 수상스키를 탈 때는 안경과 콘택트렌즈는 사용할 수 없거나 불가능할 수도 있기 때문에 수술을 고려해 보아야 한다.

그러나 굴절수술이 시력을 교정하는 데 있어서 항상 가장 좋은 수단이 되는 것은 아니다. 여기에도 역시 심각한 부작용이 있을 수 있다 (188~189p 참고).

굴절수술에는 몇 가지 종류가 있다. LASIK (laser assisted in-situ keratomileusis : 레이저를 이용한 각막성형술) 수술이 가장 흔한 종류이다. 그외에 특정 문제를 교정하는 데 보다 적합할 수 있는 PRK와 LASEK 등 비슷한 수술 방법들이 있다.

다년간의 경험에서 축적된 지식과 결정적인 기술의 발달로 LASIK 수술의 결과는 날로 향상되고 있다. 그러나 LASIK 수술과 관련된 합병증도 존재하며, 이 수술은 보험이 적용되지 않는다.

LASIK 일정을 잡기 전에 안과 의사와 상담을 시행한다. 수술 과정에 대해 알아보고, 어떤 이점과 위험이 있는지 알아야 한다.

라식의 준비
Preparing for LASIK

각막과 수정체는 눈으로 들어오는 빛을 굴절시켜서 초점을 맞춘다. 눈이 초점을 정확하게 맞추기 위해서는 각막의 모양, 수정체의 상태 그리고 안구의 길이의 세 가지 요소가 균형을 맞추고 조화롭게 작용하여야 한다.

정상적인 형태의 눈은 망막에 정확한 상을 맞추는데, 각막과 수정체가 초점을 망막의 앞쪽이나 뒤쪽에 맞추게 되면 근시나 원시가 생긴다.

LASIK 수술은 이렇게 잘못 정렬된 부분을 조정하기 위해 각막의 곡률을 변화시킴으로써 시력을 호전시키는 수술이다. 즉, 수술을 통해서 초점을 보다 정확하게 망막에 맞추도록 해주는 것이다.

좋은 수술 결과를 얻기 위해서는 LASIK과 같은 수술을 받기 전에 눈에 대해 주의 깊게 평가해야 한다. 수술에 좋은 대상이 된다면, 안과 의사가 결정에 도움을 줄 것이다.

시력에 위협을 주는 많은 눈질환과 달리, 굴절 이상은 그 자체로 진행하지 않고 시간이 지남에 따라서 호전되는 경우도 있다. 근시나 원시의 교정을 위해서 LASIK 같이 비교적 침습적인 수술을 꺼리는 의사도 있다. 이들이 그런 주장을 하는 이유는 눈은 기본적으로 건강하고, 시력은 위험이 적은 안경이나 콘택트렌즈로 시력을 호전 시킬 수 있는 방법이 있기 때문이다.

환자의 LASIK 수술에 대한 이해 정도를 평가하기 위해 수술 의사는 자세한 내과적, 외과적 과거력을 묻고, 포괄적인 안과검사를 시행할 것이다. 안과검사를 시행하는 동안 의사는 시력과 감염이나 염증 소견이 있는지 확인하고, 안구건조증, 동공의 크기, 고안압이나 그밖의 눈 상태에 대해 평가할 것이다.

수술 의사는 또한 시력문제를 해결하기 위하여 각막의 어떤 부위를 변형시켜야 할지 평가할 것이다. 각막형태검사(corneal topography)라고 하는 영상 기술은 모양, 윤곽, 두께 그리고 모든 불규칙한 부위 등 각막 표면지도를 마치 지형지도처럼 매우 세밀하게 보여준다. 이론적으로 각막을 세밀하게 측정하면 할수록 수술 의사는 보다 정확하게 문제를 평가하고 각막조직을 제거할 수 있다.

만약 규칙적으로 콘택트렌즈를 사용한다면 수술 의사를 만나기 전에 수주일 동안 렌즈 사용을 중단하고 안경을 착용하는 것이 좋다. 콘택트렌즈는 각막을 약간 변형시킬 수 있고, 이는 각막을 측정할 때 부정확한 자료를 얻게 할수 있으므로 수술결과가 나빠질 수 있다.

수술 전에는 눈 화장이나 눈주위 크림 사용을 수일간 중단해야 한다. 수술 의사는 수술 전에 감염의 위험을 낮추고, 잔여물을 제거하기 위해서 속눈썹을 닦도록 지시할 것이다. 환자는 또한 수술 후에 귀가를 도와줄 사람을 준비하는 것이 필요한데, 수술 과정에서 사용한 약물 때문에 영향을 받을 수 있고, 흐리게 보일 수있기 때문이다. 굴절수술은 보통 선택수술(건강이나 안녕에 필수적이 아닌 수술)로 여긴다. 이 때문에 대부분의 공적보험이나 사보험의 혜택을 받을 수 없다.

라식수술
LASIK procedure

LASIK(laser-assisted in-situ keratomileusis : 레이저각막절삭성형술)은 엑시머레이저(excimer laser)를 사용하여 시행된다. 이 레이저는 명확한 형태로 각막을 정확한 양만큼 제거하도록 프로그램된 특수한 장비이다.

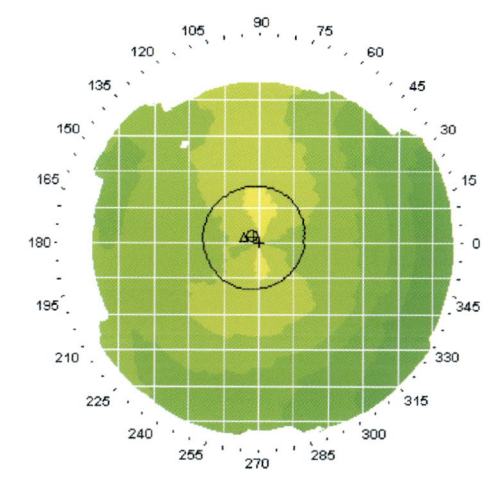

각막형태검사(Corneal topography) LASIK 수술을 준비하기 위해서 각막모양과 형태를 정확하게 나타내는 특수한 영상장치를 사용한다. 이 영상은 엑시머레이저(excimer laser)로 각막을 변형시키는 수술 의사를 안내해 줄 것이다.

엑시머레이저는 조직을 자르거나 태우지 않는다. 이 레이저는 각막 표면에서 조직을 제거하는, 뜨겁지 않은 비가열성의 에너지로 미세하게 한 번에 한 층씩 제거한다. 이 과정은 의학적 영상과 눈의 검사 결과를 통해서 미리 주의 깊게 짜여진다. 대개 수술은 하루에 양쪽 눈을 함께 시행한다.

수술하기 전에는 수술 과정 동안에 마취를 위해서 마취용 안약을 사용할 것이며, 이는 거의 통증을 느끼지 않게 해줄 것이다. 긴장완화를 위해서 경구약을 받을 수도 있다.

LASIK 수술은 30분 이내에 대개 끝난다. 수술 과정 동안 수술 침대에 등을 대고 누워 있게 될 것이다. 수술 의사는 마취용 안약을 환자의 눈에 점안한 후에 특수한 장비로 눈꺼풀을 걸어서 눈을 뜨게 만든다. 흡착 고리가 눈에 놓여지고 이로 인해 적은 압력이 가해질 수도 있는데, 이때는 약간 시력이 흐려질 것이다.

수술이 시작되면 점으로 빛이 나는 곳을 응시하라는 지시를 받을 것이다. 이 빛을 계속 보고 있는 것이 레이저가 눈을 변형시키는 동안 눈동자를 움직이지 않는데 도움이 된다.

수술 의사는 미세각막절삭기(microkeratome)라는 칼날로 각막의 중심부에서 동그란 절편을 잘라낸다. 경첩에 매달리듯이 각막에 연결되어있는 이 절편은 콘택트렌즈와 크기와 모양이 비슷하다. 수술 의사는 이 절편을 접어서 제끼고 엑시머레이저를 사용해서 덮개 밑에 있었던 각막조직을 변형시킨다. 미세하게 한 번에 한층씩 제거한다.

레이저가 각막을 제거하면서 발생하는 특별한 냄새를 맡을 수도 있다. 어떤 사람은 이 냄새가 머리카락이 타는 냄새 같다고 표현하기도 한다. 각막을 완전히 변형시킨 다음에는 절편을 원래의 위치로 되돌려 덮어서 봉합 없이 아물게 한다.

관련된 수술로는 칼날 없는 LASIK이라는 것이 있는데, 이는 수술 시 펨토초레이저(femtosecond laser)라는 장비를 칼날 대신 사용하는 것이다. 이는 통증이 경감되고 수술 후 좀더 빨리 보다 나은 시력을 볼 수 있다는 장점이 있으며, 건조증의 가능성을 낮출 수 있다. 그러나 3개월쯤 지난 후, 일반 LASIK 수술과 펨토초레이저 LASIK 간의 결과 차이는 거의 없다.

LASIK 수술 직후에는 쓰리거나 가렵고 눈물이 날수 있으며 흐려보일 수도 있다. 수술 전에 받은 약물들의 효과를 계속 느끼게 될 수도 있다.

환자는 수술 후 수 시간 동안, 통증조절을 위해 경구약을 받을 수도 있다. 또한 수술부위가 아물 때까지 딱딱한 보호대를 밤마다 착용할 필요가 있다.

일반적으로 수술 후에도 볼 수는 있지만 수술 직후에 반드시 깨끗하게 보이는 것은 아니다. 대개 수술 후 2~3개월이 지나면 눈이 회복되고 시력이 안정화된다.

대개는 수술 후 1.0 이상의 시력을 얻게 된다. 시력 호전은 수술 전에 얼마나 좋은 시력을 갖고 있었느냐에 따라서 차이가 날수 있다.

수술 후에 담당 의사를 2~3일간 방문하게 되고, 이후 수개월 동안 정기적인 진료가 필요하다.

다시 눈주위 화장을 하거나 크림을 바를 수 있을 때까지는 수주 정도 필요할 수 있다. 수영이나 욕탕 사용 그리고 신체 접촉이 있는 운동은 수주 이상 기다려야 한다.

라식수술을 선택하면 안 되는 경우
Reasons do not choose LASIK

특정 위험인자는 LASIK으로 시력을 교정하는 데 문제가 될 수 있다. 다음과 같은 경우에는 LASIK 수술을 받아서는 안 된다.

- **치유되는 기능이 결여된 상태인 경우** : 인체의 면역계에 영향을 미치는 어떠한 질환은 수술 후에 회복에 문제가 있을수 있다. 불완전한 회복은 감염과 다른 합병증을 증가시킬 수 있다. 이러한 자가면역질환에는 류마티스관절염 또는 면역결핍질환(AIDS) 같은 것이 있다. 면역억제제를 복용하는 것도 수술에 부적합할 수 있다.
- **지속적인 안구건조증이 있을 때** : 지속적인 안구건조증이 있을 때 : 안구건조증을 유발하는 질환으로는 이러한 질환은 회복을 방해할 수 있다. 쇼그렌증후군(Sjögren's syndrome)등이 있다.
- **각막 표면이 심하게 불규칙하거나 비정상적인 각막 형태일 때** : 눈이 너무 들어가 있거나 각막이 얇을 때는 수술이 더욱 어려워 진다.
- **불안정한 시력** : 시력 변동이 있거나 지속적으로 나빠진다면 LASIK 수술이 적합하지 않을 수 있다.
- **임신이나 수유 중일 때** : 이 시기에는 시력변화가 있을 수 있고, 수술 결과가 불확실할 수 있다.

굴절수술은 다음과 같은 경우에는 피하는 것이 좋다.

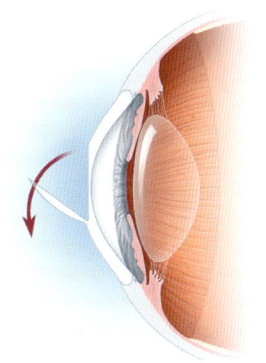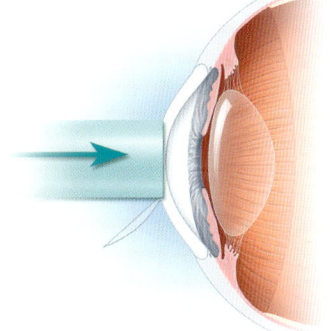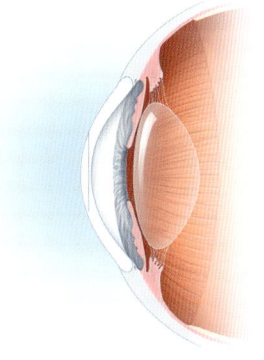

LASIK 수술(LASIK surgery) LASIK 수술을 시작할 때 수술 의사는 각막 맨 윗부분에서 동그란 절편을 레이저나 칼날을 이용해서 잘라낼 것이다. 이 절편은 더 깊이 있는 조직을 노출시키기 위해 제껴진다(왼쪽). 레이저가 노출된 각막조직을 시력교정이 필요한 상태에 따라서 평편하게 또는 가파르게 만들 것이다(가운데). 변형이 끝나면 각막절편을 치료된 원래의 자리로 위치시키고 저절로 아물도록 한다(오른쪽).

- **환자의 직업을 위태롭게 할 때** : 매우 정밀한 시력이 요구되는 직업의 경우, 굴절교정수술이 금지될 수 있다.
- **비용 문제** : 굴절교정수술이 점차 저렴해지고는 있지만 아직도 비용이 많이 들고 대부분의 보험사들은 이에 대한 지불을 하지 않는다
- **안경처방에서 고도 굴절이상일 경우** : 만약 높은 도수의 처방을 받는 심한 근시라면 적절한 결과를 얻지 못할 수도 있다.
- **안경처방에서 굴절이상이 낮을 경우** : 만약 안경이나 콘택트렌즈를 간헐적으로 사용하는 정도라면 수술의 위험성에 비해서 그 가치가 크지 않을수 있다.
- **동공이 큰 경우** : 굴절수술은 어두운 곳에서 동공이 많이 커지는 사람들의 경우에는 빛번짐, 빛무리 그리고 겹쳐 보임 같은 증상이 나타날 수 있다.
- **신체접촉 운동을 즐길 때** : 만약 권투나 무술 또는 그밖에 얼굴과 눈을 다칠 수 있는 다른 활동들을 한다면 수술은 좋은 선택이 아닐 수 있다.

그 밖에 다른 굴절수술
Other refractive procedures

만약 LASIK 수술에 적절한 대상자가 되지 않는다면 수술 의사는 다른 종류의 굴절수술을 권유할 것이다. 이것에는 여러가지 선택이 있다.

굴절교정 레이저각막절제술
Photorefractive keratectomy(PRK)

굴절교정 레이저각막절제술은 경도에서 중등도 근시이거나 원시가 있을 경우에 시행한다(최근에는 특수한 혼탁방지 약물을 사용해서 고도 근시에서도 시행되고 있다. 역자註). 대부분의 사람들은 한 번에 양쪽 눈을 수술받는다.

PRK를 하는 동안에 수술 의사는 엑시머레이저를 이용하여 각막의 가장 바깥부분을 제거하고 곡률을 다시 한 번 조각한다. LASIK 수술과 달리 PRK는 수술 후에 반드시 다시 재위치시켜야 하는 각막조직의 덮개를 만들지 않는다. 대신에 노출된 각막이 저절로 아물어가면서 표면을 덮게 되며 수술 후 3~4일 동안 치료용 소프트콘택트렌즈를 착용하여 회복을 돕는다.

환자는 각막이 다 치유될 때까지 수일간 통증을 느낄 수도 있다. 최근에는 통증을 경감시키는 치료가 병행된다. 각막의 표면이 완전히 형성되는

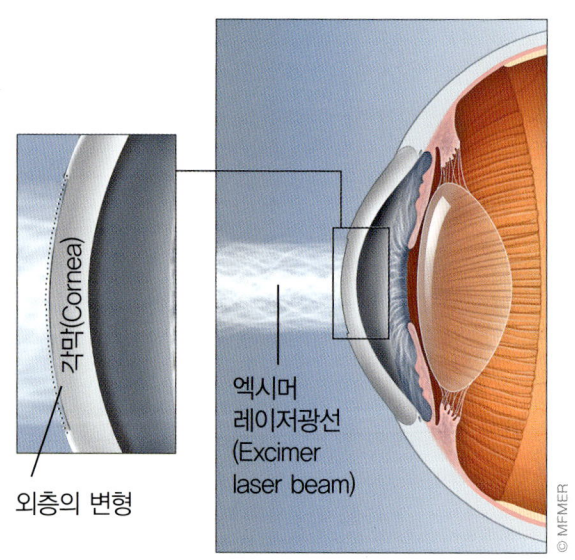

굴절교정 레이저각막절제술(Photorefractive keratectomy) 이 수술은 LASIK과 달리 각막 덮개를 만들지 않고, 각막의 가장 바깥층에서부터 조작이 시작되어 각막 표면을 변형시켜서 시력을 교정한다.

데는 1주 정도 소요되지만 3~4일 후에 일상생활은 가능하다. 완전한 시력을 회복하는 데는 3~6개월 정도 소요될 수 있다.

PRK는 LASIK보다는 적게 시행된다(최근에는 발전된 형태의 LASEK을 많이 시행한다-역자註). LASIK이 좀더 예측 가능하고 불편이 적은 경향이 있기 때문이다. 그러나 기술의 발달로 PRK의 선택 비율이 증가하고 있는 추세이다. PRK는 회복시간이 좀더 걸리지만 각막의 덮개를 만들지 않기 때문에 덮개로 인해 발생하는 위험이 줄어든다

레이저각막상피절삭성형술
Laser-assisted subepithelial keratectomy(LASEK)

레이저각막상피절삭성형술(LASEK)은 수술 의사가 각막 표면의 매우 얇은층(상피)을 특수한 도구를 이용해서 절개한다. 알코올 용액을 각막 상피 위에 접촉하여 상피를 흐물거리게 만든 다음, 매우 얇은 덮개를 벗겨낸다. 수술 의사는 덮개를 옆으로 밀어내고 변형을 위해 더 깊은 조직을 노출시킨다.

수술 시에 진행되는 변성 과정은 PRK와 LASIK에서 사용된 것과 같은 엑시머레이저에 의해서 이루어진다. 각막의 변형이 마무리되면 상피덮개는 원래의 자리로 위치시키고, PRK와 마찬가지로 각막의 회복을 촉진하기 위해서 치료용 콘택트렌즈로 덮는다.

환자의 각막이 매우 얇은 경우, 이 수술은 각막의 제거량이 매우 적어서 구조적으로 좀더 안전하기 때문에 LASEK이 좋은 선택일 수 있다. 또한 눈의 외상 위험이 큰 일이나 신체접촉 운동을 많이 하는 사람은 덮개에 의한 합병증이 없고 LASIK보다 덜 위험한 LASEK을 선택하는 것이 유익하다.

그러나 각막 덮개가 매우 얇기 때문에 좀더 쉽게 어긋날 수도 있고, 이로 인해서 통증이 있을 수 있다. LASEK은 하루에 양쪽 눈을 함께 수술한다.

다른 수술방법으로는 Epi-LASIK이라는 것이 있는데, 이는 LASEK과 비슷하지만 특수한 미세각막절삭기를 이용하여서 매우 얇은 상피덮개를 만든다. 이는 미세각막절개술을 이용하여 알코올로 인한 각막의 손상을 줄이고 통증을 줄일 수 있다.

이식 렌즈
Implantable lenses

이 수술은 특수한 교정렌즈(phakic intraocular lenses : ICL, 수정체 안내 렌즈)를 눈 안에 이식하여 시력을 향상시킨다. 이 기술은 정상적인 수정체에 이식 가능한 렌즈를 삽입하는 수술이다.

이식 렌즈의 장점 중 하나는 근시나 원시 그리고 난시가 다른 수술방법으로 교정할 수 없을 정도로 매우 심한 경우에 시술할 수 있는 장점이 있다. 안내렌즈삽입술은 중등도에서 고도 근시일 경우에 레이저를 이용한 수술과 비교해 볼 때 합병증의 위험을 줄일 수 있고, 시력은 더 좋아진다.

하지만 이식 렌즈는 아직 생소한 영역이다. 과학자들은 렌즈와 수술 기술을 조금씩 발전시키고

있다. 백내장이나 안압상승, 시간이 지나면서 나타나는 각막 손상과 같은 가능한 합병증이 고려할 점으로 남아 있다.

현재 한국에서는 전방용과 후방용 안내이식렌즈가 모두 사용되고 있다.

각막 링
Intracorneal ring segments(ICRS)

특수한 상황에 사용할 수 있는 굴절교정수술이다. 예를들면, 각막링은 지금까지 경도의 근시를 교정하는 데 사용되어 왔으나, 현재는 원추각막(keratoconus)을 치료하는 데 더 많이 사용된다. 원추각막이란 각막이 점차 얇아지고 뿔모양으로 변형되어 시력에 문제가 생기고 콘택트렌즈를 사용할 수 없게 되는 상태이다.

이 수술에서는 각막에 작은 절개를 하고 두 개의 반달 모양 플라스틱 링을 각막의 가장자리 부위에 위치시킨다. 이 링은 각막을 보다 정상적인 모양으로 복구시키며 각막이식보다 덜 침습적이다. 이 링은 필요할 경우 제거할 수도 있다.

가능한 위험성
Possible risks

어떤 종류의 수술이든지 굴절수술은 다음과 같은 위험성을 가질 수 있다.

- **저교정** : 만약 레이저가 각막을 너무 적게 제거한다면 시력은 환자가 바라던 것보다 선명하지 않을 것이고, 추가 교정을 위한 또 다른 수술을 받을 수도 있다.
- **과교정** : 레이저가 각막에서 조직을 더 많이 제거할 수도 있으며, 과교정은 저교정보다 치료가 어려울 수 있다.
- **난시** : 난시는 각막을 불규칙하게 제거했을 경우에 생길 수 있다. 이는 수술 중 환자가 너무 많이 움직였을 경우에 생기는데, 난시가 생기면 추가 수술이 필요할 수 있다.
- **눈부심, 빛번짐 그리고 복시** : 수술 후에는 야간이나 안개낀 날처럼 흐린 상태에서는 불편을 느낄 수 있으며, 밝은 빛 주위에 빛번짐이나 복시를 느낄 수도 있다. 가끔 이러한 소견과 증상은 코르티코스테로이드 안약이나 약한 도수의 안경을 야간 운전 시에 사용하여 호전되기도 하지만 그렇지 않은 경우에는 이차적인 수술이 필요할 수도 있다.
- **건성안** : LASIK 수술은 일시적으로 눈물분비를 감소시킨다. 수술 후 눈이 회복되어갈 때 대개 건조증을 느낄 수 있다. 이러한 기간 동안에는 안약을 사용해야할 필요가 있다.
- **각막절편 문제** : 수술 중에 눈에서 제거되거나 접혀지는 절편은 감염, 눈물흘림 그리고 부종 같은 합병증을 유발할 수 있다. 어떤 경우에는 완전히 회복되기 전에 위치가 이탈되거나 주름이 생기는 경우도 있다.

최상의 결과
Best results

굴절수술의 목적은 교정렌즈 없이 대부분의 일상생활을 수행할 수 있는 "기능적 시력"을 획득하는 것이다. 굴절수술을 받은 10명 중 8명 이상이 이러한 기능적 시력을 획득한다.

그러나 야간 운전 같은 몇몇 개인의 경우에는 최

고 시력을 얻기 위해서 교정렌즈를 사용해야 하는 경우도 있다.

수술 후의 결과는 특별한 굴절이상과 다른 요소들에 의해서 결정된다. 경도의 근시를 가진 사람들은 굴절교정수술로 가장 성공적인 결과를 얻는 경향이 있다. 난시와 함께 고도 근시나 원시를 가지고 있는 경우에는 기대했던 결과에 미치지 못하는 경우가 있고, 남아 있는 굴절 이상을 교정하기 위해 이차적인 수술(보강수술)을 필요로 하는 경우가 보다 많다.

Chapter 9

저시력으로 살기
Living with low vision

이 책에서는 얼마나 다양한 눈의 질환들이 진단되고 치료되는지 설명하고 있다. 즉각적인 치료가 눈에 대한 손상을 멈추거나 줄일 수 있지만 질환을 초기에 발견했다고 항상 시력손상이 회복되는 것은 아니다. 이러한 손상은 매우 심할 수도 있다. 녹내장의 예를 들어보면 무엇인가 잘못되었다는 인식을 갖기 전에 이미 주변시야를 완전히 상실할 수도 있다.

시력손상이 수술이나 약물, 안경 그리고 콘택트렌즈 등으로 교정될 수 없는 상태를 저시력(low vision)이라고 한다. 이런 경우, 일상적인 생활에 제한을 받거나 자신이 즐기는 활동을 못하게 될 수도 있다. 저시력은 각각의 사람들에서 모두 다르다. 어떤 사람은 책을 읽기 어렵고, 어떤 사람은 운전이 불가능하며, 어떤 사람은 부엌에서 일을 하는 데 문제가 생긴다.

영구적인 시력손상은 황반변성(macular degeneration)이나 녹내장(glaucoma)처럼 하나의 질환에 기인하기도 하지만 당뇨병이나 고혈압, 비만 같은 몇 가지 상태들의 누적된 결과로 생기기도 한다. 시력손상은 심각한 눈의 손상, 선천성 장애 또는 뇌손상이나 뇌혈관장애 같은 신경학적 상태의 결과로 나타날 수도 있다. 저시력의 결과는 경도에서 심한 정도까지 다양하다.

저시력으로 산다는 것은 누구에게든지 쉽지 않은 경험이다. 저시력은 직업, 사회생활 그리고 여가시간 같은 여러가지 측면에 영향을 미치는 것은 물론 자신감이나 정신건강에도 영향을 줄 수 있다.

재활은 시력손상에 적응할 수 있도록 도움을 준다. 저시력 전문가는 일상생활에 광학적 기술을 조합시키는 데 도움을 줄 수 있으며, 잔여 시력을 최대한 활용할 수 있는 방법을 알려줄 것이다. 이러한 특화된 훈련은 삶의 질을 유지하면서 독립적으로 생활할 수 있도록 도와줄 수 있다.

시력 재활
Vision rehabilitation

저시력을 가진 많은 사람들은 자신을 위해 할 수 있는 것이 많지 않다고 생각한다. 손상된 시력이 돌아오지 않는다는 것이 사실이지만 많은 형태의 시력손상은 시력재활을 통해서 관리될 수 있다. 이를 저시력재활(low-vision rehabilitation)이라고 한다.

무엇이 시력재활인가? 이것은 매일매일의 생활을 지속할 수 있도록 특별한 기능을 발달시키는 특수한 훈련과 상담 서비스를 결합시킨 것이다. 시력재활은 시력을 회복시킬 수는 없지만, 삶에 있어서 기능을 회복시켜줄 수는 있다. 재활을 통해서 좀더 독립적인 생활을 영위할 수 있는 기술을 얻을 수 있다.

시력재활은 저시력 전문가(저시력에 대한 전문교육을 받은 안과 의사나 검안 의사 : 한국의 경우 안과 전문의만 가능-역자註)의 평가로부터 시작된다. 이 전문가는 시력능력을 평가하고 시력 목표를 달성할 계획을 만든다. 이 전문가는 잔여 시력을 최대화하기 위해 사회복지사와 직업치료사 같은 다른 건강 전문가와 함께 일을 할 수도 있다.

저시력 전문가와의 상담은 완전한 시력 기록을 만들어내는 것을 포함한다. 불쾌감을 줄 수 있는 과제를 설명해야 할 수도 있다. 전문가는 그 다음에는 환자를 도울 수 있는 저시력 보조기들에 대한 평가를 위한 검사를 시행할 것이다. 선택은 안경, 확대경, 망원경 그리고 전자기기는 물론 독서대, 전등 그리고 글쓰기 형판 같은 비광학적인 도구들도 포함된다.

검사는 종종 시행착오의 과정인 것처럼 보이지만 그런 것은 아니다. 이것은 시간이 필요하며 수차례의 방문을 통하여 반드시 종결되어야하는 과정이다. 어쩌면 매우 지루할 수도 있지만, 모든 과정은 시력을 최대한 회복시키고 목표를 달성하도록 짜여져야 한다.

전문가가 일단 가장 적당한 보조기구를 결정하면 그는 환자가 저시력 보조기구를 효과적으로 사용하는 것을 배우는 데 도움이 될 일정을 만들 것이다. 훈련은 전문가와 그의 일행 또는 시력 재활 전문가, 직업치료 전문가 같은 다른 전문가와 함께 수행될 수 있다.

훈련은 중요하다. 저시력 보조기구가 단순해 보이지만 만약 적절히 사용되지 않는다면 목표를 달성하는 것을 돕지 못할 것이다. 이 과정은 손상이나 뇌졸중을 겪은 사람들이 받는 재활 과정과 비슷하고, 단순한 과제를 어떻게 수행하는지 다시 배우는 재활이 필요할 수도 있다.

시력재활은 일반적으로 다음의 세 가지에 초점이 맞추어진다.

- 독립적인 생활기술
- 방향과 이동 훈련
- 기술과 도구

저시력 전문가는 환자와 가까이에서 일하며, 시력손상 정도에 따라 일상생활의 필요에 맞춘 프로그램을 제공할 것이다(한국에서는 "실명예방

저시력의 정의 Defining low vision

저시력(low vision)은 시력이 20/70(대략 0.3) 이하이면서 표준적인 안경이나 콘택트렌즈 또는 수술로 교정될 수 없는 상태이다.

저시력의 정도는 최대로 교정할 수 있는 안경이나 렌즈를 사용했을 때 좋은 눈의 시력을 기준으로 등급을 나눈다(주변시야의 손상 정도에 따라서 시력장애 등급을 나눈 다른 분야도 있다).

중등도 저시력	20/70 ~ 20/30
심한 저시력	20/200 ~ 20/400
매우 심한 저시력	20/500 ~ 20/1,000
근접시력 손상	20/1,000보다 나쁜 경우

미국에서는 좋은 눈의 최고 교정시력이 20/200 이상 볼 수 없거나, 주변시야가 20도 이하로 남아 있는 경우에 법적인 실명으로 간주한다. 법적으로 실명인 대부분의 사람들은 실재적으로 시력재활을 통해서 남아 있는 시력을 잘 활용할 수 있는 여지가 있다. 소수의 사람들은 완전한 실명이다.

얼마나 저시력으로 인해서 일상생활이 방해되는가와 숫자 또는 범주는 당연히 일치하지 않는다. 어떤 사람들은 중등도 저시력으로도 매우 불편감을 느끼는 반면, 어떤 사람들은 심한 저시력으로도 어떤 실재적인 불편을 느끼지 못한다. 의료인은 시력측정 결과와 상관없이 시력손상이 얼마나 일상생활을 방해하는지 확인해야 한다.

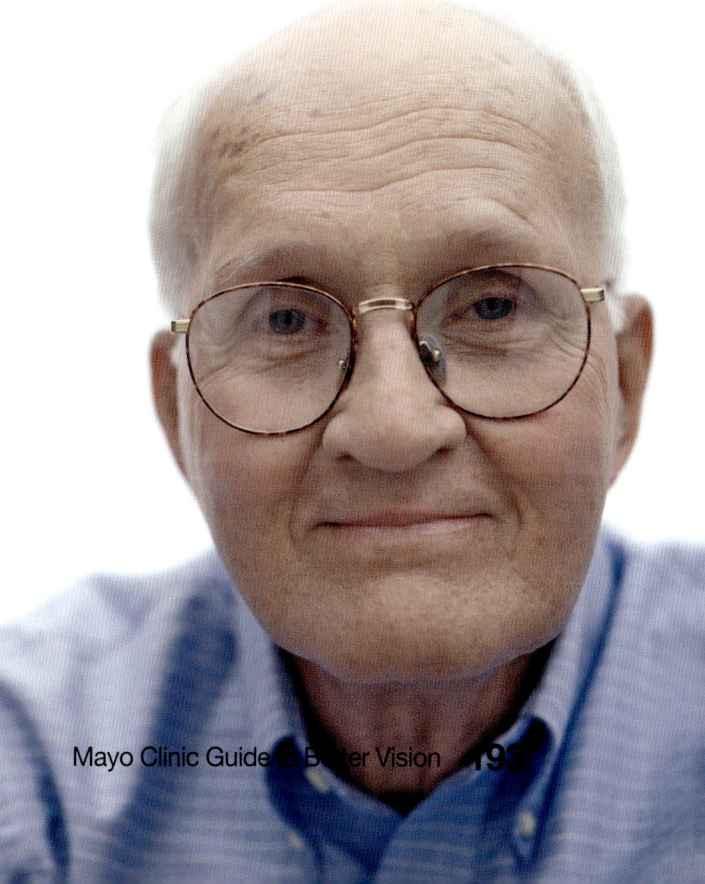

재단"에서 이러한 시각장애자와 저시력자들을 위해 지원을 하고 있다. 역자註)

독립생활기술
Independent living skills

저시력을 가진 사람은 기본적인 기술을 습득함에 있어서 약간 다른 방식으로 새롭게 배워야 할 수 있다. 이것이 시력재활의 기본적인 요소이다. 전화기를 사용하거나 돈을 관리하거나 집의 안전장치 만들기 같은 다양한 범위의 기본적인 과제가 치료 과정에 포함된다.

개인관리
Personal care

자신의 몸을 씻고 관리하는 것은 독립적인 생활을 하는 데 있어서 중요한 요소이다. 자신이 좋게 보일것이라는 감정은 자존감을 북돋아 주고, 자신이 저시력으로 인해 겪는 어려움을 극복하는 노력을 계속하도록 지켜준다. 다음은 스스로 최선의 노력을 하도록 도와주는 정보이다.

- 자신이 좋아하고 관리하기 편하며 간편한 머리스타일을 찾는다.
- 샴푸, 컨디셔너, 전신 세정제 그리고 그밖의 욕실용품을 자신이 샤워실에서 쉽게 구분할 수 있도록 다른 크기와 형태로 구입한다.
- 접촉 감각을 이용하여 화장하는 것을 배운다. 재활치료 전문가는 이것을 배울 수 있게 도와 줄 것이다.
- 좋아하는 립스틱 색 같이 유사한 개인용품들을 구분하기 위해 고무밴드나 접착식 돌출물을 사용한다. 예를 들면 분홍색 립스틱에는 고무밴드 한 개를 감고, 붉은색에는 두 개를 감고, 산호색에는 밴드를 감지 않는다.
- 칫솔의 흰색 솔과 대조를 이루도록 색깔이 있거나 줄무늬가 있는 치약을 사용한다. 이는 칫솔에 치약을 바를 때 좀더 편하게 도와줄 것이다. 치약 뚜껑은 손에 잡고 있거나 주머니에 넣어두어야 잃어버리지 않을 수 있다.
- 안전하게 면도하기 위해서 전기면도기를 사용한다.
- 옷의 색깔을 구분할 수 있도록 커다랗게 적은 글씨를 걸어놓는다. 갈색(brown)에는 BR, 검은색(black)에는 B, 붉은색(red)에는 R을 붙인다. 옷들의 앞에 표식을 핀으로 걸어 놓을 수도 있다(한국에서는 한글의 첫글자를 사용할 수 있겠다-역자註).
- 가족이나 친구의 도움을 받아서 한 벌의 옷을 맞추어 정리한다. 예를 들면, 어울리는 바지와 상의 그리고 넥타이를 하나의 옷걸이에 걸어 놓는다.

음식 만들기
Cooking

단지 저시력을 가지고 있다는 것만으로 주방을 두려워할 필요는 없다. 정상 시력을 가지고 있는 사람처럼 요리를 배울 수도 있다. 자신의 감각을 연마하는 데에서 시작한다. 주전자의 손잡이에서 물이 끓는 진동을 느껴야 한다. 음식을 튀길 때 나는 소리를 듣는다. 이것은 구워지는 것을 의미한다. 완전히 익은 음식의 냄새를 맡는다. 또한 다음과 같은 방법을 시도해 본다.

- 식기, 병, 냄비, 조미료 그리고 다른 음식물을

정확한 위치에 두고, 항상 원래 있던 자리에 되돌려 놓는다. 사용하기 전에는 항상 냄새를 맡아본다.

- 큰 글씨가 있는 계량 컵, 말하는 주방 타이머, 전자 액체량측정기 그리고 팔을 덮을 수 있는 긴 방열장갑 같은 것처럼 적합한 형태의 일반적인 주방용품을 찾아본다.
- 식품저장고에 익숙한 형태로 음식물들을 정리한다. 유사한 물품들을 구분하는 데 도움이 될 수 있도록 친구나 가족이 굵은 펜으로 크고 진한 글씨로 표시를 한다. 또한 다음과 같이 고무밴드를 이용한 방식을 이용할 수도 있다. 예를 들면, 밴드가 없는 것은 토마토캔, 밴드가 하나인 것은 검은콩 그리고 밴드가 두 개인 것은 병아리콩이다.
- 준비된 음식이 있는 곳에 별도의 조명장치를 설치한다.
- 자주 사용하는 가전기구의 손잡이와 숫자판에 튀어나온 점이나 접착제 방울 또는 손톱광택제들을 떨어뜨려서 표시를 한다. 예를 들면 오븐에는 "꺼짐" 위치와 매일 사용하는 100도의 온도 위치에 표시를 해놓는다.
- 준비하는 음식의 색과 대비가 되는 도마를 사용한다.
- 간편식재료를 활용한다. 자신이 직접 다듬지 말고, 미리 다듬어진 다양한 것들이나 얼린 채소 같은 것을 이용한다. 정육점에서는 고기를 잘게 썰어 달라고 요구한다.
- 전기 찜솥, 빵 만드는 기계 그리고 음식 만드는 과정을 단순화 시킬수 있는 가전제품들을 사용한다.
- 타이머를 사용해서 난로를 끄거나 다른 전기제품들을 끌 때 기억할 수 있도록 한다.
- 샌드위치나 다른 음식들을 자를 때 칼을 사

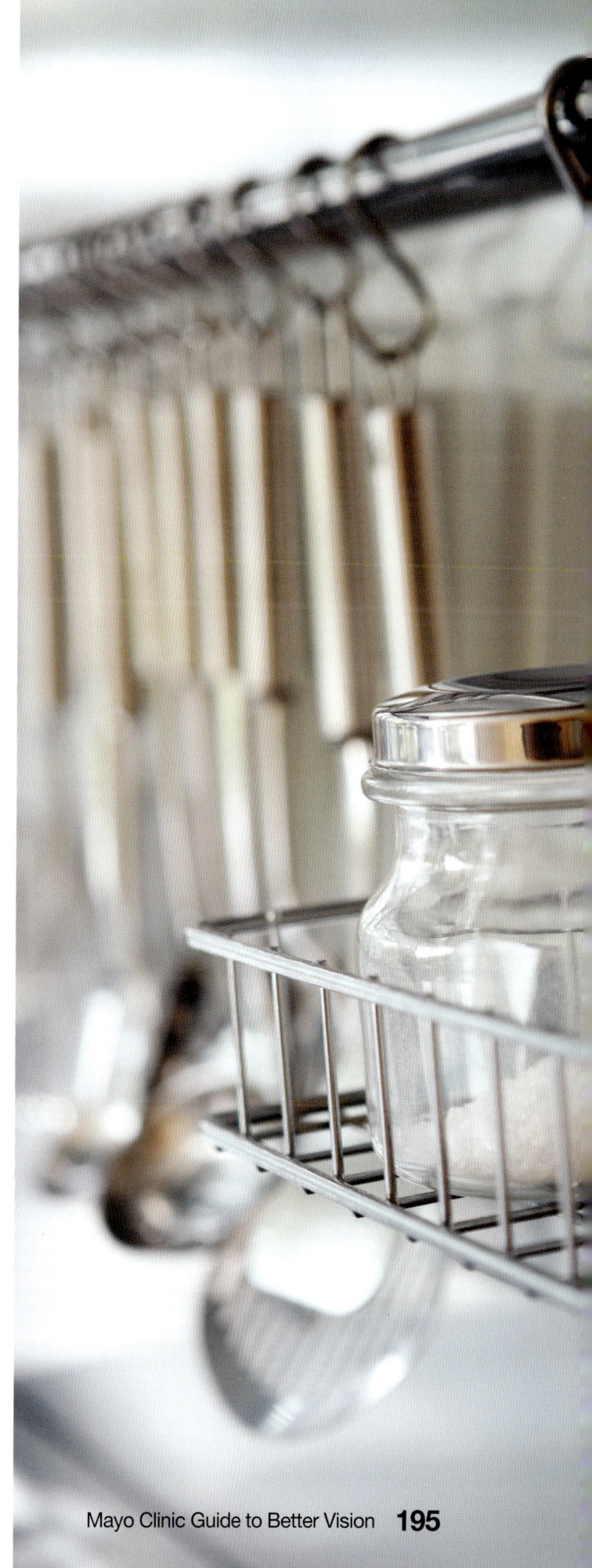

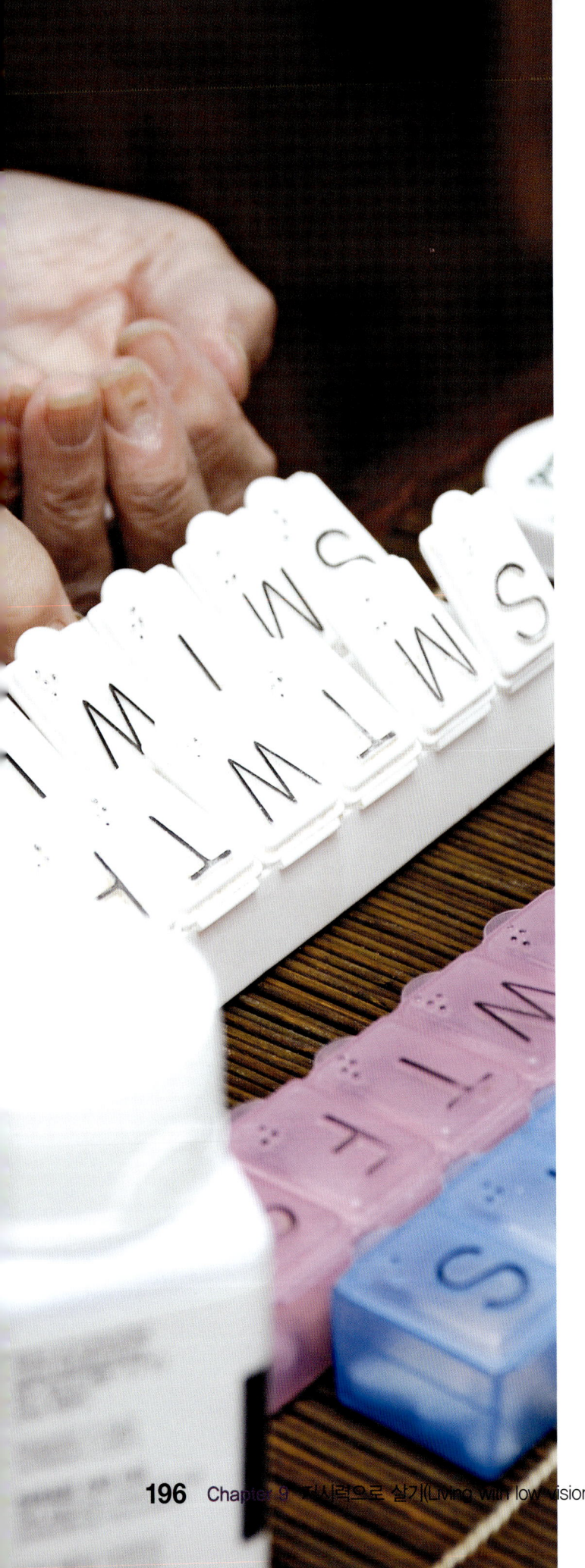

용하는 대신 피자를 자르는 견고한 도구를 사용한다.

전화기 사용하기
Using the telephone

정확한 숫자나 다이얼을 보는 데 문제가 있다면 핸드폰이나 직장 그리고 집에서 쓰는 전화기 사용이 어려울 수 있다. 다음은 이를 도울 수 있는 방법들이다.

- 지역 전화국으로부터 특별한 서비스를 받는다. 예를 들면 커다란 글씨의 영수증이나 커다란 글씨의 전화번호부 같은 것이 있다.
- 집이나 직장에 있는 전화기 위에 커다란 숫자판을 붙여서 글씨를 좀더 잘 볼 수 있도록 한다.
- 목소리에 반응하는 전화기를 사거나, 집에서 사용하도록 미리 프로그램화할 수 있는 전화기를 구입한다. 목소리로 작동하는 전화기는 전화하고자 하는 사람의 이름을 간단히 말로 하고, 그것이 미리 프로그램화된 번호로 전화를 걸 수 있게 해준다. 프로그램이 가능한 전화기는 버튼 하나만으로 자주 거는 전화번호로 걸 수 있도록 기억이 가능하다.
- 전화 걸기를 좀더 쉽게 해주는 핸드폰의 부속장치들을 이용한다. 화면에서 글씨를 키울 수 있는 기능을 찾아본다. 목소리로 전화를 걸 수 있는 기능도 확인해본다. 어떤 전화기는 목소리의 명령을 받기도 한다. 저시력자들을 위한 많은 전화기 앱들이 만들어져 있다.

돈 관리
Managing money

시력에 문제가 있다면 동전과 지폐의 정확한 액

수를 확인하는 데 여러가지 문제가 생길 수 있다. 서명 수표 그리고 어음결제 역시 좌절감을 줄 수 있다. 다음과 같은 방법을 사용해 본다.

- 물건을 구입할 때 동전이나 수표를 가지고 다닐 필요가 없는 직불카드나 신용카드를 사용해 본다. 이는 거래에 대한 영구적인 기록도 제공한다.
- 청구서를 보기 힘들다면 은행에 요구하여 인터넷뱅킹이나 자동이체를 정기적으로 할수 있게 요구한다. 이러한 여러 청구서를 전화로 지불할 수도 있다.
- 많은 수표에 서명을 한다면 은행에 요구해서 커다랗게 인쇄된 수표나 양각으로 인쇄된 수표를 요구한다. 또한 수표 안내기 사용을 고려한다. 수표를 대고 사용하는 이 플라스틱틀은 표준 수표에 맞춰 날짜와 구입량 그리고 서명 등 기입이 필요한 곳이 오려져 있다.
- 동전이나 지폐의 식별법은 오랜 사용으로 유용성이 입증된 방법이 있다. 예를 들면, 다른 액면가의 지폐는 접힐 때 다른 모양이 되고 동전은 크기나 촉감 그리고 두께 등으로 구분되는 것을 알 수 있다. 시력 재활치료사는 이러한 기술을 가르쳐 줄 것이다.
- 말하는 계산기를 사용하면 번호를 말로 하고 결과를 얻을 수 있다.

약물 복용
Taking medications

매일 복용하는 비타민이나 약국에서 구입한 약물을 정확하게 확인하고, 안전하게 복용하기 위해서 다음과 같은 정보를 따라야 한다.

- 규칙적으로 복용하는 약물들의 모양과 크기를 알고 있어야 한다.
- 약사에게 커다란 글씨의 설명서는 물론 커다랗게 쓴 인쇄물 표지를 처방약의 통에 만들어 달라고 요구한다. 또한 약사에게 다양한 종류의 약을 쉽게 구분할 수 있도록 다른 크기의 약통에 담아줄 것을 요구한다.
- 매일 복용량의 횟수와 같은 수의 고무밴드를 약통을 끼워 놓는다. 이는 정확한 양을 복용하도록 기억하는 데 도움이 될 것이다. 또한 다음 약 먹을 시간에 소리나 진동을 내는 알약투약기를 살 수도 있다.
- 주간 알약 조절기를 사용한다. 이 조절기는 각각의 날에 필요한 한 개 또는 그 이상의 통을 가지고 있으며, 커다란 인쇄 표시나 만져지는 표시가 있는 것을 구입할 수 있다. 가족이나 친구들이 이 조절기에 약을 채우는 것을 도와줄 수 있다. 그러게 되면 자신있게 매일 약을 복용할 수 있다.

안전한 환경의 만들기
Creating a safe environment

집안의 안전은 모든 가정에서 매우 중요하다. 특히 저시력이라면 주변을 정리하는 것이 매우 중요하며, 손상이나 낙상의 위험이 있는 해로운 것을 제거해야 한다.

- 집안에서 일상적으로 다니는 통로에 날카로운 꼭지나 모서리가 방해되거나 막지 않도록 가구를 정렬한다.
- 깔개나 늘어진 전선처럼 위험한 장애물이 될 수 있는 것을 모두 없앤다. 마루바닥에서 신발, 옷, 신문 그리고 그밖의 것들을 깨끗이 치운다.
- 올라와 있는 문턱이나 계단은 보기가 힘들다.

- 안전 테이프나 대비되는 색의 페인트를 이 부분에 칠해서 눈에 띄게 한다. 특히 꼭대기와 맨 아래쪽 계단에는 꼭 해야 한다. 계단이 환하게 잘 비춰져 있는지 확인한다.
- 계단과 욕실에는 손잡이나 튼튼한 난간을 설치한다.
- 벽장 문과 찬장 서랍은 사용하고 난 후 가능한 빨리 닫아 놓는다. 문과 서랍이 부분적으로 열려 있다면 자주 사고를 유발한다.
- 대문에 인터콤을 설치해서 방문자들이 도착했을 때는 쉽게 식별할 수 있도록 한다.
- 길이 모두 비추어질 수 있도록 온 집안에 무선 센서가 달린 전등을 설치해야 하고, 특히 저녁에 집에 들어 올 때는 더욱 필요하다. 다소 저렴한 선택은 출입구 근처에 자동 야간등을 다는 것이다.
- 세탁기의 다이얼이나 식기세척기의 "시작" 위치에 돌출 등의 표시를 한다. 적당한 온도로 온도 조절 장치를 설정해 놓는다. 음성 안내 기능이 있거나 크게 쓰여 있는 온도 조절 장치가 있는 제품 선택을 고려한다.
- 살충제가 들어 있는 캔과 공기청정제 캔 같이 비슷한 형태의 용기들은 분리된 공간에 보관한다. 딱지나 표를 각각의 용기에 붙여놓는 것도 도움이 된다.
- 집의 외관에도 신경을 써야 한다. 외부 계단도 대비되는 색의 페인트나 강력 접착테이프를 계단의 모서리에 붙여서 표시를 한다. 통로나 보도를 따라 대비되는 색을 가진 식물을 심거나 낮은 조명을 배치시킨다. 이동에 방해가 되는 마당에 있는 것들은 없애버린다.

방향과 이동 훈련
Orientation and mobility training

저시력을 가진 사람은 안전과 관련된 문제와 길을 잃을지 모르는 두려움 때문에 집 밖에 다니는 것을 주저하는 것을 적지 않게 보게 된다. 그러나 이러한 두려움은 독립생활에 중요한 타격이 되며, 삶의 질에 부정적인 영향을 주게 된다.

이것이 방향성과 이동성 훈련이 시력재활의 중요한 요소인 이유이다. 이러한 종류의 훈련은 집 밖을 다닐 때에 보다 안전하고 확실한 느낌을 갖기 위한 전략에 초점을 맞춘다. 방향성은 자신이 어디에 있고, 어디를 가기 원하는가를 아는 능력을 뜻한다. 이동성은 안전하고 효과적으로 원하는 곳에 도달할 수 있는 능력을 뜻한다.

남아있는 시력을 이용하거나 다른 정상 시력 안내자, 지팡이 또는 안내견 등을 이용하여 안전하게 돌아다닐 수 있는 법을 배워야 한다. 훈련은 인증된 "방향과 이동 전문가"나 보건 경험이 있는 전문가에 의해 제공될 수 있다.

남아 있는 시력을 이용한다
Using your remaining vision

만약 안전하게 자신의 시력에만 의존해서 여행하고 싶다면, 주변에서 움직이는 사람들과 동물들 그리고 차량 등에 잘 반응할 수 있을 정도의 시력이 필요하다. 그리고 반드시 도로 경계석, 계단, 벽, 울타리, 기둥, 구덩이 그리고 그밖에 통로에 있는 방해물들에 의한 위험을 볼 수 있어야 한다.

자신의 인생을 밝히자 Light up your life

대부분의 성인들은 나이가 들수록 근거리 작업을 할 때 좀더 밝은 빛을 필요로 한다. 만약 저시력(low vision)이라면 저시력 기구를 사용할 때 충분한 조명을 필요로 하게 된다. 좋은 조명은 길에서 이동할 때의 위험물과 방해물을 피할 수 있게 해준다.

- 집 전체의 조명을 일정한 수준으로 유지하며, 때로는 낮에도 조명을 유지해야 할 수도 있다. 지속적인 조명은 그림자나 밝은 부분 등을 최소화할 수 있다.
- 독서를 하거나 세밀한 작업을 할 때는 창문을 향하지 않는다. 창문은 등 뒤에 두거나 옆쪽에 두고 작업하는 것이 좋다.
- 근거리 작업을 하거나 독서를 할 때는 조절이 가능한 등을 사용한다. 거위목처럼 된 등이나 회전고리 팔이 있다면 빛을 높이거나 낮출 수 있어 좋은 선택이 될 것이다. 읽을 책에서 10~20cm정도 떨어진 곳에 등을 위치시키고 눈부심을 줄이기 위해서 약간옆으로 놓는다.
- 더 좋은 시력을 가진 눈쪽의 어깨 뒤에서 빛을 비추는 것이 가장 좋은 방법이다.
- 책장 밑이나 주방의 선반 아래쪽에는 조명을 설치해야 하며, 공부하고 일을 하는 위치에는 가시성을 좋게 해야 한다.
- 실내에서는 햇빛 가리개나 넓은 챙이 있는 모자를 사용해서 성가신 머리 위의 빛을 차단한다.

눈부심은 보는 것을 어렵게 하기 때문에 집에서 눈부심을 줄이는 것은 조명을 환하게 하는 것만큼이나 중요하다. 가구는 가능하다면 매끈한 마감처리보다는 무광이거나 반반한 마감처리를 선택하도록 한다. 광택이 나는 탁자 같은 것은 천 같은 것으로 반짝이는 표면을 덮는다. 독서를 할 때는 눈부심을 줄이기 위해서 읽을거리 뒤에 어두운 종이조각 같은 것을 받치도록 한다. 또한 작은 판자 블라인드 같은 것을 이용해서 창문을 가리면 눈부심을 줄일 수 있다.

인증된 전문가는 안전하게 이동하고 이웃을 돌아 다니고, 버스를 타고 시내에 나갈 수 있도록 하는 방법을 가르쳐줄 수 있을 것이다. 저시력자는 어디 있는가를 알기 위해서 감각들이 통합되는 방법을 배울 수 있으며, 교통의 양상을 분석함으로써 길을 건널 수 있는 방법을 배울수 있을 것이다. 주요 지형지물과 나침반 방향을 이용해서 목적지를 찾는 방법과 길을 잃어버리거나 경로를 바꿔야 할 상황에 대처하는 법도 배울 수 있을 것이다.

정상 시력 안내자
Sighted quide

만약 저시력자가 익숙한 주변을 넘어 밖으로 간다면, 시력에 문제가 없는 누군가와 함께 다니는 것이 좀더 빠르고 쉽다는 것을 알 수 있을 것이다. 그러나 어떻게 적절히 하느냐를 배우는 것이 가장 좋다. 안내자의 손을 잡거나 그의 어깨 위에 손을 얹어 놓는 것은 좋은 방법이 아니다. 이는 사고를 유발할 수 있다.

시력재활 기간에는 저시력자가 안내자와 함께 어떻게 안전하고 효과적으로 걸을 수 있는가를 배울 수 있다. 일반적으로 안내자의 팔꿈치 위쪽을 잡은 상태에서 안내자가 반걸음 앞에서 걷는 것이 가장 좋다. 이렇게 하면 안내자의 움직임을 느끼고 따라가기가 더 좋을 것이다.

안내자는 도로 경계석이나 계단 같은 지형물의 변화가 있으면 말을 해 줄 수 있다. 그러나 저시력자는 항상 주변에 주의를 기울이고, 방향을 도와줄 수 있는 단서를 보거나 들어야 한다.

방향과 이동 전문가는 안내자에게 출입구를 통과하는 방법이나 좁은 공간에서 길을 찾는 추가적인 여행기술과 신호를 알려줄 수 있다. 이러한 기술들은 연습을 해야 하며, 정규 안내 훈련을 받은 가까운 가족이나 친구의 모임을 찾아보는 것도 좋은 방법이다.

흰 지팡이(맹인용)
White cane

아마도 흰 지팡이(white cane)를 사용하는 것을 좋아하지 않을 수도 있지만, 이것은 하고 싶어하는 것을 자유롭게 할 수 있도록 해줄 수 있다. 지팡이를 이용해서 앞에 있는 계단이나 도로 경계석 그리고 불규칙한 도로 같은 방해물들을 인식하고 확인할 수 있다.

흰 지팡이는 잘 볼 수 없다는 것을 사람들에게 알려줄 수 있는 유용한 전달 수단이다. 지팡이의 색깔은 지나가는 행인들이 경계할 수 있도록 주의를 주고, 자신의 앞으로 걸어오지 않도록 한다. 흰 지팡이는 잘못하여 다른 사람과 부딪혔을 때 간단한 설명이 된다.

지팡이는 몇가지 다른 모양들이 있는 데, 어떤 것은 접어서 옷이나 가방에 넣을 수도 있다. 지팡이는 목록을 보고 주문할 수도 있지만 "방향과 이동 전문가"에 의해서 맞춰진 것이 가장 좋다. 자신에게 다가올 수 있는 손상을 막기 위해 반응할 시간이나 거리를 확보하도록 충분히 긴 것을 원할 수도 있지만, 동작이 더디고 다루기 힘들 수 있으므로 너무 길지 않아야 한다. 원칙적으로 지팡이는 자신의 가슴 중간에서 바닥까지의 길이이며, 약간 더 긴 것은 가능하다. 전문가는 지팡이를 어떻게 효과적으로 사용할 것인가를 가르쳐 줄 것이다.

안내견
Guide dog

안내자와 마찬가지로 안내견(guide dog)은 눈을 대신해 줄 수 있다. 환경을 살피고, 주변의 장애물을 안내하고, 위험의 가능성이 있는 경우는 경고를 해준다. 시력에 제한이 있는 많은 사람들은 멋진 동반자인 동시에 훌륭한 자산인 안내견을 찾고 있다.

물론 안내견을 기꺼이 적절하게 돌 볼 필요가 있다. 이는 안내견이 매일 훈련할 기회를 주는 것도 포함된다. 안내견은 규칙적으로 훈련하시 않으면 그들의 기술을 잊어버릴 수 있기 때문에 가끔 가다 한번씩 집 밖에 나가는 사람에게는 좋은 해답이 될 수 없다.

기술과 도구
Technology and devices

광범위한 일련의 도구들이 일상생활에 관련된 잔여 활동을 도와줄 수 있다. 저렴한 말하는 시계에서부터 값비싼 영상확대기 같은 것까지 있다. 시력문제, 생활방식 요구, 그리고 다양한 기술을 사용함으로써 얻을 수 있는 편리함 등에 따라서 골라야 한다.

보조장치
Assistive device

보조장치는 남아 있는 시력을 보다 효과적으로 사용할 수 있게 도움을 주도록 설계되어 있다. 대개 일반적인 안경처방과 연관지어서 사용된다.

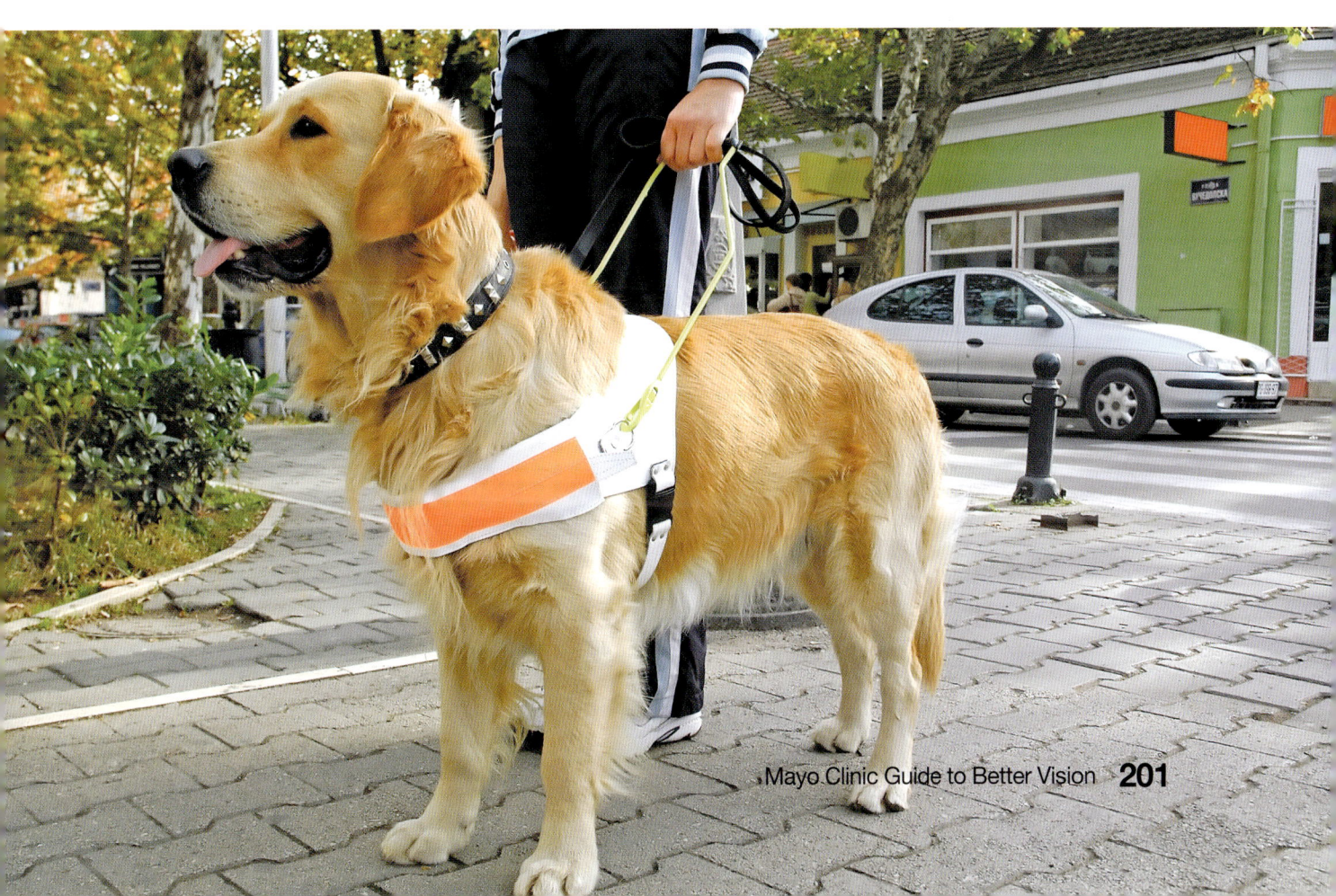

보조장치는 근거리 작업을 위한 확대경 그리고 원거리 시력을 위한 망원경이 있다.

확대경 : 확대경은 다양한 방식, 모양, 크기 그리고 다른 정도의 굴절력이 있다. 전형적인 휴대용이나 세움식 확대경은 눈에서 보통의 거리에 있는 물체를 가지고 작업을 하거나 인쇄물을 읽을 때 도움이 된다. 휴대용 확대경은 가격표나 상표 그리고 식당의 메뉴를 읽을 때 가지고 다니면서 사용할 수 있다. 어떤 확대경은 주머니에 넣을 정도로 작은 것도 있다.

그러나 휴대용 확대경은 독서를 하는 경우 읽을 것으로부터 일정한 거리에 멈추어 있어야하기 때문에 오랫동안 읽을 때는 적합하지 않다. 이것은 팔을 피곤하게 할 수 있다. 이러한 경우에는 세움식 확대경이 더 나을 수 있다. 세움식은 보고 있는 물체의 바로 위에서 거리를 고정하여 맞출 수 있다.

또 다른 방법으로 돋보기를 사용할 수 있다. 이 경우 일반적인 안경처방보다 높은 도수의 렌즈를 사용한다. 확대렌즈는 안경테 위에 장착하거나 특별한 머리띠를 이용한다. 이렇게 하면 편안하게 책을 잡는 다든지, 두 손을 자유롭게 쓸 수 있다. 어떤 종류의 확대경을 사용하든지 간에 충분한 조명을 해주어야 한다.

망원경 : 일반적인 확대렌즈는 근거리 작업을 위한 것이다. 이러한 것들은 멀리 떨어진 것을 볼 때는 도움이 되지 않는다. 심지어 방 건너편에 있는 물체도 볼 수 없다. 망원경은 비싸고 매우 시야가 좁지만, 먼 거리에 있는 물체를 확대해 볼 수 있다.

휴대용 망원경은 버스 번호를 보거나 상점 간판과 거리 이름을 볼 때 같이, 잠깐 보는 용도에 가장 좋다. 안경에 부착된 것은 텔레비젼을 볼 때와 야외 스포츠 경기나 공연 등을 볼 때처럼 장시간 용도로 적합하다.

많은 망원경들이 수동으로 초점을 맞춘다. 그에 비해 자동 초점 망원경은 먼 거리에서 중간거리의 물체로 옮겨 볼 때 시선을 따라서 자동으로 초점을 맞추어 준다.

맞춤장치
Adaptive devices

맞춤 기술이란 텔레비전이나 컴퓨터 같은 것을 사용함에 있어, 조절 없이는 사용이 어려운 사람들의 필요에 맞도록 이를 조절할 수 있는 장치를 말한다.

비디오 확대기 : 비디오 확대기는 일반적인 확대경의 확대보다 훨씬 더 큰 확대를 제공한다. 이 장치는 비디오 카메라로 글씨나 그림을 비추어 모니터나 화면에 보여준다. 화면의 크기는 신용카드 크기부터 컴퓨터 정도까지 다양한 것들이 있다. 비디오 확대기는 책, 신문, 메뉴 또는 상표를 읽거나 사진을 볼 때 사용될 수 있다.

주머니에 들어가는 휴대용 또는 영구적 세움식 장치에 추가로 강력한 비디오 확대기를 장착할 수 있다. 두 가지 모두 다음과 같은 방법으로 사용하는데, 보거나 읽고자 하는 것을 카메라 밑에 가져다 놓으면, 카메라가 물체를 확대하여 모니터에 보여주는 것이다. 또한 컴퓨터에 연결하

태블릿과 전자책 리더
Tablets and electronic book (e-book) readers

저시력자들의 가장 흔한 목표는 읽을 수 있다는 것이다. 신문, 잡지, 책, 이메일 등은 우리들을 바깥 세상은 물론 친구, 가족들과 연결시켜 준다.

저시력을 가지고 있는 사람들이 효과적으로 읽을 수 있는 가장 좋은 방법은 글씨의 크기를 크게 하는 것이다. 전통적으로는 글씨가 큰 책이나 확대경을 사용해 왔다. 오늘날의 기술은 이에 대하여 두가지 새로운 대안을 제시한다. 바로 태블릿(tablets)과 전자책(e-book readers)이다.

태블릿은 책, 웹 페이지, 이메일 그리고 다른 읽을 것들을 보여줄 수 있는 작은 컴퓨터이다. 이것은 다양한 크기로 나와 있으며 필요에 따라 글자 크기를 조절할 수 있다. 화면에 손가락을 대는 것만으로 일시적으로 글씨를 확대할 수도 있다. 어떤 태블릿은 검은 배경에 흰 글씨로 나타나게 할 수도 있는데 (보통은 흰색 배경에 검은 글씨) 이는 장시간 독서 시 눈을 편안하게 해준다.

전자책 리더는 태블릿과 크기가 비슷하지만, 보다 가볍고, 배터리 용량이 좀더 커서 장시간 동안 이용할 수 있다. 태블릿이 인터넷 검색과 이메일 답장 그리고 어플리케이션을 내려 받는 기능에 주로 사용되는 반면, 이것은 주로 독서에 초점을 맞춘 것이다. 만약 자신이 독서를 주로 한다면 전자책 리더가 매우 저렴한 비용의 선택이 될 수 있다. 저시력 전문가와 상의해서 어떤 장치가 자신에게 맞을 수 있는지 확인해야 한다. 장치를 구입하기 전에 가능한 모든 특징과 장점들을 문의하고 평가한다. 본인의 필요에 맞는 장치인지 확실히 고려해야 한다.

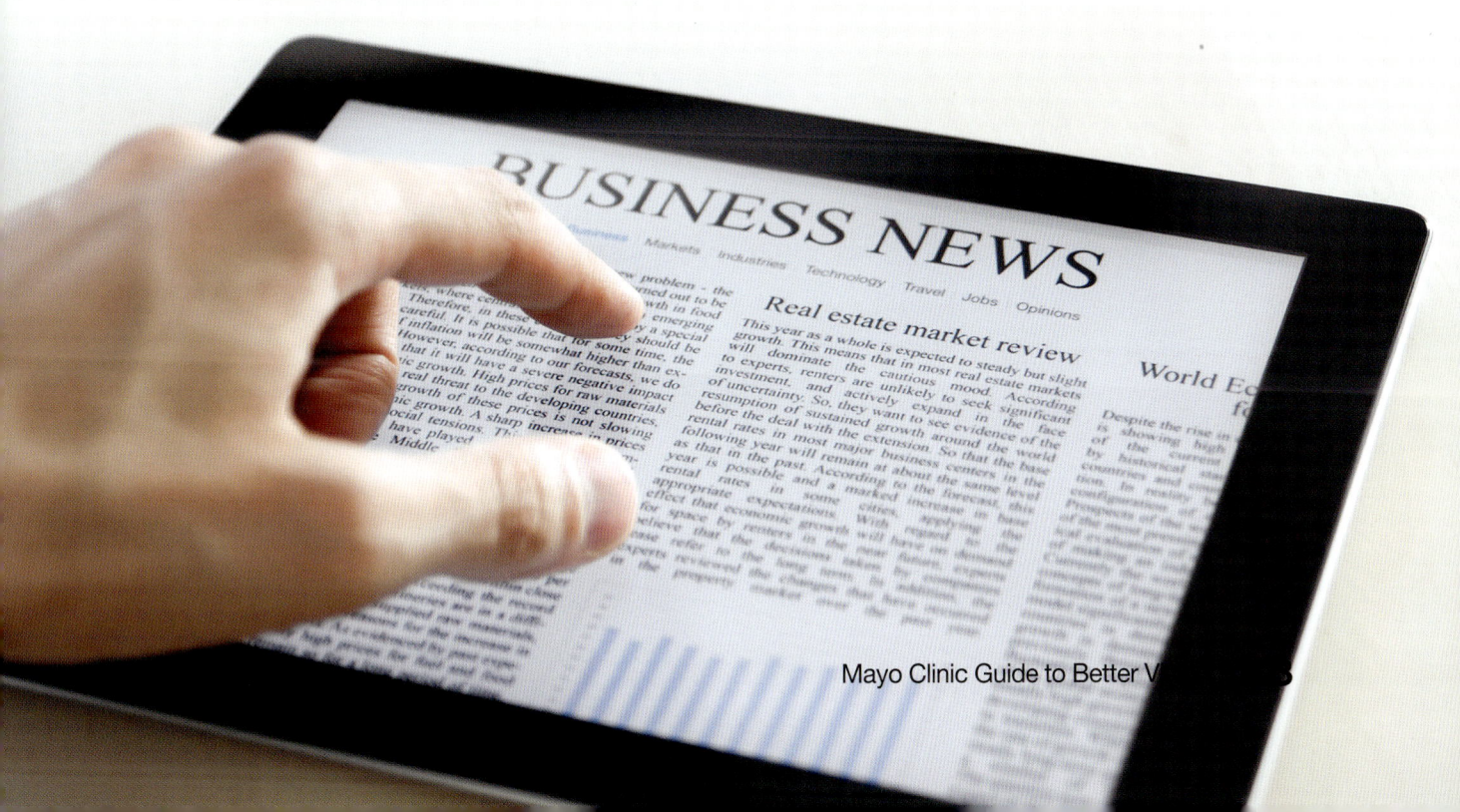

상 등을 조절할 수 있다.

발성장치 : 만약 심각한 시력장애를 가졌다면 발성장치의 도움을 받을 수 있다. 이 특수한 장치는 글씨를 화면에 확대하는 대신 글씨를 스캔하여 큰 소리로 읽어준다.

인쇄된 글씨를 비디오 확대기처럼 스캔장치 아래에 가져다 놓으면 내장 카메라가 인쇄물을 스캔해서 합성음으로 크게 읽어주는데, 인쇄물은 어떤 것이든지 대부분 읽을 수 있지만 손으로 쓴 글씨는 읽지 못한다. 이 발성장치는 그대로 사용할 수도 있고, 컴퓨터에 연결해서 사용할 수도 있다. 컴퓨터에 연결했을 때는 스캔된 것을 크게 프린트할 수도 있다.

소프트웨어 프로그램 : 비디오 확대기나 발성장치 같은 특별한 컴퓨터 소프트웨어 프로그램을 설치할 수도 있다.

확대용 소프트웨어 프로그램은 컴퓨터 화면에 나타나는 모든 글씨를 확대해서 문서, 이메일, 인터넷 등에서 찾은 정보들을 쉽게 읽을 수 있도록 해준다. 어떤 프로그램은 컴퓨터를 쉽게 사용할 수 있도록 확장된 기능이 있는 것도 있다.

컴퓨터에 합성 발성장치를 설치하면 합성기는 컴퓨터 화면에 나타난 글씨을 크게 읽어준다. 또 화면에 어떤 일이 발생하는지, 어느 곳에 화살표가 있고, 어떤 글씨가 강조되었는지와 그외 필수적인 컴퓨터 작동들을 알려줄 것이다.

실행하자
Taking action

자신의 시력소실에 대해서 실망하고, 좌절하고, 화나거나 슬픔을 느낀다면 그것은 지극히 정상적인 반응이다. 상실에 대한 비통함은 드문 일이 아니다. 특히 사람의 시력은 매우 중요한 것이다.

그럼에도 불구하고 나쁜 느낌에 너무 빠져 살지 않도록 노력해 본다. 많은 사람들은 시력소실의 고난을 성공적으로 극복하고 있고, 독립된 삶을 지속하고, 성취감을 주는 인생으로 살고 있다. 만약 새로운 전략을 배우고 적응할 의지가 있다면 당신은 좋아하는 취미와 활동을 즐길수 있을 것이다.

시력소실에 대해서 가장 사랑하는 사람들에게 이야기하는 것으로 당신이 평안을 얻을 수 있다면 그렇게 하라. 가족과 친구들에게 그들이 당신을 어떻게 도와줄 수 있는지에 대하여, 그리고 그들의 도움을 원치 않을 때 그에 대하여 이야기 하라. 그들이 너무 많이 해주고 있다면, 그들이 알게 하라.

또한 상담자나 저시력자를 위한 지원그룹과 이야기하는 것을 고려하라. 당신은 만족스럽고, 보람있는 인생을 영위하기 위한 격려, 충고 그리고 유용한 조언을 얻을 수 있을 것이다.

색인

기호
1형 당뇨병_62
2형 당뇨병_62

ㄱ
기스_72
각막_14
각막두께측정_32, 103
각막 링_188
각막형태검사_183
간상세포_18, 34
갑상선기능저하증_100
건성각결막염_144
건성연령관련 황반변성_41
건성황반변성_41
검안경검사_31
검영굴절검사_29
격자레이저치료_70
견인성망막박리_62, 64, 73
결막_14
결막염_130
결막하출혈_135
결정체_36, 41
경성산소투과렌즈_178
고안압증_50
고초열_132
공막_14
공막돌륭술_83, 85
공막염_134

과숙백내장_118
광간섭단층촬영_35
광감각_13
광감수성세포_34
광과민제_48
광변색렌즈_173
광시증_78
광역학치료_47
광응고_80
광응고술_70
교정렌즈_171
구후신경염_90
국소레이저치료_70
굴절_29
굴절검사_29
굴절교정 레이저각막절제술_186
굴절평가_29
근시_18, 29, 168
급성폐쇄각녹내장_96, 105
기체망막유착술_83
김서림방지코팅_173

ㄴ
나프록센_132
난시_169
난시교정인공수정체_125
날파리증_17, 21, 77
낭_114
낭외적출술_122

낭하백내장_116
냉동응고술_80, 83
노안_21, 22, 170
녹내장_23, 32, 93, 94
녹내장검사_32
뇌경색_100
누낭염_146
누진초점_177
눈굵힘_134
눈꺼풀_23
눈꺼풀경련_137
눈꺼풀성형술_141
눈물관_143
눈물막_144
눈물샘_20, 143
눈물층_143
눈물흘림_146

ㄷ

다래끼_136
다발성경화증_90
다초점렌즈_176
다초점인공수정체_124
다초점 콘택트렌즈_179
단안시력_125
단초점인공수정체_124
당뇨병_61
당뇨병성망막병증_61
당화혈색소_74
도상검안경검사_31
동공_15
드루젠_36, 41
디옵터_174

ㄹ

라니비주맙_49
레이노병_100
레이저각막상피절삭성형술_187
레이저각막절삭성형술_183
레이저간섭측정기_121
루센티스_49
루테인_45, 161

ㅁ

만성포도막염_100
망막_18, 34
망막박리_50, 77, 80
망막부종_60
망막분지동맥폐쇄_89
망막분지정맥폐쇄_87
망막색소상피_34
망막열공_79
망막중심동맥폐쇄_89
망막중심오목_19
망막중심정맥폐쇄_88
망막혈관_19
망막혈관폐쇄_87
매일 착용_178
맥락막_19, 34
맥락막신생혈관생성_37
메타졸아마이드_107
면화반_63
미국당뇨병협회_61
미세혈관류_63

ㅂ

바이러스성결막염_130
반사눈물_145

반사방지코팅_173
방수_16
배경망막병증_64
배출관_109
백내장_21, 23, 113
범망막광응고술_66, 71
베바시주맙_49, 73
베타차단제_106
베타카로틴_161
변시증_36
복시_86
복합비타민_163
볼록렌즈_171
부유물_17
비만세포안정제_133
비문증_17, 77
비스테로이드성항염증제_132
비접촉성 안압계_32
비증식성당뇨망막병증_63, 64
비타민 A_161
비타민 C_162
비타민 E_162
빛간섭단층촬영_59, 60
빛감각세포_18

ㅅ

삼중초점_176
삼출물_63
상공막_134
상공막염_134
색맹_171
색소녹내장_110
색약_171
색전_89
색조 콘택트렌즈_179

섬유주_95
섬유주성형술_108
섬유주절제술_109
세균성결막염_130
세극등_30
세극등검사_30, 31
셔머검사_145
소수전형적_43
수분_144
수정체_17
수정체 안내 렌즈_187
수정체유화술_122
수초_89
쉴렘관_16, 95
스넬렌 시력표_28
스타틴_110
습성황반변성_33, 42, 44
시각중추_19
시력_18
시력검사_28
시신경_19
시신경염_89
시신경원판_20, 32
시신경유두부종_90
시야검사_27
시야검사계_27
신생혈관녹내장_66
실리콘오일_72
실명_21, 22

ㅇ

아래눈꺼풀_20
아바스틴_49
아세타졸아마이드_107
아연_165

아일리아_49
안검내반_140
안검염_138
안검외반_140
안검이완_141, 142
안검하수_142
안내염_50
안내출혈_50
안압_95
안압계_32
안와_20
안저검사_31
안축장 길이_121
알레르기성결막염_132
알파아드레날린 약물_106
암슬러격자_27, 39, 40
암점_34
압평안압계_32
야그(YAG)레이저 수정체낭절개술_126
양안시_14
에플리버셉트_49
엑시머레이저_183
연령관련 안질환연구_45
연령관련 황반변성_22, 33
염색약_30
오메가-3_45
오목렌즈_171
우세전형적_43
원발개방각녹내장_96
원발성개방각녹내장_23
원시_29, 169
원추각막_179, 188
원추세포_18, 34
위눈꺼풀_20
유두염_90

유리_172
유리체강_17
유리체강 내 주사_50
유리체액_17
유리체절단기_72
유리체절제술_72, 86
유리체출혈_63, 84
윤부이완절개술_125
이부프로펜_132
이중초점_176
이차백내장_126
인공수정체_121
인도사이아닌그린혈관조영_57
인슐린_62
일회용_178
입자_89

ㅈ

자동시야계_27
자동화시야검사계_103
잠복형_43
장기 착용_178
저시력_21, 22, 191
저시력재활_192
저안압녹내장_98
전방_16
전방각_95, 96
전방각경_104
전형_43
점액_144
접촉성피부염_139
정면 마주보기검사_27
정상안압녹내장_98
제아잔틴_45, 161
조명침_72

조절인공수정체_124
종합굴절검사기_29
주변부시력_33
중심시력_33, 34
중심와_34
중심와 바깥_44
중심와아래_44
중심와 인접_44
중증근무력증_142
증식성당뇨망막병증_64
증식성당뇨병성망막병증_62
증식유리체망막병증_84
지방_144
직상검안경검사_31
진용한 시력표_28

ㅊ

착색_173
찰스보넷증후군_36
초음파검사_58
최소침습수술_109
축동제_106
충혈완화제_132
측두동맥염_91

ㅋ

카로티노이드_161, 162
컬러안저촬영_56, 60
코르티코스테로이드_133
콘택트렌즈_177
콩다래끼_136
탄산탈수효소억제제_107
트리암시놀론 아세테이트_73

ㅍ

펨토초레이저_184
평면시야계_27
평형염액_72
폐쇄각녹내장_96
포도당_61
포도막_134
포도막염_134
프로스타글란딘제제_106
플라스틱_172
피질_114
피질백내장_115

ㅎ

하드콘택트렌즈_178
한천석 시력표_28
함몰_101
항산화_23
항산화제_45, 161, 162
항혈관생성약제_48
항혈관생성인자_38
항히스타민제_132
해부학_15
핵_115
핵백내장_115
허혈성시신경병증_90
허혈_63
혈관내피생성인자_48
혈관내피성장인자_38
혈관생성_48
혈관생성인자_38
혈관신생_63
혈당_61
형광안저혈관조영_43

형광안저혈관조영술_57
형광조영제_57
혼합 콘택트렌즈_179
혼합형_43
홍채_15, 16
홍채염_100, 134
홍채절개술_105
환상_36
황반_19, 34

황반 광응고치료_46
황반부종_62, 63
황반전위술_50
황반주름_79
황반허혈_64
후발백내장_126
후유리체박리_78
흰 지팡이_200

Index

A

Accommodative lenses_124

acetazolamide_107

acute angle-closure glaucoma_96, 105

Adjustments_16

Aflibercept_49

after cataract_126

age-related eye disease study_45

age-related macular degeneration_22, 33

allergic conjuctivitis_132

Alpha-adrenergic agents_106

AMD_33

American Diabetes Association_61

Amsler grid_27, 39, 40

Anatomy_15

angiogenesis_48

angiogenic factors_38

angle-closure glaucoma_96

anterior chamber_16

anti-angiogenic factors_38

antiangiogenic medications_48

antihistamine_132

antioxidant_23, 161

antioxidants_45, 162

Applanation tonometry_32

aqueous humor_16

AREDS_45

AREDS2_45

astigmatism_169

automated perimetry_103

Automated perimetry_27

avastin®_49

Avastin®_73

Axis_174

B

background diabetic retinopathy_64

bacterial conjunctivitis_130

balanced salt solution_72

Beta blockers_106

beta carotene_161

Bevacizumab_49

Bifocals_176

binocular vision_14

blepharitis_138

blepharoplasty_141

blindness_21, 22

blood glucose_61

Branch retinal artery occlusion_89

Branch retinal vein occlusion_87

BRAO_89

BRVO_87

C

capsule_114

capsulotomy_126

carbonic anhydrase inhibitor_107

Carbonic anhydrase inhibitors_106

Mayo Clinic Guide to Better Vision   **211**

carotenoids_161

Carotenoids_162

cataracts_21, 23, 113

Central retinal artery occlusion_89

Central retinal vein occlusion_88

central vision_33, 34

chalazion_136

Charles Bonnet syndrome_36

choroid_19, 34

choroidal neovascularization_37

chronic uveitis_100

Classic_43

CNV_37

color blindness_171

color fundus photograph_60

Combination eyedrops_106

concave lens_171

cone cell_18, 34

Confrontation exam_27

conjuctivitis_130

conjunctiva_14

Conjunctiva_14

contact dermatitis_139

Contact lenses_177

convex lens_171

cornea_14

corneal topography_183

corrective lenses_171

cortex_114

cortical cataract_115

corticosteroid_133

Cotton-wool spots_63

CRAO_89

CRVO_88

cryopexy_83

Cryopexy_80

cupping_101

Cylinder_174

D

dacryocystitis_146

decongestants_132

dermatochalasis_141, 142

diabetes_61

diabetic retinopathy_61

diopter_174

diplopia_86

Direct exam_31

double vision_86

Drainage tubes_109

drusen_37, 41

Dry eyes_23

E

ECCE_122

ectropion_140

embolus_89

endophthalmitis_50

entropion_140

episclera_134

episcleritis_134

excimer laser_183

extra-capsular cataract extraction_122

extrafoveal_44

Exudates_63

Eyelid_23

Eye scratch_134

eylea®_49

F

farsightedness_29, 169

femtosecond laser_184

flashes_78

floaters_17, 21, 77

fluorescein_57

fluorescein angiography_43, 57

fluorescein dye_30

focal laser treatment_70

fovea_19, 34

fundus photography_56

G

gas_72

Glass_172

glaucoma_23, 32, 93, 94

Glaucoma test tonometry_32

glucose_61

glycated hemoglobin_74

gonioscopy_104

grid laser treatment_70

H

hallucinations_36

Hard contacts_178

hay fever_132

Hybrid contact lenses_179

Hypermature cataract_118

hypothyroidism_100

I

ibuprofen_132

ICL_187

ICRS_188

Indirect exam_31

indocyanine green angiography_57

insulin_62

Intracorneal ring segments_188

intraocular hemorrhage_50

intraocular pressure_95

Intravitreal injections_50

IOP_95

iridotomy_105

iris_15, 16

iritis_100, 134

ischema_63

ischemic optic neuropathy_90

J

juxtafoveal_44

K

Kenalog®_73

keratoconjunctivitis sicca_144

keratoconus_179, 188

L

LASEK_187

laser-assisted in-situ keratomileusis_183

Laser-assisted subepithelial keratectomy_187

laser interferometry_121

LASIK_183

Lens_17

light probe_72

Limbal relaxing incisions_125

lower eyelid_20

low-tension glaucoma_98

low vision_21, 22, 191

low-vision rehabilitation_192
lucentis®_49
lutein_45, 161

M

macula_19, 34
macular edema_62
Macular edema_63
macular ischemia_64
macular photocoagulation_46
macular pucker_79
macular translocation surgery_50
mast cell stabilizer_133
metamorphopsia_36
methazolamide_107
microaneurysms_63
minimally classic_43
minimally invasive surgery_109
Miotics_106
Mixed_43
Monofocal lenses_124
Monovision_125
Mucous_144
Multifocal contact lenses_179
Multifocal lenses_124, 176
multiple sclerosis_90
Multivitamins_163
myasthenia gravis_142
myelin_89

N

naproxen_132
nearsightedness_18, 29, 168
Neovascular glaucoma_66
neovascularization_63

Noncontact tonometry_32
nonproliferative diabetic retinopathy_63, 64
nonsteroidal antiinflammatory drugs_132
NPDR_63, 64
NSAIDs_132
nuclear cataract_115
nucleus_115

O

Occult_43
OCT_59, 60
ocular hypertension_50
Oculus dexter_174
Oculus sinister_174
OD_174
Oil_144
omega-3_45
ophthalmoscopy_31
optical coherence tomography_35, 59, 60
optic disk_20, 32
optic nerve_19
optic neuritis_89
orbit_20
OS_174

P

Pachymetry_32, 103
panretinal photocoagulation_66, 71
papilledema_90
papillitis_90
PDR_62, 64
PDT_47
perimetry_27
peripheral vision_33
phacoemulsification_122

phakic intraocular lenses_187

phoropter_29

Photochromic lens_173

photocoagulation_70

Photocoagulation_80

photodynamic therapy_47

Photorefractive keratectomy_186

photosensitive_13

photosensitive cells_18, 34

photo-sensitizing drug_48

pigmentary glaucoma_110

Plastic_172

pneumatic retinopexy_83

poor color vision_171

posterioer vitreous detachment_78

predominantly classic_43

presbyopia_21, 170

Presbyopia_22

primary open angle glaucoma_23

primary open-angle glaucoma_96

PRK_186

Progressives_177

proliferative diabetic retinopahty_62

proliferative diabetic retinopathy_64

proliferative vitreoretinopathy_84

Prostaglandins_106

ptosis_142

pupil_15

PVD_78

R

Ranibizumab_49

Raynaud's disease_100

refraction_29

Refraction assessment_29

retina_18, 34

retinal blood vessel blockage_87

retinal blood vessels_19

retinal detachment_50, 77, 80

Retinal examination ophthalmoscopy_31

retinal pigment epithelium_34

retinal tears_79

retinoscopy_29

retrobulbar neuritis_90

RGP_178

rigid gas permeable lenses_178

rod cell_18, 34

RPE_34

S

schirmer test_145

schlemm's canal_16, 95

sclera_14

Sclera_14

scleral buckling_83, 85

scleritis_134

scotoma_34

secondary cataracts_126

silicone oil_72

slit lamp_30

Slit-lamp exam_31

Slit-lamp examination_30

Snellen chart_28

Sphere_174

statins_110

stroke_100

sty_136

subcapsular cataract_116

Subconjunctival bleeding_135

subfoveal_44

T

Tangent screen exam_27

tear duct_143

tear film_143, 144

tear gland_20, 143

temporal arteritis_91

Tinted contact lenses_179

tonometry_32

Toric lenses_125

trabecular meshwork_95

trabeculectomy_109

trabeculoplasty_108

traction retinal detachment_62, 73

Traction retinal detachment_64

Trifocals_176

twitchy eyelids_137

U

ultrasonography_58

upper eyelid_20

uvea_134

uveitis_134

V

vascular endothelial growth factor_48

vascular endothelial grwth factor_38

VEGF_38, 48, 49

Verteporfin_48

viral conjunctivitis_130

Vision_18

Visual acuity test_28

visual cortex_19

Visual field test_27

visual impairment_22

visudyne_48

Vitamin C_162

Vitamin E_162

vitrectomy_72, 86

vitreous cavity_17

vitreous cutter_72

vitreous hemorrhage_84

Vitreous hemorrhage_63

vitreous humor_17

W

Water_144

wet macular degeneration_33, 42, 44

white cane_200

Z

zeaxanthin_45, 161

Zinc_165